O CÓDIGO DO
DIABETES

Copyright © 2018 by Jason Fung Licença exclusiva para publicação em português brasileiro cedida à nVersos Editora. Todos os direitos reservados. Publicado originalmente na língua inglesa sob o título: *The diabetes code: prevent and reverse type 2 diabetes naturally* publicado pela Editora *Creystone Books*.

Diretor Editorial e de Arte:
Julio Cesar Batista

Produção Editorial:
Carlos Renato

Preparação:
Clara Diament

Revisão:
Igor Marcondes e Mariana Silvestre de Souza

Editoração Eletrônica:
Hégon Henrique

Dados Internacionais de Catalogação na Publicação (CIP)
(Câmara Brasileira do Livro, SP, Brasil)

Fung, Jason
 O código do diabetes: previna e reverta o diabetes tipo 2 naturalmente / Jason Fung; prefácio de Nina Teicholz; tradução Vera Caputo.
 São Paulo: nVersos, 2018.
 Título original: *The diabetes code: prevent and reverse type 2 diabetes naturally*

 SBN 978-85-54862-07-7
 1. Diabetes - Diagnóstico 2. Diabetes - Dietoterapia 3. Diabetes - Prevenção 4. Diabetes - Tratamento I. Teicholz, Nina. II. Título.

18-22149

CDD-616.462
NLM-WK 810

Índices para catálogo sistemático:
1. Diabetes : Medicina 616.462
Cibele Maria Dias - Bibliotecária - CRB-8/9427

1ª edição – 2018

1ª reimpressão – 2020

2ª reimpressão – 2024

Esta obra contempla o Acordo Ortográfico da Língua Portuguesa

Impresso no Brasil - *Printed in Brazil*

nVersos Editora: Rua Cabo Eduardo Alegre, 36 - cep: 01257060 - São Paulo – SP

Tel.: 11 3995-5617

www.nverseditora.com

nversos@nversos.com.br

Jason Fung

O CÓDIGO DO DIABETES

PREVINA E REVERTA NATURALMENTE O DIABETES TIPO 2

tradução **Vera Caputo**

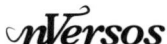

PREFÁCIO

Em apenas uma geração, o diabetes deixou de ser uma raridade para se tornar epidemia, uma mudança catastrófica que levanta questões urgentes: por que tantos estão sofrendo e tão de repente? Por que as autoridades da saúde não conseguem explicar nem oferecer tratamento para um flagelo tão devastador, apesar dos bilhões que são gastos? Basicamente, porque desistiram de buscar a cura e passaram a considerar o diabetes tipo 2 uma doença crônica e progressiva que promete um declínio lento e doloroso, além de morte prematura.

Infelizmente, o consenso entre os especialistas em diabetes[1] em todo o mundo é de que a esperança para tanto sofrimento é meramente controlar e prolongar a doença, ou seja, uma vida inteira dependendo de medicamentos, dispositivos médicos e cirurgias. Não há nenhuma ênfase em melhorar a alimentação. Ao contrário, cerca de 45 associações internacionais, médicas e científicas, decretaram em 2016 que a cirurgia bariátrica, cara e arriscada, deve ser a primeira opção para o tratamento do diabetes. Outra proposta que foi aprovada recentemente é o novo procedimento para perder peso, que implanta um tubo fino no estômago para ejetar a comida do corpo antes que as calorias sejam absorvidas. É a chamada "bulimia medicamente sancionada". Soma-se a isso uma rotina básica aos pobres diabéticos: inúmeros remédios caríssimos, entre eles a insulina, que, paradoxalmente, causam ganho de peso.

Essas técnicas de controle do diabetes são caras, invasivas e não contribuem para reverter a doença. E o Dr. Jason Fung esclarece, em *O Código Diabetes*, "por que não se deve usar drogas [nem cirurgias] para curar uma doença cuja causa é alimentar".

A ideia revolucionária do Dr. Fung, apresentada neste livro, é que o diabetes é causado pela reação da insulina naturalmente produzida pelo corpo ao consumo crônico e exagerado de carboidratos, e que a melhor maneira de combater a doença é reduzir o consumo destes. Centenas de médicos do mundo todo aprovam a dieta de baixo consumo de carboidratos para tratar a obesidade, que já foi comprovada em mais de 75 testes clínicos aplicados em milhares de pessoas, inclusos alguns experimentos que definiram a dieta como segura e eficiente.

Vale lembrar que a prática da restrição de carboidratos para o diabetes existe há mais de um século, quando ainda era o tratamento-padrão. Em um texto de 1923 do "pai da medicina moderna", Sir William Osler, a doença foi definida como aquela que "limita o uso normal de carboidrato". Logo depois, quando a insulina passou a ser vendida em farmácias, a orientação mudou e os carboidratos voltaram a ser consumidos.

A definição de Osler foi retomada quando o jornalista científico Gary Taubes desenvolveu a hipótese do "carboidrato-insulina" em uma estrutura intelectual abrangente em seu livro seminal de 2007 *Good Calories, Bad Calories* [Calorias boas, calorias ruins]. O atual modelo clínico do diabetes se deve aos cientistas Stephen D. Phinney e Jeff S. Volek, e ao Dr. Richard K. Bernstein.[2]

Os últimos estudos clínicos do diabetes são mais específicos. Enquanto escrevíamos este prefácio, pelo menos um experimento envolvendo 330 indivíduos tratou os pacientes com uma dieta baixíssima em carboidrato. Em um ano, os pesquisadores constataram que 97% deles tinham reduzido o uso da insulina ou deixaram de usá-la, e 58% não apresentavam mais o diagnóstico formal de diabetes.[3] Ou seja, esses pacientes conseguiram reverter o diabetes apenas restringindo o consumo de carboidratos – compare esse resultado com o tratamento-padrão para o diabetes que afirma com toda a certeza que a condição é "irreversível".

O Dr. Fung, renomado nefrologista que introduziu o jejum intermitente para o controle da obesidade, é um proponente apaixonado e articulado do método do baixo carboidrato. Além de sua fascinante descoberta, ele tem o dom de explicar em detalhes uma ciência tão complexa e transmiti-la com uma clareza excepcional. Impossível esquecer, por exemplo, a imagem dos japoneses sendo empurrados para dentro dos vagões de trem superlotados nos horários de pico como metáfora da excessiva circulação de glicose nas células do corpo humano. E nós entendemos claramente que o nosso corpo não suporta tanta glicose! Além disso, o Dr. Fung estabelece uma relação entre glicose e insulina, e explica como as duas juntas não só resultam em obesidade e diabetes, mas criam um ambiente propício para outras doenças crônicas.

A pergunta imediata é por que o método de baixo carboidrato não é divulgado mais amplamente. É bem verdade que, seis meses antes de começar a escrever este prefácio, apareceram artigos sobre obesidade em publicações sérias como *The New York Times, Scientific American* e na revista *Time*, mas em tudo que foi escrito não foi feita nenhuma menção àquela que tanta explicação tem a dar: a insulina. Essa omissão causa estranheza, mas também reflete o genuíno preconceito que permeia a comunidade de especialistas, que há meio século tem endossado uma metodologia completamente diferente.

E essa metodologia nada mais é que contar calorias e evitar gorduras. Recentemente as autoridades dos departamentos da Agricultura e da Saúde e Serviço Social dos Estados Unidos, que em conjunto publicam as *Dietary Guidelines for Americans* (Diretrizes dietéticas para norte-americanos), bem como a American Heart Association, ignoraram a dieta de "baixas calorias", mas admitiram que o controle de peso deva ser feito por meio de algo mais que uma noção simplista como "calorias que entram, calorias que saem". Uma ciência mais rigorosa desmistifica essa noção, tanto é que até hoje a epidemia da doença crônica não foi contida, mas graças a sua simplicidade e à adesão dos especialistas que perdura ainda hoje.

O fato incontestável é que atualmente a maior parte das associações médicas é subsidiada pelas indústrias farmacêutica e de equipamentos médicos, que não têm nenhum interesse em encontrar uma solução alimentar para a doença. É óbvio que uma correção alimentar capaz de reverter a doença e pôr fim à dependência de medicação as obrigaria a fechar as portas. Por isso, nos recentes encontros anuais da Associação Americana de Diabetes, (ADA na sigla em inglês) os participantes notaram que, em meio a um mar de apresentações de equipamentos e cirurgias, não houve qualquer informação sobre a dieta de baixo carboidrato. Isso explica por que, quando os médicos-diretores de duas respeitadas clínicas de obesidade (entre elas a da Universidade de Harvard) quiseram publicar suas opiniões no *The New York Times* sobre a omissão da dieta na conferência de 2016, a própria ADA os impediu de fazê-lo.[4] A conclusão a que se chega, então, é que, além dos interesses financeiros, a dissonância cognitiva deve ser insuportável para os especialistas confrontados com a realidade de que o conhecimento e os conselhos dados nos últimos cinquenta anos estão errados. Na verdade, mais do que errados, são perigosos.

Não se pode negar que a restrição aos carboidratos implica que a orientação alimentar de baixa gordura e alto carboidrato das últimas décadas abasteceu as epidemias de obesidade e diabetes que pretendia evitar. É uma conclusão terrível para meio século de programas de saúde pública, mas se houver alguma esperança de revertê-la, teremos que aceitar essa possibilidade, começar a explorar a ciência alternativa contida neste livro e tomar um novo rumo – em nome da verdade, da ciência e da boa saúde.

Nina Teicholz, autora do *best-seller* internacional
The Big Fat Surprise (Simon & Schuster 2014).

SUMÁRIO

Como prevenir e reverter o diabetes tipo 2: um guia inicial, 11

PARTE 1 **A EPIDEMIA, 19**

   1 Como o diabetes tipo 2 se tornou uma epidemia, 21
   2 As diferenças entre o diabetes tipo 1 e o tipo 2, 29

PARTE 2 **HIPERINSULINEMIA E RESISTÊNCIA À INSULINA, 47**

   3 Os efeitos no organismo, 35
   4 Diabesidade: a armadilha das calorias, 49
   5 O papel da insulina no armazenamento de energia, 59
   6 Resistência à insulina. O fenômeno do transbordamento, 67

PARTE 3 **O AÇÚCAR E O AUMENTO DO DIABETES TIPO 2, 81**

   7 Diabetes, uma doença de dupla anomalia, 83
   8 Relação entre frutose e resistência à insulina, 99
   9 A conexão com a síndrome metabólica, 109

PARTE 4 **COMO NÃO TRATAR O DIABETES TIPO 2, 121**

   10 Insulina: não é a resposta para o diabetes tipo 2, 123
   11 Hipoglicemiantes orais: não são a solução, 135
   12 Dietas de baixa caloria e exercícios: não são a solução, 147

PARTE 5 **COMO TRATAR EFETIVAMENTE O DIABETES TIPO 2?, 155**

   13 Lições da cirurgia bariátrica, 157
   14 Dietas redutoras de carboidrato, 165
   15 Jejum intermitente, 165

Posfácio, 197

Apêndice: dois exemplos de cardápios semanais, 203

Notas, 207

Índice remissivo, 235

COMO PREVENIR E REVERTER O DIABETES TIPO 2: UM GUIA INICIAL

Trinta anos atrás, eletrônicos domésticos como o videocassete vinham acompanhados de um gordo manual de instruções. "Leia tudo antes de prosseguir", começava, e então nos lançava em procedimentos detalhados de instalação e solução de problemas que descreviam dolorosamente tudo o que podia dar errado. A maioria das pessoas desprezava esses manuais, ligava o aparelho na tomada e tentava adivinhar todo o resto quando o relógio começava a piscar 12:00.

Atualmente, os novos eletrônicos trazem um guia resumido que descreve alguns passos básicos para ligar a máquina e colocá-la em funcionamento. O resto continua em um manual de instruções detalhadas, em geral *onl-ine*, que só será consultado se quisermos que o aparelho execute funções mais complexas. E assim os novos manuais de instruções se tornaram muito mais úteis.

Considere esta seção do livro como um guia prático e básico para reverter e prevenir o diabetes do tipo 2. É uma breve introdução à doença: o que é, por que os tratamentos convencionais não resolvem e o que você pode fazer a partir de agora para monitorar efetivamente a sua saúde.

Fato: o diabetes tipo 2 pode ser prevenido e revertido

A maior parte dos profissionais considera o diabetes tipo 2 uma doença crônica e progressiva, o que alimenta a ideia de que ela é uma via de mão única, uma sentença de morte sem apelação possível: a doença vai piorando até que surja a necessidade das injeções de insulina.

Mas isso não é verdade, o que vem a ser uma excelente notícia para os que recebem o diagnóstico de diabetes tipo 2. Reconhecer essa falácia é o primeiro passo para a reversão da doença. Na verdade, a maioria das pessoas já sabe disso instintivamente. É muito fácil provar que, na maioria das vezes, a reversão é possível.

Digamos que um amigo foi diagnosticado com diabetes tipo 2, o que significa que a taxa de glicose no sangue dele estava continuamente acima dos níveis normais. Ele se esforçou e perdeu 18 quilos, o que lhe permitiu parar a medicação para baixar a glicose, pois o sangue voltou ao normal.

O que você diria a ele? Talvez "Meus parabéns! Você realmente se cuidou. Continue assim!".

Mas *não diria,* por exemplo: "Deixe de mentiras! Meu médico disse que essa é uma doença crônica e progressiva; você só pode estar mentindo". É evidente que o diabetes foi revertido porque seu amigo emagreceu. E esta é a questão: *o diabetes tipo 2 é uma doença reversível.*

Há muito sabemos disso intuitivamente. Mas só mudanças na dieta e no estilo de vida – e *não* na medicação – reverterão a doença, pois o diabetes tipo 2 é, em grande parte, uma anomalia alimentar. A maior parte dos medicamentos usados no tratamento não ajuda a perder peso. Pelo contrário. A insulina, por exemplo, é notória por causar *ganho* de peso. Assim que os pacientes começam com as injeções de insulina para o diabetes tipo 2, logo percebem que estão indo pelo caminho errado.

Meus pacientes diabéticos perguntavam: "Doutor, o senhor sempre disse que emagrecer é a chave para reverter o diabetes. E ao mesmo tempo receita uma droga que me fez ganhar 18 quilos. Como isso pode ser bom?". Eu não tinha uma resposta apropriada para essa importante pergunta porque simplesmente ela não existia. Na verdade, não era nada bom. A chave para tratar o diabetes de maneira adequada é perder peso. E certamente que por causar ganho de peso a insulina não ajuda em nada; na verdade, só piora.

Como o segredo para reverter o diabetes tipo 2 é perder peso, os remédios não ajudam. Apenas acreditamos que ajudam, e por isso os médicos dizem que a doença é crônica e progressiva. Evitamos encarar uma verdade inconveniente: *as drogas não curam doença alimentar.* São tão úteis quanto um *snorkel* em uma corrida de bicicletas. O problema não é a doença, mas a maneira como ela é tratada.

Os mesmos princípios que regem a reversão do diabetes tipo 2 também se aplicam à prevenção. Obesidade e diabetes tipo 2 estão intimamente relacionados, e, em geral, engordar aumenta o risco da doença. A correlação não é direta, mas, mesmo assim, manter o peso ideal é o primeiro passo para a prevenção.

Muitos acreditam que o diabetes tipo 2 é parte inevitável da vida moderna, mas isso também não é verdade. A epidemia do diabetes tipo 2 só teve início na segunda metade da década de 1980. Então, basta recuar uma geração e reencontrar um estilo de vida que prevenia a maior parte dos incidentes da doença.

Fato: o que causa o diabetes tipo 2 é o excesso de açúcar

Essencialmente, o diabetes tipo 2 costuma ser entendido como uma doença causada pelo excesso de insulina, que é secretada pelo nosso organismo quando consumimos muito açúcar. A importância dessa definição é que a solução do problema se torna clara e imediata: baixamos os nossos níveis de insulina se reduzirmos o consumo de açúcar e de carboidratos refinados (que também são uma forma de açúcar) na nossa dieta.

Imagine que seu corpo é uma grande tigela. Quando você nasceu, a tigela estava vazia. Ao longo da vida você comeu açúcares e carboidratos refinados, e a tigela aos poucos foi enchendo. Da próxima vez que você comer, o açúcar transbordará da tigela, que já está repleta.

O mesmo acontece com o nosso corpo. Quando consumimos açúcar, o corpo secreta o hormônio insulina, que vai ajudar a levar o açúcar para o interior das células, onde ele será transformado em energia. Mas se esse açúcar não for devidamente queimado, com o tempo, as células ficarão repletas e não darão conta. Da próxima vez que ingerirmos açúcar, a insulina não vai mais conseguir enfiar o açúcar dentro da célula, e ele escorrerá para o sangue. O açúcar será levado pelo sangue em forma de glicose, e se for muita glicose – o que chamamos de glicose alta no sangue –, esse será o principal sintoma do diabetes tipo 2.

Quando há excesso de glicose no sangue, o corpo secreta mais hormônio insulina para vencer a resistência. A insulina vai forçar a entrada da glicose dentro das células, que já estão transbordando, para que os níveis do sangue voltem a se normalizar. Funciona, mas o efeito é apenas temporário porque ela não resolveu o problema do excesso de açúcar; apenas o retirou do sangue e o levou para as células, aumentando a resistência à insulina. Em algum momento, mesmo que secrete mais insulina, o corpo não vai conseguir enfiar mais glicose dentro da célula.

Imagine que você está fazendo uma mala. No começo, as roupas entram na mala com facilidade. Quando a mala fica cheia, é mais difícil colocar outras duas camisetas. Chegará um ponto em que não dá mais para fechar a mala. É como se ela se recusasse a receber mais roupas. Esse é o fenômeno do transbordamento que acontece em nossas células.

Se a mala está cheia, temos que usar a força para incluir as últimas camisetas. É um recurso apenas temporário, pois o problema da superlotação da mala permanece. Se você forçar as duas últimas camisetas dentro da mala – chamemos de resistência à bagagem – o problema só vai piorar. A única solução é tirar algumas roupas da mala.

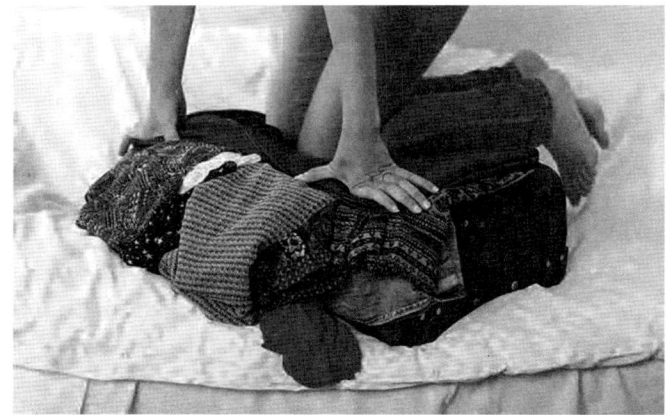

O que acontecerá com o corpo se não retirarmos o excesso de glicose? Em primeiro lugar, ele continuará aumentando a produção de insulina para pôr mais glicose dentro das células. Mas isso só aumentará a resistência à insulina, e um círculo vicioso se instalará. Quando a insulina não puder mais vencer a resistência, que só aumenta, a glicose no sangue atingirá um pico. É quando o diagnóstico de diabetes tipo 2 é definido.

O médico vai prescrever uma medicação de injeções de insulina ou uma droga chamada metformina, para baixar a glicose no sangue, mas *as drogas não vão aliviar o excesso de glicose*. Em vez disso, continuarão retirando a glicose do sangue e jogando-a de volta para o corpo. A glicose então seguirá para outros órgãos, como rins, nervos, olhos e coração, onde acabará criando outros problemas. E o problema original não foi solucionado.

Lembra-se da tigela transbordante de açúcar? Ela continua lá. A insulina apenas tira a glicose do sangue, onde pode ser vista, e a devolve ao corpo, onde não é mais vista. Então, quando a pessoa volta a comer, o açúcar vaza para o sangue e o corpo produzirá a insulina, que irá se acumular por todo o organismo. Seja em uma mala estufada ou em uma tigela transbordante, é o mesmo fenômeno se repetindo.

Quanto mais glicose obrigarmos o corpo a aceitar, mais insulina será preciso para vencer a resistência à insulina, o que só acontecerá quando as células se dilatarem. Uma vez ultrapassada a quantidade que o corpo produz naturalmente, a medicação entrará em ação. A princípio, só precisaremos de um medicamento, mas logo serão dois, três, e em doses cada vez maiores. E tem mais: quanto mais medicamentos a pessoa precisar para que as taxas de glicose no sangue não aumentem, mais o diabetes vai piorar.

Os tratamentos convencionais: como criar outros problemas

A glicose no sangue melhorou com a insulina, mas o diabetes piorou. O medicamento só escondeu a glicose presente no sangue amontoando-a em células já saturadas. O diabetes *parece* melhorar, porém piorou.

Os médicos se dão por satisfeitos pelo bom trabalho e o paciente adoece mais. Nenhum medicamento, seja em que quantidade for, previne infarto, insuficiência cardíaca congestiva, insuficiência renal, amputações e cegueira se o diabetes piora. E os médicos insistem: "Ora, é uma doença crônica, progressiva".

Façamos uma analogia. Esconder o lixo embaixo da cama em vez de descartá-lo fará com que a casa pareça limpa. Quando não houver mais espaço sob a cama, o lixo é jogado dentro do armário. Na verdade, é escondido em qualquer lugar que não seja visto: no porão, no sótão, no banheiro. Mas se o lixo continuar escondido, começará a cheirar mal, muito mal, porque está apodrecendo. É preciso *jogá-lo fora.*

Se a solução para a sua mala superlotada e para a casa cheia de lixo é tão óbvia, a solução para o excesso de glicose e o consequente excesso de insulina também deveria ser: *livre-se deles!* Porém, o tratamento-padrão do diabetes tipo 2 segue a mesma lógica falha de esconder a glicose em vez de eliminá-la. Se entendemos que o excesso de glicose no sangue é tóxico, por que não conseguimos entender que o excesso de glicose no organismo também é tóxico?

Fato: o diabetes tipo 2 afeta todos os órgãos

O que acontece quando a glicose fica acumulada no organismo por dez, doze anos? As células começam a apodrecer, e por isso, é que o diabetes tipo 2, diferentemente de qualquer outra doença, afeta todos os órgãos. Os olhos apodrecem e a pessoa fica cega. Os rins apodrecem e a pessoa precisa de diálise. O coração apodrece e a pessoa tem infarto e insuficiência cardíaca. O cérebro apodrece e a pessoa tem mal de Alzheimer. O fígado apodrece e a pessoa tem gordura hepática e cirrose. As pernas apodrecem e a pessoa tem úlcera dos pés. Os nervos apodrecem e a pessoa tem neuropatia diabética. Nenhum órgão escapa.

A medicação padrão não evita a progressão da falência dos órgãos porque não ajuda a excretar o açúcar tóxico. Nada menos que sete estudos multinacionais e de diferentes centros, randômicos e controlados por placebo provaram que a medicação padrão para baixar a glicose no sangue não reduz doenças cardíacas, as que mais matam os diabéticos. Queremos nos iludir acreditando que os medicamentos redutores da glicose devolvem a saúde aos doentes, mas não é o que ocorre. Estamos nos esquecendo de uma verdade indiscutível: *as drogas não curam o diabetes alimentar.*

Fato: o diabetes tipo 2 é previsível e revertido sem medicamentos

Uma vez entendido que o diabetes tipo 2 é o excesso de açúcar no organismo, a solução é imediata: livrar-se do açúcar. Não ignore isso. Livre-se já. Só há duas maneiras de conseguir isso:

- use menos açúcar;
- queime o excesso de açúcar.

1. Use menos açúcar

O primeiro passo é eliminar da dieta o açúcar e os carboidratos refinados. O açúcar acrescentado não tem valor nutricional e pode ser eliminado com segurança. Os carboidratos complexos, que nada mais são que longas cadeias de açúcares, e os carboidratos refinados, como a farinha de trigo, são rapidamente transformados em glicose no organismo. Uma ótima medida é limitar ou eliminar o consumo de pães e massas feitos com farinha branca, bem como o arroz branco e batatas.

Recomenda-se manter um consumo moderado de proteína. Quando digerida, a proteína alimentar, como a das carnes, é decomposta em aminoácidos. A proteína em quantidades adequadas é necessária à boa saúde, mas, como o corpo não pode armazenar o excesso de aminoácidos, o fígado vai convertê-los em glicose. Então, consumir proteína em excesso adiciona açúcar ao organismo. Sendo assim deve-se evitar fontes de proteína altamente processadas e concentradas, como *shakes* e barras de proteína e proteína em pó.

E a gordura dietética? As gorduras naturais, que estão presentes no abacate, nas castanhas e no azeite de oliva – os principais componentes da dieta mediterrânea –, têm efeito mínimo na glicose do sangue e na insulina, além de efeitos saudáveis comprovados tanto nas doenças cardíacas quanto no diabetes. Ovos e manteiga são excelentes fontes de gorduras naturais. O colesterol alimentar associado a esses alimentos não faz nenhum mal ao corpo humano. Consumir a gordura presente nos alimentos não resulta em diabetes tipo 2 ou em doenças cardíacas. Na verdade, é uma gordura benéfica, pois -faz o indivíduo se sentir saciado sem precisar acrescentar açúcar.

Coloque menos açúcar no seu corpo, prefira alimentos integrais, naturais e não processados. Faça uma dieta baixa em carboidratos refinados, moderada em proteínas e alta em gorduras naturais.

2. Queime o excesso de açúcar

Exercícios, de resistência ou aeróbicos, têm efeito benéfico sobre o diabetes tipo 2, mas não são tão determinantes na reversão da doença quanto as intervenções alimentares. E o jejum é o método mais simples e seguro de forçar o corpo a queimar açúcar.

Jejuar é simplesmente o contrário de comer; quem não come está em jejum. Quando comemos, o corpo armazena a energia dos alimentos, e quando jejuamos, o corpo queima a energia dos alimentos. Como a glicose é a fonte de energia alimentar encontrada com mais facilidade, se os períodos de jejum se prolongarem, mais açúcar armazenado será queimado.

Pode parecer exagero, mas jejuar é, literalmente, a terapia alimentar mais antiga que existe; é praticada ao longo da história humana sem nenhum problema. Aconselhe-se com o seu médico se você estiver tomando medicamentos. Mas o básico é o que segue:

Se eu não comer, a glicose no sangue vai baixar? Vai.

Se eu não comer, vou emagrecer? Vai.

Então, qual é o problema? Não há problema nenhum.

Um método muito usado para queimar açúcar é jejuar durante 24 horas, duas a três vezes na semana. Outro procedimento também muito comum é jejuar 16 horas de cinco a seis vezes por semana.

A reversão do diabetes tipo 2 só depende de você. Basta ter a mente aberta para aceitar o novo paradigma e coragem para desafiar o conhecimento convencional. Conhecemos a base e estamos prontos para começar. Mas para entender realmente por que o diabetes tipo 2 é uma epidemia e o que podemos fazer para cuidar efetivamente da saúde, vamos em frente. Continue lendo. Boa sorte.

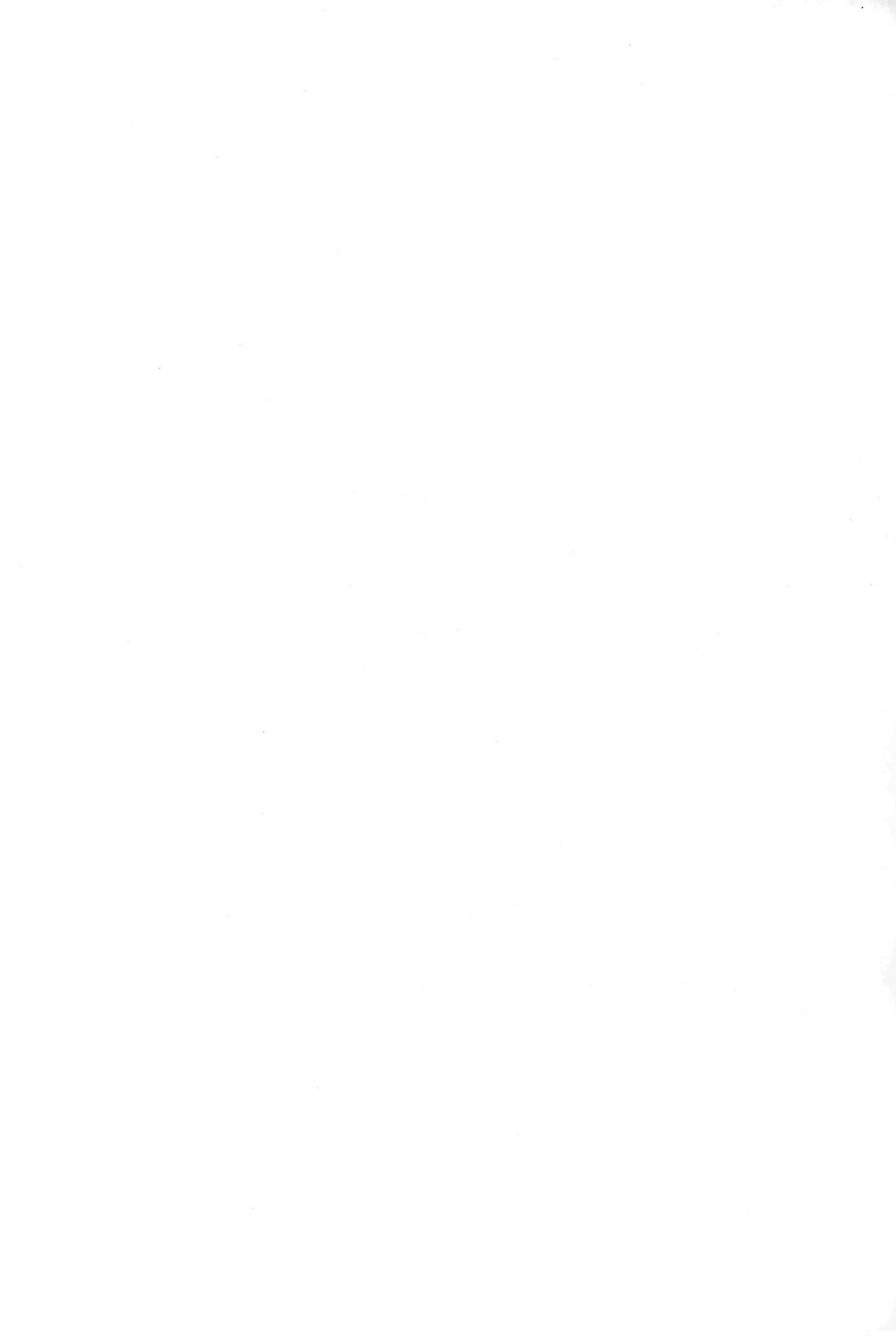

PARTE 1
A EPIDEMIA

CAPÍTULO 1

COMO O DIABETES TIPO 2 SE TORNOU UMA EPIDEMIA

A Organização Mundial da Saúde (OMS) publicou o seu primeiro relatório global sobre diabetes em 2016, e as notícias não foram boas. O diabetes é implacável. De 1980 para cá, o número de diabéticos quadruplicou em todo o mundo em uma única geração. Como uma doença tão antiga se tornou a praga do século XXI?

Uma breve história do diabetes

A doença diabetes *mellitus* (DM) é reconhecida há milhares de anos. Um texto médico do antigo Egito, o *Ebers Papirus*, escrito por volta de 1550 a.C., foi o primeiro a descrever a condição de "passar muita urina" [1]. Mais ou menos na mesma época, textos hindus discutiam a doença *madhumeha*, que em tradução livre significa "urina de mel" [2]. Os pacientes acometidos pela doença, em geral crianças, emagreciam de maneira misteriosa. As tentativas de interromper o emagrecimento fracassavam, apesar da alimentação constante, e a doença era sempre fatal. Uma curiosidade: as formigas eram atraídas pela urina, sempre muito doce.

Por volta de 250 a.C., o médico grego Apolônio de Mênfis cunhou o nome *diabetes* para referir-se à micção excessiva. Thomas Willis acrescentou o termo *mellitus*, que significa "que vem do mel", em 1675. Foi ele quem estabeleceu a distinção entre o diabetes *mellitus* e outra doença mais rara, o diabetes *insipidus*. Geralmente, causado por lesão traumática no cérebro, o diabetes *insipidus* também se caracteriza por micção excessiva, mas a urina não é doce. Daí *insipidus*, que significa "sem gosto".

Coloquialmente falando, o termo genérico "diabetes" refere-se ao diabetes *mellitus*, muito mais comum que o *insipidus*. Neste livro, o termo "diabetes" refere-se sempre ao diabetes *mellitus*, e não mais será mencionado o diabetes *insipidus*.

No século I d.C., o médico grego Areteus da Capadócia fez a clássica descrição do diabetes tipo 1 como "o derretimento de músculos e membros na urina". Isso resume a característica essencial da doença na sua forma não tratada: a excessiva produção de urina e a perda quase total de todos os tecidos. Os pacientes não engordam por mais que comam. Areteus comentou mais tarde que "a vida [com o diabetes] é curta, desprezível e dolorosa", pois não existia tratamento. A vida do paciente afetado tomava um curso predestinado e fatal.

Provar a urina do paciente para sentir se era doce era o teste diagnóstico clássico do diabetes. Em 1776, o médico inglês Matthew Dobson (1732-1784) identificou o açúcar como a substância causadora desse sabor característico. Não só a urina era doce, mas também o sangue. Aos poucos o diabetes foi se tornando conhecido, mas o tratamento estava ainda muito distante.

Em 1797, o cirurgião militar escocês John Rollo foi o primeiro a propor um tratamento com alguma expectativa de sucesso. Ele observou melhoras substanciais em um paciente diabético que só comia carne. Diante de prognósticos sempre tão terríveis, foi uma novidade revolucionária. E pela primeira vez, falava-se em uma dieta de baixíssimo carboidrato para tratar o diabetes.

No outro extremo, o médico francês Pierre Piorry (1794-1879) aconselhava os diabéticos a comerem grandes quantidades de açúcar para repor o que perdiam na urina. Embora o raciocínio fizesse algum sentido, não foi um método bem-sucedido. Um colega diabético do Dr. Piorry seguiu esse conselho e acabou morrendo; hoje, a história ri do pobre Dr. Piorry[3], mas esse trágico resultado provou a ineficácia da dieta de carboidratos para tratar o diabetes tipo 2.

Appollinaire Bouchardat (1809-1886), considerado o pai da diabetologia moderna, criou uma dieta terapêutica baseando-se na observação de que a fome periódica durante a Guerra Franco-Prussiana, em 1870, reduziu a taxa de glicose na urina da população. Seu livro *De la Glycosurie ou diabète sucré* (Glicosúria ou diabetes mellitus) explica em detalhes esse método alimentar que elimina tudo que contenha açúcar e amido.

Em 1889, os Drs. Josef von Mering e Oskar Minkowski, da Universidade de Estrasburgo, retiraram experimentalmente o pâncreas de um cachorro. O pâncreas é um órgão em forma de vírgula localizado entre o estômago e os intestinos. O animal passou a urinar com mais frequência, e Von Mering considerou isso um sintoma de diabetes. Um exame da urina confirmou o alto teor de açúcar.

Em 1910, Sir Edward Sharpey-Schafer, também considerado o fundador da endocrinologia (estudo dos hormônios), propôs que a deficiência de um único hormônio, que ele chamou de insulina, era a responsável pelo diabetes.

A palavra insulina vem do latim *insula*, ou ilha, por ser um hormônio produzido nas células pancreáticas chamadas ilhotas de Langerhans.

Na virada para o século XX, os conceituados médicos norte-americanos Frederick Madison Allen (1879-1964) e Elliott Joslin (1869-1962) propuseram acompanhar a dieta dos diabéticos, na falta de outros tratamentos eficazes.

O Dr. Allen imaginava o diabetes como uma doença em que um pâncreas cansado não mais dava conta das demandas de uma dieta exagerada[4]. Para dar um descanso ao pâncreas, ele recomendava a "dieta da fome de Allen", de baixíssimas calorias (1000 calorias por dia) e restrita em carboidratos (<10g por dia). Os pacientes internados só bebiam uísque e café preto a cada duas horas, das 7h às 19h. Esse regime diário seguia até o açúcar desaparecer da urina. E por que o uísque? Não era essencial, mas "mantém o paciente confortável enquanto passa fome"[5].

As reações dos pacientes foram as mais inesperadas. Uns melhoravam imediatamente, como por milagre, outros morriam de fome, eufemisticamente chamada de inanição.

Por não se compreender os diferentes tipos de diabetes 1 e 2, a eficácia do tratamento proposto por Allen foi muito prejudicada. Os diabéticos do tipo 1 eram quase sempre crianças que estavam muito abaixo do peso, enquanto os diabéticos do tipo 2 eram principalmente adultos muito gordos. A dieta de calorias ultrabaixas podia ser mortal para os desnutridos diabéticos do tipo 1 (discutiremos as diferenças entre os dois tipos de diabetes mais adiante e no capítulo 2). Apesar do prognóstico fatal do diabetes tipo 1 não tratado, não foi a tragédia que a princípio parecia. Os detratores de Allen chamavam o seu tratamento de "dieta da fome", mas foi considerado por muitos o melhor tratamento, dietético ou não, até a descoberta da insulina em 1921.

O Dr. Elliott P. Joslin se formou pela Escola de Medicina de Harvard, montou consultório em Boston, em 1898, e foi o primeiro médico especializado em diabetes nos EUA. O Joslin Diabetes Center da Universidade de Harvard ainda é considerado um dos melhores institutos do diabetes do mundo, e o livro de sua autoria, *The Treatment of Diabetes Mellitus*, é a bíblia do tratamento do diabetes. Joslin talvez seja o diabetologista mais respeitado da história.

Embora o Dr. Joslin tenha perdido muitos pacientes para o diabetes, salvou muitos outros com o tratamento do Dr. Allen. Em 1916, Joslin escreveu: "Os períodos temporários de subnutrição são úteis no tratamento do diabetes e, provavelmente, serão reconhecidos após dois anos de experiência com jejum" [6].Ele observa que a melhora é tão evidente que outros estudos comprobatórios seriam desnecessários.

A descoberta do século

Frederick Banting, Charles Best e John Macleod, da Universidade de Toronto, foram responsáveis pela descoberta revolucionária da insulina, em 1921. Eles isolaram a insulina do pâncreas de vacas, e, trabalhando com James Collip, encontraram uma maneira de purificá-la ao ponto de administrá-la no primeiro paciente, em 1922 [7].Leonard Thompson, um menino de 14 anos de idade com diabetes tipo 1, pesava 29 quilos quando começou a tomar as injeções de insulina. Os sintomas desapareceram rapidamente e logo em seguida ele alcançou o peso normal. Os médicos então trataram outros seis pacientes, todos com o mesmo sucesso. O tempo de vida de um garoto de dez anos que na época do diagnóstico era de 16 meses[8] passou para 35 anos!

A companhia Eli Lilly associou-se à Universidade de Toronto para desenvolver comercialmente a nova droga revolucionária, a insulina. A patente foi disponibilizada gratuitamente para que o mundo todo pudesse se beneficiar da descoberta do século. Por volta de 1923, havia 25 mil pacientes sendo tratados com insulina injetável, e Banting e Macleod receberam o Prêmio Nobel de Fisiologia ou Medicina.

Foi uma euforia geral. Com a histórica descoberta da insulina, todos acreditaram que a cura do diabetes finalmente tinha sido encontrada. O bioquímico britânico Frederick Sanger identificou a estrutura molecular da insulina humana, o que lhe rendeu o Prêmio Nobel de Química em 1958 e abriu caminho para a biossíntese e a produção comercial desse hormônio. A descoberta da insulina ofuscou a tal ponto os tratamentos dietéticos do século anterior que eles praticamente caíram em descrédito. Mas a história do diabetes não terminou aí.

Logo foram encontrados outros tipos de diabetes *mellitus*. Em 1936, Sir Harold Percival Himsworth (1905-1993) classificou os diabéticos de acordo com a sensibilidade à insulina[9]. Ele observou que alguns pacientes eram muito sensíveis aos efeitos da insulina, enquanto outros não eram. Administrar insulina no grupo dos insensíveis à insulina não resultou como se esperava: em vez de baixar a glicose no sangue, a insulina não fazia efeito. Em 1948, Joslin então observou que muitos diabéticos não tinham o diagnóstico de diabetes porque eram resistentes à insulina [10].

Em 1959 foram reconhecidos dois tipos de diabéticos: o tipo 1 ou diabéticos insulinodependentes, e o tipo 2 ou diabéticos não insulinodependentes. Porém esses não eram termos acurados, porque muitos pacientes do tipo 2 também usavam insulina. Por volta de 2003, os termos "insulinodependente

" e "não insulinodependente" foram abandonados, ficando apenas diabetes tipo 1 e diabetes tipo 2.

Nomes como diabetes juvenil e diabetes do adulto também são aplicados para destacar a idade do paciente quando a doença se manifesta. Entretanto, como o diabetes tipo 1 é cada vez mais comum em adultos e o diabetes tipo 2 em crianças, essas classificações também foram abandonadas.

As raízes da epidemia

Na década de 1950, pessoas aparentemente saudáveis estavam infartando com muita regularidade. Como todas as boas histórias precisam de um vilão, a gordura alimentar foi escalada para o papel. Acreditou-se que as altas taxas de colesterol no sangue fossem responsáveis pelos infartos. Os médicos passaram a defender as dietas de baixa gordura, e a gordura dietética passou a ser levada a sério. O problema, embora não fosse visto como tal na época, é que a restrição às gorduras dietéticas aumentou o consumo dos carboidratos dietéticos, pois ambos dão a sensação de saciedade. E no nosso mundo industrializado, esses carboidratos são altamente refinados.

Em torno de 1968, o governo dos Estados Unidos criou um comitê para estudar a questão da fome e da má nutrição em todo o país e recomendar soluções para o problema. Um relatório de 1977, o *Dietary Goals for United States* (Metas dietéticas para os EUA), deu origem às *Dietary Guidelines for Americans* (Diretrizes dietéticas para norte-americanos), de 1980. Essas diretrizes traziam metas dietéticas específicas, como aumentar os carboidratos da dieta entre 55% e 60% e diminuir as gorduras de 40% para 30% de calorias.

A dieta de baixa gordura foi proposta originalmente para diminuir os riscos de doenças cardíacas e infartos, mas evidências recentes refutam a relação dessas doenças com as gorduras dietéticas. Alimentos muito gordurosos, como abacate, castanhas e azeite de oliva, contêm gorduras mono e poli-insaturadas, que hoje são consideradas benéficas ao coração (as mais recentes *Dietary Guidelines for Americans* de 2016 retiraram a restrição a todas as gorduras dietéticas da dieta saudável [11]).

De modo similar, a relação entre gorduras naturais e saturadas e problemas cardíacos também era falsa[12]. Embora as gorduras saturadas artificialmente, ou gorduras *trans*, sejam consideradas tóxicas no mundo todo, o mesmo não vale para as gorduras encontradas naturalmente nas carnes e laticínios, como manteiga, creme de leite e queijos – alimentos que fazem parte da dieta humana desde tempos imemoriais.

Como não poderia deixar de ser, as consequências da dieta com muito carboidrato, uma esquisitice moderna não comprovada, são indesejadas: a obesidade desandou a subir e nunca mais cessou de progredir.

As *Dietary Guidelines* de 1980 geraram a infame e enganosa pirâmide alimentar. Sem qualquer evidência científica, o carboidrato, que antes "engordava", renascia como grãos integrais saudáveis. Os alimentos na base da pirâmide – *que aprendemos a comer diariamente* – incluíram pães, massas e batatas, precisamente os mesmos que evitávamos consumir para não engordar. E são também os mesmos que provocam o maior aumento das taxas de glicose e de insulina no sangue.

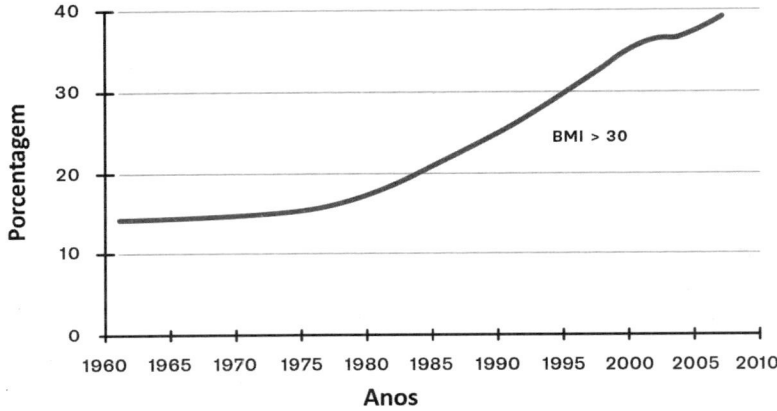

Figura 1.1 Tendências à obesidade nos Estados Unidos após a introdução da "pirâmide alimentar"[13]

Vê-se na Figura 1.1 que a obesidade aumenta de repente. Dez anos depois, veremos na Figura 1.2 que o diabetes também começou a subir. Em 1980, havia no mundo cerca de 108 milhões de diabéticos. Em 2014, esse número saltou para 422 milhões[14]. O mais preocupante é que não vai parar de subir tão cedo.

A praga do século XXI

O diabetes aumentou muito tanto entre os homens quanto nas mulheres, em todos os grupos etários e étnicos, e em todos os níveis socioeconômicos. O diabetes tipo 2 ataca pacientes cada vez mais jovens. As clínicas pediátricas, onde antes predominava o diabetes tipo 1, são hoje invadidas por uma epidemia de adolescentes obesos com diabetes tipo 2[15].

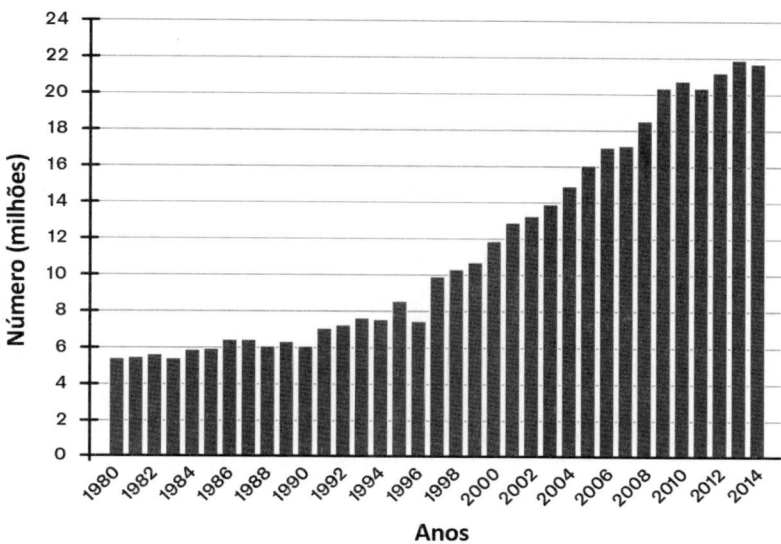

Figura 1.2. A curva ascendente do diabetes nos Estados Unidos[16]

Não é uma epidemia especificamente norte-americana, mas um fenômeno mundial, embora quase 80% dos adultos diabéticos morem em países desenvolvidos[17]. Os índices do diabetes sobem mais rápido em países com renda média e baixa. No Japão, 80% dos novos casos de diabetes são do tipo 2.

Especialmente na China, o diabetes é uma catástrofe. Em 2013, por volta de 11,6% dos chineses adultos tinham diabetes tipo 2, superando o eterno campeão, os Estados Unidos, então com 11,3%[18]. Em 2007, 22 milhões de chineses – quase toda a população da Austrália – foram diagnosticados com diabetes. Esses números são ainda mais chocantes se pensarmos que em 1980 apenas 1% da população tinha diabetes tipo 2. Em uma única geração, a taxa de diabetes subiu assustadores 1160%. A Federação Internacional de Diabetes estima que em 2040 um em cada dez adultos será diabético[19].

Não é um problema qualquer. Nos Estados Unidos, 14,3% dos adultos têm diabetes tipo 2, e 38% da população é pré-diabético, totalizando 52,3% da população. Isso quer dizer que, pela primeira vez na história, há mais pessoas diabéticas do que não diabéticas. Os pré-diabéticos e diabéticos são o novo normal. Pior ainda, a prevalência do diabetes tipo 2 só se deu nos últimos 40 anos, deixando claro que não se trata de uma doença genética ou parte de um processo normal de envelhecimento, mas sim uma questão de estilo de vida.

Em 2012, o diabetes custou aos Estados Unidos 245 bilhões de dólares em gastos diretos com a saúde e perda de produtividade[20]. Os custos associados ao tratamento do diabetes e todas as suas complicações são de duas a cinco vezes superiores aos custos de tratamentos de não diabéticos. A Organização Mundial da Saúde estima que 15% do orçamento mundial para a saúde é gasto com doenças relacionadas ao diabetes. São números que ameaçam levar países inteiros à falência.

A combinação desses custos econômicos e sociais proibitivos, da prevalência e menor idade para o início da doença faz da obesidade e do diabetes tipo 2 as epidemias do nosso século. A ironia é que, apesar da explosão de conhecimentos médicos e avanços tecnológicos, o problema é muito maior hoje do que era em 1816[21].

No século XIX, predominava o diabetes tipo 1. Era fatal, mas uma doença relativamente rara. Em 2016, o diabetes tipo 1 responde por menos de 10% do total de casos. Atualmente, o diabetes tipo 2 é predominante, e a incidência não para de aumentar, apesar da sua natureza já endêmica. Praticamente todos os pacientes com diabetes tipo 2 estão acima do peso ou são obesos e terão complicações relacionadas ao diabetes. Embora a insulina e outros medicamentos modernos tratem eficientemente o diabetes, não basta baixar a taxa de glicose no sangue para evitar as complicações – infarto, AVC e câncer – como causas de morte.

A tragédia que estamos presenciando é uma epidemia mundial de uma das doenças mais antigas que existem. Enquanto todas as demais, da catapora à gripe, da tuberculose à aids, já são controladas, as doenças associadas ao diabetes aumentam a um ritmo alarmante.

Mas *por quê?* Por que não conseguimos deter o avanço do diabetes tipo 2? Por que não conseguimos impedir que nossos filhos sejam atingidos? Por que não sabemos como bloquear o estrago que o diabetes tipo 2 causa em nosso organismo? Por que não conseguimos evitar infarto, AVC, cegueira, insuficiência renal e amputações causados pela doença? Estamos há mais de 3 mil anos da descoberta da doença e ainda não encontramos a cura para ela.

A resposta é que ainda não conhecemos os fundamentos do diabetes tipo 2. Para criar tratamentos racionais com alguma chance de sucesso, teremos que começar de novo. Teremos que entender as causas da doença em suas próprias raízes, ou, para usar um termo médico, a sua etiologia. Qual é a etiologia do diabetes tipo 2? Uma vez conhecida, podemos começar. Vamos, então, começar.

CAPÍTULO 2

AS DIFERENÇAS ENTRE O DIABETES TIPO 1 E O TIPO 2

O diabetes *mellitus* compreende um grupo de desordens metabólicas caracterizadas pela glicose no sangue cronicamente elevada, a hiperglicemia. O prefixo *hiper* significa "excesso", e o sufixo *emia* significa "no sangue". O termo significa, literalmente, "excesso de glicose no sangue".

Existem quatro grandes categorias de diabetes *mellitus*: o tipo 1, o tipo 2, o diabetes gestacional (glicose alta no sangue associada à gestação) e outros tipos específicos[1]. O diabetes tipo 2 é de longe o mais comum, correspondendo a cerca de 90% dos casos. O diabetes gestacional não é, por definição, uma doença crônica, embora os riscos de desenvolver diabetes tipo 2 no futuro sejam maiores. Se após a gravidez a hiperglicemia persistir, deve ser reclassificada como sendo do tipo 1, do tipo 2 ou de outro tipo específico. Outros tipos específicos de diabetes listados na Tabela 2.1 são raros e não serão discutidos neste livro.

Tipo 1
Tipo 2
Gestacional
Outros tipos específicos: • defeitos genéticos; • doenças pancreáticas; • provocado por drogas ou substâncias químicas; • infecções; • endocrinopatias.

Tabela 2.1 Classificações do diabetes mellitus

Sintomas do diabetes

A hiperglicemia ou glicose alta no sangue é característica de todas as formas de diabetes. Quando as taxas de glicose no sangue estão acima da capacidade dos rins de reabsorvê-la (o limiar renal), a glicose é direcionada para a urina, causando micção frequente e excessiva, bem como muita sede. A perda crônica de glicose pode causar perda de peso muito rápido, mas também estimular o apetite. Os sintomas típicos do diabetes incluem, portanto:

- muita sede;
- micção frequente;
- perda de peso rápida e inexplicável;
- muita fome apesar da perda de peso e
- fadiga.

Esses sintomas da hiperglicemia são comuns a todas as formas de diabetes, mas ocorrem com mais frequência no diabetes tipo 1, pois o diabetes tipo 2 se instala, tipicamente, de forma muito gradual.

Em casos mais graves, os pacientes, especialmente os do tipo 1, podem apresentar cetoacidose diabética. Taxas perigosamente altas de ácido se acumulam no sangue pela falta severa de insulina. Os sintomas incluem confusão mental, respiração acelerada, dores abdominais, hálito cheirando a fruta e perda de consciência. É uma emergência que precisa ser tratada imediatamente com insulina.

Os casos graves de diabetes tipo 2 podem apresentar a síndrome hiperosmolar não cetótica. A alta glicose no sangue estimula a micção excessiva e consequente desidratação, convulsões, coma e até morte. Se as taxas de insulina forem normais ou altas no diabetes tipo 2, a cetoacidose não se desenvolve.

Como diagnosticar o diabetes

O diabetes é diagnosticado por um de dois exames de sangue: pela hemoglobina A1C (abreviado A1C) ou pela glicose no sangue. O A1C é o critério de diagnóstico adotado pela Associação Americana de Diabetes desde 2009; é o exame de detecção mais conveniente para o paciente, pois não exige jejum e pode ser feito a qualquer hora do dia.

Hemoglobina A1C

A hemoglobina é uma proteína encontrada nas células vermelhas do sangue que levam o oxigênio para todo o organismo. Nos três meses em média de vida da célula vermelha, as moléculas de glicose ligam-se à hemoglobina na mesma proporção que as taxas predominantes de glicose no sangue. A quantidade de glicose agregada à hemoglobina é medida por um exame de sangue simples, chamado hemoglobina A1C. Portanto, o A1C reflete a quantidade média de glicose no sangue nos últimos três meses.

Na América do Norte, o A1C é dado em porcentagens, enquanto na Grã-Bretanha e na Austrália, as unidades são expressas em mmol/mol. A Associação Americana de Diabetes define como normal um nível de A1C de 5,7% ou menos. Acima de 6,5% é considerado diabetes (ver Tabela 2.2).

A1C	Classificação
< 5,7%	Normal
5,7%-6,4%	Pré-diabetes
> 6,5%	Diabetes

Tabela 2.2 Classificação de diabetes e pré-diabetes conforme os níveis de A1C ou de glicose no sangue

Pré-diabetes é um estágio intermediário em que as taxas de glicose no sangue de uma pessoa estão anormalmente altas, mas não o suficiente para considerá-la diabética, embora o risco de progredir para o diabetes tipo 2 pleno seja alto. Um paciente com A1C entre 6,0% e 6,5% (42 a 48 mmol/mol) tem 25% a 30% de chance de desenvolver diabetes nos próximos cinco anos. Um risco mais de vinte vezes maior que alguém cujo A1C é de 5,0% (31 mmol/mol)[2].

Glicose no sangue

O segundo exame diagnóstico do diabetes é o de glicose no sangue, também conhecido como teste de açúcar no sangue ou de glicose no plasma. É medido pela contagem de açúcar no sangue em jejum ou pela tolerância oral à glicose (teste de tolerância à glicose).

O exame de glicose no sangue em jejum exige que o paciente não consuma nada calórico pelo menos oito horas antes. Uma amostra de sangue é retirada e a quantidade de glicose é medida. Se a taxa for superior a 7,0 mmol/L (ou 126 mg/dL), é considerado diabético.

Para fazer o exame de tolerância à glicose, o paciente ingere uma dose padrão de 75g de glicose. Retira-se uma amostra de sangue a cada duas horas e a quantidade de glicose é medida. Se a taxa estiver acima de 11,1 mmol/L (ou 200 mg/dL), é considerado diabético.

Há muito que o A1C substitui os exames de glicose no sangue em jejum e o de tolerância à glicose por ser muito simples e conveniente, mas todos eles são testes acurados e aceitáveis. Às vezes, o diabetes também é diagnosticado pelo exame randômico de açúcar no sangue. As amostras de sangue são coletadas em vários momentos e as taxas da glicose no sangue são medidas. Se a taxa for superior a 11,1 mmol/L (ou 200 mg/dL) o paciente é considerado diabético se houverem outros sintomas.

Glicose no sangue em jejum > 7,0 mmol/L (126 mg/dL)
Glicose no sangue 2 horas > 11,1 mmol/L (200 mg/dL) durante o teste de tolerância à glicose
A1C > 6,5% (48 mmol/mol)
Sintomas de hiperglicemia e glicose no sangue randômica > 11,1 mmol/L (200 mg/dL)

Tabela 2.3 Critérios de diagnóstico do diabetes

A quantidade total de glicose circulando no sangue a qualquer momento é muito pequena – mais ou menos uma colher de chá. A glicose não flutua livremente no sangue. A maior parte dela está contida no interior das células.

Os hormônios regulam a glicose no sangue para evitar que as taxas aumentem ou diminuam. Mesmo quando comemos grandes quantidades de açúcar, o nível de glicose no sangue permanece em uma faixa bastante estreita e controlada graças às ações coordenadas de vários hormônios. Enquanto a glicose é absorvida pelo sangue através dos intestinos, as células de ilhotas do pâncreas estão secretando o hormônio insulina. A insulina ajuda a glicose a penetrar nas células, como um combustível para a energia. O corpo armazena o excesso de glicose no fígado para uso futuro e evita que a glicose no sangue suba além do normal.

Diabetes tipo 1: os fatos

O diabetes tipo 1 já foi chamado de diabetes juvenil, pois é mais frequente na infância. Embora a maior parte dos casos seja diagnosticada em pacientes com menos de 18 anos, a doença pode aparecer em qualquer idade. A incidência global do diabetes tipo 1 tem aumentado nas últimas décadas por razões desconhecidas – nos Estados Unidos, sobe cerca de 5,3% a cada ano[3].

Na Europa, se mantidos os índices atuais, os novos casos de diabetes tipo 1 dobrarão entre os anos de 2005 e 2030.

O diabetes tipo 1 é uma doença autoimune, o que significa que o próprio sistema imunológico destrói as células que secretam a insulina. O que evidencia o ataque autoimune são os anticorpos das células ilhotas normais presentes no sangue do paciente. Com o tempo, a destruição cumulativa das células produtoras de insulina fará o diabetes tipo 1 progredir para uma deficiência severa de insulina, e então os sintomas típicos vão aparecer[4].

Existe uma forte predisposição genética para o diabetes tipo 1, mas ainda não se sabe o que dispara a destruição autoimune. Uma variação sazonal no diagnóstico aponta para um gatilho infeccioso, mas também não deixa claro que gatilho é esse. Outros agentes ambientais que também influenciam são sensibilidade ao leite de vaca e falta de vitamina D. O diabetes tipo 1 geralmente ocorre com outras doenças autoimunes, tais como a doença de Basedow-Graves (que afeta a tireoide) ou o vitiligo (que afeta a pele).

A falta de insulina no diabético tipo 1 é severa, por isso, o tratamento bem-sucedido depende da reposição adequada desse hormônio. As injeções de insulina melhoraram muito o prognóstico, ao ponto de dar a sensação de que o diabetes tinha cura. Entretanto, o final dessa história não foi feliz. Em longo prazo, os diabéticos do tipo 1 correm um risco muito maior que os não diabéticos de ter complicações em quase todos os órgãos. O diabético do tipo 1 tem uma expectativa de vida reduzida, de cinco a oito anos e corre um risco dez vezes maior do que as pessoas saudáveis de desenvolver doenças cardíacas[5].

Diabetes tipo 2: os fatos

Historicamente, o diabetes tipo 2 afetava apenas adultos mais velhos, mas a prevalência tem crescido rapidamente entre crianças[6], um reflexo da obesidade infantil[7]. Uma clínica em Nova York relatou que novos casos de diabetes aumentaram dez vezes entre 1990 e 2000, metade deles de diabetes tipo 2[8]. Em 2001, os novos casos de diabetes tipo 2 em adolescentes totalizavam menos de 3%. Dez anos depois, em 2011, saltaram para 45%[9]. É uma epidemia impressionante. Em menos tempo do que é preciso para um bom queijo envelhecer, o diabetes tipo 2 subiu como um foguete, deixando um rastro de destruição.

Ao todo, o diabetes tipo 2 responde por 90% a 95% dos casos de diabetes em todo o mundo. Desenvolve-se ao longo de anos e progride de forma sistemática do estado normal para o pré-diabético e daí para o diabetes tipo 2 pleno. O risco aumenta com a idade e a obesidade.

A hiperglicemia ocorre devido à resistência à insulina e não por falta dela, como no diabetes tipo 1. Quando os pesquisadores fizeram os primeiros testes com a insulina, esperavam que os pacientes de diabetes tipo 2 tivessem índices muito baixos de insulina, mas na verdade eles eram surpreendentemente muito altos.

Quando a insulina não consegue baixar a glicose no sangue, temos a chamada resistência à insulina. O corpo supera essa resistência aumentando a secreção do hormônio para manter normais os níveis de glicose no sangue. O preço disso são taxas muito altas de insulina. Mas essa compensação tem um limite. Quando a secreção de insulina não consegue mais acompanhar a resistência que não para de crescer, a glicose no sangue aumenta e aparece o diagnóstico de diabetes tipo 2.

Causas diferentes exigem tratamentos diferentes

Basicamente, os diabetes tipo 1 e tipo 2 são polos opostos, um deles caracterizado pelos níveis baixíssimos de insulina e o outro por níveis muito altos. Mas os paradigmas de tratamento com drogas são idênticos para os dois tipos. Ambos os tratamentos visam a glicose sanguínea, tentam abaixá-la aumentando a insulina, mas os altos índices de glicose no sangue são um mero sintoma da doença e não a doença propriamente dita. A insulina ajuda o diabetes tipo 1, pois a causa central da doença é a falta da insulina naturalmente produzida pelo organismo. Entretanto, o problema estrutural do diabetes tipo 2, que é a resistência à insulina, não é tratado, pois não existe um consenso claro sobre a causa dessa resistência. Não há esperança de reverter a doença se ela não for encontrada. Esse é o nosso desafio. Por mais incrível que pareça, a recompensa vale a pena: a cura do diabetes tipo 2.

CAPÍTULO 3

OS EFEITOS NO ORGANISMO

Diferentemente das outras doenças que conhecemos, o diabetes é a única com potencial para devastar o organismo. Nenhum sistema de órgãos é poupado. Essas complicações se classificam como microvasculares (nos pequenos vasos sanguíneos) e macrovasculares (nos grandes vasos sanguíneos ou artérias).

Determinados órgãos, como os olhos, os rins e os nervos, são irrigados principalmente por pequenos vasos sanguíneos. As lesões causadas nesses pequenos vasos resultam em problemas visuais, doenças renais crônicas e lesões neurais, todos presentes em pacientes com longo histórico de diabetes. Coletivamente, são as chamadas doenças microvasculares.

Outros órgãos como o coração, o cérebro e os membros inferiores são banhados por grandes vasos sanguíneos ou artérias. Os danos causados a esses grandes vasos causam um estreitamento chamado placa aterosclerótica. Caso se rompa, essa placa inflama e forma coágulos sanguíneos que causam infarto, AVC e gangrena das pernas. São as chamadas doenças macrovasculares.

Discutiremos ao longo de todo o livro como o diabetes danifica os vasos sanguíneos. Muitos achavam que fosse mera consequência da glicose muito alta no sangue, mas veremos que não é nada disso. Além das doenças vasculares, há muitas outras complicações, entre elas, doenças de pele, gordura no fígado, infecções, síndrome do ovário policístico, mal de Alzheimer e câncer. Mas comecemos com os problemas relacionados aos pequenos vasos sanguíneos.

Complicações microvasculares

Retinopatia

O diabetes é a principal causa da cegueira nos Estados Unidos[1]. A doença dos olhos – tipicamente lesões na retina (retinopatia) – é uma das complicações mais frequentes do diabetes. A retina é a camada de nervos sensíveis à luz que enviam para o cérebro a "imagem" recebida. O diabetes enfraquece os pequenos vasos da retina, que se rompem, causando sangramento e vazamento de outros fluidos. O vazamento é detectado por um oftalmoscópio padrão durante um exame de rotina.

Em reação a esses danos, formam-se novos vasos retinianos, que são frágeis e se rompem com facilidade. O resultado disso é mais sangramento e provável formação de um tecido cicatricial. Nos casos mais graves, a cicatriz ergue a retina e a afasta da posição normal, até a pessoa ficar cega. O tratamento a laser pode prevenir a retinopatia, selando ou destruindo os novos vasos sanguíneos que estão causando o vazamento.

Quase 10 mil novos casos anuais de cegueira são causados por retinopatia diabética nos Estados Unidos[2]. Se o paciente terá ou não retinopatia dependerá de quanto tempo ele tem diabetes e da gravidade da doença[3]. Os diabéticos do tipo 1 podem desenvolver algum grau de retinopatia em 20 anos. Os diabéticos do tipo 2 têm retinopatia até sete anos antes de o diabetes ser diagnosticado.

Nefropatia

A principal função dos rins é limpar o sangue. Quando não cumprem essa função, há um aumento de toxinas que leva a perda de apetite, perda de peso, náusea e vômitos persistentes. Caso a doença não seja tratada, resultará em coma e morte. Mais de 100 mil pacientes nos Estados Unidos são diagnosticados anualmente com doenças renais crônicas, a um custo de 32 bilhões de dólares em 2005. O ônus é enorme, não só em termos financeiros, mas em termos emocionais.

A nefropatia diabética é a principal causa do estágio terminal da doença renal, que em 2005 respondeu por 44% dos novos casos nos Estados Unidos[4]. Pacientes cujos rins perdem mais de 90% das suas funções intrínsecas necessitam de diálise para retirar artificialmente as toxinas acumuladas no sangue. O procedimento implica remover o sangue "sujo" do paciente por meio de uma máquina de diálise, limpar as impurezas e devolvê-lo limpo ao corpo. Para continuar vivo, o paciente faz quatro horas de diálise três vezes por semana, indefinidamente, a menos que receba um transplante.

Índices de prevalência ajustados (IPA)

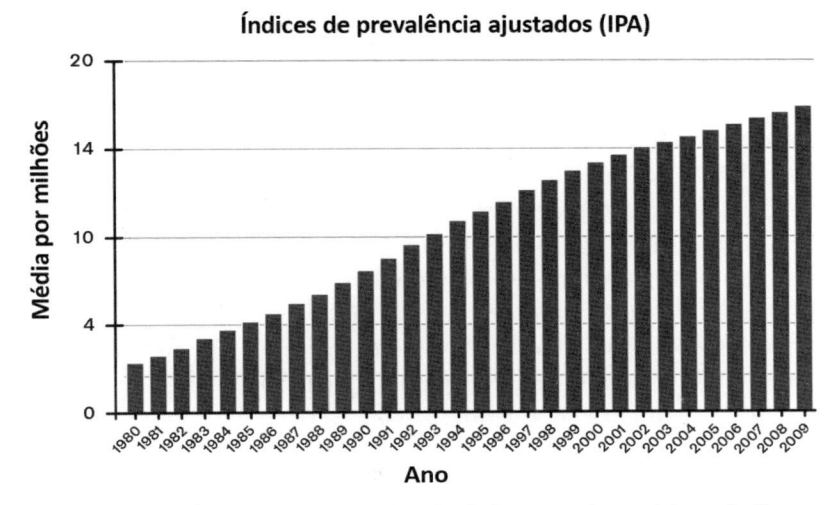

Figura 3.1 Índices de prevalência ajustados da doença renal em estágio terminal[5]

A nefropatia diabética leva de 15 a 20 anos para se desenvolver, mas, assim como a retinopatia, é muitas vezes diagnosticada antes do próprio diabetes tipo 2. A cada ano, cerca de 2% dos diabéticos do tipo 2 terão sintomas de doenças renais. Dez anos após o diagnóstico, 25% dos pacientes terão problemas renais[6]. Uma vez instalada, a nefropatia diabética só tende a progredir, causando danos crescentemente graves, até o paciente precisar de diálise ou de transplante.

Neuropatia

A neuropatia diabética afeta de 60% a 70% dos diabéticos[7]. Novamente, quanto mais tempo durar e mais grave for o diabetes, maior é o risco de evoluir para a doença[8].

Há muitos tipos de danos neurais causados pelo diabetes. Em geral, a neuropatia diabética afeta os nervos periféricos, primeiro os pés, e então, progressivamente, as mãos e os braços, numa distribuição característica de luvas e meias. As lesões em diferentes nervos resultarão em diferentes sintomas, tais como:

- formigamento;
- insensibilidade;
- queimação;
- dor.

A dor incessante causada pela neuropatia diabética severa é debilitadora e costuma piorar à noite. Nem os mais fortes analgésicos, como os medicamentos narcóticos, conseguem amenizá-la. Às vezes, o paciente não sente a dor, mas perde toda a sensibilidade. Um exame físico cuidadoso de toque, vibração e baixas temperaturas revelará a perda de reflexos nas partes afetadas.

A perda de sensação parece algo inócuo, mas é o contrário disso. A dor é uma proteção contra os traumas lesivos. Quando chutamos uma pedra ou dormimos na posição errada, a dor é um aviso para nos ajustarmos rapidamente e evitarmos danos maiores. Se não sentíssemos dor, experimentaríamos repetidos episódios traumáticos. Com o tempo, a lesão aumenta e às vezes chega a ser deformante. Um exemplo típico são os pés. Um dano neural severo pode destruir completamente as articulações – é a condição conhecida como pé de Charcot – e progredir até que o paciente não possa mais andar e o membro tenha que ser amputado.

Outro distúrbio neural que afeta os grandes músculos é a chamada amiotrofia diabética, que se caracteriza por fortes dores e fraqueza muscular, principalmente nas coxas[9].

O sistema nervoso autônomo controla as funções autônomas do corpo, como respiração, digestão, transpiração e ritmo cardíaco. Se esses nervos forem lesionados, podem provocar náusea, vômito, constipação, diarreia, disfunção da bexiga, disfunção erétil e hipotensão ortostática (queda súbita e severa da pressão sanguínea na posição em pé). Se os nervos cardíacos forem afetados, o risco de infarto fulminante e morte aumentará[10].

Até hoje, nenhum tratamento conseguiu reverter as lesões neurais causadas pelo diabetes. As drogas podem atenuar os sintomas, mas não mudam o curso natural da doença. Só o que se pode fazer é preveni-la.

Complicações macrovasculares

Aterosclerose (enrijecimento das artérias)

A aterosclerose é uma doença das artérias em que placas de material gorduroso são depositadas nas paredes internas dos vasos sanguíneos, causando estreitamento e enrijecimento. Essa condição propicia o infarto, o AVC e doenças vasculares periféricas, as chamadas doenças cardiovasculares. O diabetes aumenta muito o risco de desenvolver aterosclerose.

Imagina-se erroneamente que a aterosclerose seja causada pelo colesterol que lentamente entope as artérias, assim como a ferrugem vai se acumulando no encanamento. É, na verdade, resultado de uma artéria lesionada, embora a causa da lesão seja desconhecida. Muitos fatores contribuem para essa lesão, entre eles a genética, o tabagismo, o diabetes, o estresse, a pressão alta e a falta de atividade física, mas nenhum deles está condicionado à idade. Qualquer fissura nas paredes das artérias pode iniciar um processo inflamatório em cascata. O colesterol, uma substância cerosa e gordurosa presente nas células, infiltra-se na área lesionada e estreita o vaso sanguíneo. O músculo liso que sustenta o tecido dos vasos sanguíneos aumenta de tamanho, e o colágeno, uma proteína estrutural encontrada em abundância no organismo, fica acumulado em reação à lesão. Novamente, o resultado é um maior estreitamento do vaso sanguíneo. Em vez de ser um episódio isolado passível de ser corrigido, isso acontece em reação às lesões crônicas nas paredes do vaso.

O resultado é a formação de placas, os chamados ateromas, que são bolsões de colesterol, de células do músculo liso e de células inflamatórias que se formam no interior do vaso sanguíneo e limitam cada vez mais o fluxo sanguíneo para os órgãos afetados. Se o ateroma se romper, forma-se um coágulo. A artéria subitamente bloqueada pelo coágulo impede a circulação normal do sangue e a passagem do oxigênio para as células seguintes, causando morte celular e doenças cardiovasculares.

Doenças cardíacas

O infarto do miocárdio é a complicação do diabetes mais comum e a mais temida. É causado pela aterosclerose dos vasos sanguíneos que alimentam o coração. O súbito bloqueio desses vasos impede que o oxigênio chegue ao coração, e o resultado é a destruição de parte do músculo cardíaco.

Os estudos de Framingham da década de 1970 encontraram forte correlação entre doenças cardíacas e diabetes[11]. O diabetes dobra ou quadruplica o risco de doenças cardiovasculares, complicações que são detectadas em pessoas cada vez mais jovens em comparação com não diabéticos, 68% dos diabéticos acima dos 65 anos morrerão de doenças cardíacas, e outros 16%, de AVC[12]. Por isso, é muito importante reduzir o risco das doenças macrovasculares. A proporção de mortes e incapacitações resultantes das doenças cardiovasculares é muito maior do que a das causadas pelas microvasculares.

Nos últimos trinta anos, temos visto progressos importantes no tratamento de problemas cardíacos, mas ainda há muito a se fazer pelos diabéticos. Enquanto o número total de mortes de homens não diabéticos caiu 36,4%, o de homens diabéticos caiu apenas 13,1%[13].

Acidente vascular cerebral – AVC

O AVC é causado pela aterosclerose da artéria que irriga o cérebro. A súbita interrupção do fluxo sanguíneo normal impede que o oxigênio chegue até o cérebro, destruindo uma porção dele. Os sintomas variam dependendo de que parte do cérebro é afetada, mas o impacto devastador do AVC não deve ser subestimado. Nos Estados Unidos, é a terceira principal causa de morte e a primeira de incapacitações.

O diabetes é um forte fator de risco independentemente do AVC, pois, por si só, aumenta entre 150% e 400% o risco de a pessoa sofrer um AVC[14]. Cerca de um quarto dos novos AVCs ocorre em pacientes diabéticos[15]. A cada ano, os riscos de AVC em diabéticos aumenta 3%[16], e o prognóstico é também muito pior.

Doença vascular periférica

A doença vascular periférica (DVP) é causada pela aterosclerose dos vasos sanguíneos que irrigam as pernas. A interrupção do fluxo normal de sangue impede que a hemoglobina que transporta o oxigênio chegue até as pernas. Os sintomas mais comuns de DVP são dores e câimbras ao caminhar, mas que desaparecem em repouso. Quando os vasos sanguíneos se estreitam e a circulação piora, a pessoa sente dores em repouso, especialmente à noite. A DVP reduz bastante a mobilidade e, em longo prazo, leva à incapacitação.

A pele mal irrigada pelo sangue tem mais probabilidade de se ferir e leva mais tempo para cicatrizar. Nos diabéticos, pequenos cortes e ferimentos nos pés podem se transformar em úlceras do pé. Em casos graves, as áreas onde a pele se rompe, expondo os tecidos internos, podem progredir para a gangrena. A essa altura, o suprimento de sangue já é muito reduzido ou nem existe mais, o tecido morre, e, como último recurso, é necessária a amputação do membro afetado para tratar as infecções crônicas e aliviar a dor.

Diabetes e tabagismo caminham juntos, são os maiores fatores de risco das DVPs. Cerca de 27% dos pacientes diabéticos com DVp pioram progressivamente ao longo de cinco anos, e 4% sofrem amputação[17]. Os pacientes gangrenados e os amputados não andam mais e o resultado é um ciclo de incapacitações. Perder a função dos membros reduz a atividade física que, por sua vez, provoca um descondicionamento dos músculos. Os músculos mais fracos dificultam a atividade física e o ciclo se perpetua.

Outras complicações

Mal de Alzheimer

O mal de Alzheimer é uma doença crônica, progressiva e neurodegenerativa que causa perda de memória, mudança de personalidade e problemas cognitivos. É a forma de demência mais comum e a sexta principal causa de morte nos Estados Unidos[18]. O mal de Alzheimer pode ser reflexo da incapacidade de usar a glicose normalmente ou, talvez, uma espécie de resistência à insulina no cérebro. A relação entre Alzheimer e o diabetes é tão forte que muitos pesquisadores sugeriram que ele passasse a se chamar diabetes tipo 3[19]. Mas esses argumentos vão muito além do objetivo deste livro.

Câncer

O diabetes tipo 2 aumenta os riscos dos cânceres mais comuns, como os de mama, estômago, colorretal, rins e endometrial, que podem ter relação com os medicamentos usados para tratar o diabetes. Voltaremos a discutir esse assunto no capítulo 10. A taxa de sobrevida de pacientes com câncer e diabetes preexistente é muito pior do que a dos não diabéticos[20].

Gorduras

A doença hepática gordurosa não alcoólica caracteriza-se pelo armazenamento e o acúmulo de gordura na forma de triglicerídeos que ultrapassa em 5% o peso total do fígado. Essa condição costuma ser detectada em ultrassom do abdômen. Quando o excesso de gordura lesiona o tecido do fígado, que é revelado pelo exame de sangue padrão, temos a chamada esteato-hepatite não alcoólica (EHNA). Estimativas atuais calculam que a doença hepática gordurosa não alcoólica afete 30% da população norte-americana, e a EHNA, 5%; ambas são importantes causas de cirrose hepática (uma cicatriz irreversível no fígado[21]).

A doença hepática gordurosa não alcoólica é praticamente inexistente no diabetes tipo 1 se detectada no início. Mas no diabetes tipo 2, a incidência é superior a 75%. O papel central da gordura no fígado será melhor explicado no capítulo 7.

Infecções

Os diabéticos são mais predispostos a todo tipo de infecções causadas por organismos externos que invadem e se multiplicam no organismo. Não só são mais suscetíveis que os não diabéticos a infecções causadas por bactérias e fungos, como as consequências tendem a ser muito mais graves. Por exemplo, o risco de os diabéticos desenvolverem graves infecções renais é quatro a cinco vezes maior[22]. Infecções causadas por fungos de todo tipo, como candidíase, infecções vaginais, micose de unhas e pé de atleta, são as mais comuns.

Entre as infecções mais sérias estão as que se desenvolvem nos pés. Apesar do controle adequado da glicose no sangue, 15% dos diabéticos terão feridas nos pés que nunca cicatrizarão. Essas feridas expostas costumam envolver vários microrganismos e devem ser tratadas com antibióticos de amplo espectro. Entretanto, a diminuição da circulação sanguínea associada à DVP dificulta a cicatrização das feridas. Por isso, os diabéticos correm um risco 15 vezes maior de sofrer amputação do membro inferior e respondem por 50% das amputações feitas nos Estados Unidos, excluindo-se as causadas por acidentes. Estima-se que o tratamento de cada caso de úlceras do pé em estado avançado tenha um custo superior a 25 mil dólares[23].

São muitos os fatores que contribuem para os altos índices de infecção. A glicose alta no sangue enfraquece o sistema imunológico e a diminuição do fluxo sanguíneo reduz a capacidade das células brancas de combater infecções em todo o corpo.

Doenças de pele e das unhas

Inúmeras doenças de pele e das unhas têm relação com o diabetes. Em geral, são mais uma preocupação estética do que médica, porém, costumam indicar um estado diabético latente e requerem tratamento médico.

Acantose nigricans são manchas escuras e com textura aveludada que aparecem particularmente ao redor do pescoço e nas dobras da pele, causadas pelos altos níveis de insulina. A dermopatia diabética surge nos membros inferiores na forma de lesões escuras e escamadas. Os pólipos cutâneos são pequenas protuberâncias que costumam aparecer nas pálpebras, no pescoço e nas axilas. Mais de 25% dos pacientes que têm pólipos cutâneos também têm diabetes[24].

Problemas nas unhas também são comuns em pacientes diabéticos, particularmente infecções fúngicas. As unhas podem tornar-se amarelo-amarronzadas, espessas e separadas do leito ungueal (onicólise).

Disfunção erétil

Estudos feitos em populações masculinas com idades entre 39 e 70 anos descobriram que a prevalência da impotência varia entre 10% e 50%. O diabetes é um fator de risco que triplica o perigo de disfunção erétil e atinge pacientes cada vez mais jovens. A circulação sanguínea reduzida nos diabéticos provavelmente é o motivo do risco aumentado. A disfunção erétil também aumenta com a idade e o grau de resistência à insulina. Estima-se que entre 50% e 60% de homens diabéticos com mais de 50 anos tenham esse problema[25].

Síndrome do ovário policístico

Um desequilíbrio hormonal faz com que algumas mulheres desenvolvam cistos (massas benignas) no ovário. Essa condição, chamada síndrome do ovário policístico (SOP), caracteriza-se por ciclo menstrual irregular, evidência de muita testosterona e a presença de cistos (em geral, detectados por ultrassom). As pacientes com SOP apresentam muitas características semelhantes às diabéticas do tipo 2, como obesidade, pressão alta, colesterol alto e resistência à insulina. A SOP é causada por alta resistência à insulina[26], e aumenta em três vezes o risco de o diabetes tipo 2 atingir meninas mais novas.

Trate a causa, não os sintomas

Enquanto a maioria das doenças ataca um único sistema de órgãos, o diabetes afeta todos eles, e de várias formas. Por exemplo, é a principal causa de cegueira, insuficiência renal, doenças cardíacas, AVC, amputações, demência, infertilidade e lesões neurais.

Mas a pergunta que não quer calar é por que esses problemas só *aumentam*, em vez de diminuírem, se há tanto se conhece a doença. Na medida em que se compreende melhor o diabetes, as complicações deveriam diminuir. Porém isso não é o que acontece. Se a situação só piora, a única explicação lógica é que a nossa compreensão e o tratamento do diabetes tipo 2 são fundamentalmente falhos.

Concentramo-nos obsessivamente em baixar a glicose no sangue, que é um mero sintoma e não a causa. A causa-raiz da hiperglicemia no diabetes tipo 2 é a resistência à insulina. Enquanto não assumirmos que essa é a causa, a doença e todas as complicações associadas à ela só aumentarão.

Recomecemos: o que causa o diabetes tipo 2? O que causa a resistência à insulina e como essa resistência pode ser revertida? Se já sabemos que o papel da obesidade é muito importante, comecemos, então, pela etiologia da obesidade.

Simon

Quando Simon chegou ao centro de Controle Dietético Intensivo (CDI) tinha 66 anos, pesava 121 quilos, tinha 135 cm de circunferência da cintura e índice de massa corporal (IMC) 43. Havia oito anos ele recebera o diagnóstico de diabetes tipo 2 e tomava sitagliptina, metformina e glipizida para controlar a glicose no sangue. Além disso, tinha histórico de pressão alta e parte de um rim removida por causa de um câncer.

Nós o aconselhamos a fazer uma dieta de gorduras saudáveis e baixo carboidrato, e sugerimos que começasse a fazer jejum de 24 horas, três vezes por semana. Em seis meses, durante um tempo, ele tomou uma única medicação, a canagliflozina, para ajudar no emagrecimento. Um ano depois, quando o peso de Simon e a glicose sanguínea apresentaram melhoras importantes, essa medicação foi tirada. E, desde então, ele não toma mais remédios.

No último checkup de Simon, a hemoglobina A1C era de 5,9%, o que é considerado não diabético, e por dois anos seguidos, ele não recuperou os 20 quilos que havia perdido. Hoje, está encantado com as mudanças que aconteceram em sua saúde. Suas calças passaram do número 50 para 46, e o diabetes tipo 2, que parecia incurável, desapareceu. Até hoje Simon mantém a dieta de baixo carboidrato e o jejum de 24 horas uma ou duas vezes por semana.

Bridget

Quando conhecemos Bridget, 62 anos, o seu histórico de diabetes tipo 2, doença renal crônica e pressão alta já tinha dez anos. A resistência à insulina era severa e ela tomava 210 unidades de insulina diárias para manter a glicose no sangue controlada. Pesava quase 150 quilos, tinha 147 cm de cintura e IMC 54,1.

Decidida a se livrar da insulina, ela começou a fazer um jejum de sete dias, mas sentiu-se tão bem que continuou por mais duas semanas. No final de 21 dias, já não tomava mais insulina nem precisava de nenhum medicamento para o diabetes. Para não ganhar peso, trocou o jejum contínuo por jejum de

24 a 36 horas em dias alternados, e voltou a tomar dapagliflozina para ajudar a controlar o peso. Durante esse tempo, seu A1C se manteve em 6,8%, muito abaixo do que quando ela tomava insulina.

Antes de iniciar o programa no CDI, a energia de Bridget era tão baixa que ela mal conseguia entrar em meu consultório caminhando. Quando começou o jejum, os níveis de energia melhoraram bastante e Bridget passou a andar com menos dificuldade. Seu manequim caiu de 52 para 44. Há três anos Bridget não precisa mais da insulina e, desde então, perdeu 28 quilos, perda que ela tem conseguido manter. Sua pressão sanguínea normalizou e não toma mais medicações.

PARTE 2
HIPERINSULINEMIA E RESISTÊNCIA À INSULINA

CAPÍTULO 4

DIABESIDADE: A ARMADILHA DAS CALORIAS

Diabesidade é a fusão da palavra diabetes, do tipo 2, com obesidade. Diabetes e obesidade são a mesma doença. Por mais estranho que pareça, os médicos nem sempre reconhecem essa conexão tão básica e tão óbvia.

Na década de 1990, quando o *grunge* tomava conta do cenário musical e uma meninada divertida ganhava popularidade, o Dr. Walter Willett, hoje professor de Epidemiologia e Nutrição da Escola de Saúde Pública de Harvard, identificou uma relação muito forte e consistente entre o ganho de peso e o diabetes tipo 2.

A obesidade epidêmica só começou a aparecer no final dos anos 1970, quando a saúde pública ainda não era o desastre que é hoje. O diabetes tipo 2 mal arranhava a superfície como um problema de saúde pública. A AIDS, sim, era o assunto do dia. Ninguém poderia imaginar que o diabetes tipo 2 e a obesidade estivessem de alguma forma relacionados. O relatório do Dietary Guidelines Advisory Committee, lançado pelo Departamento de Agricultura norte-americano em 1990, admitia que engordar um pouco após os 35 anos de idade fosse condizente com a boa saúde.

Nesse mesmo ano, o Dr. Willett desafiou o pensamento convencional declarando que ganhar peso após os 18 anos de idade era o principal determinante do diabetes tipo 2[1]. Ganhar entre 20 e 35 quilos aumentava o risco de diabetes tipo 2 em 11,3%. Mais que 35 quilos aumentava o risco em 17,3%! Um quilo a mais que se ganhasse aumentava o risco significativamente. Os mais céticos, porém, não aceitaram bem essa ideia[2]. "Foi muito difícil publicar o nosso primeiro artigo mostrando que estar um pouco acima do peso já aumentava muito o risco de desenvolver diabetes. Ninguém quis acreditar", lembra-se Willett.

Índice de massa corporal (IMC): a relação entre obesidade e diabetes

O índice de massa corporal (IMC) é uma medida de peso padronizada e calculada pela seguinte fórmula:

índice de massa corporal = peso (kg)/altura²

O IMC igual ou superior a 25,0 é considerado sobrepeso, enquanto o IMC entre 18,5 e 24,9 está dentro da faixa saudável.

Peso Corporal	Classificação
< 18.5	Abaixo do peso
18,5 – 24,9	Peso normal
25,0 – 29,9	Sobrepeso
30,0 – 34,9	Obesidade
35,0 – 39, 9	Obesidade severa
> 40	Obesidade mórbida

Tabela 4.1 Classificações do índice de massa corporal

Entretanto, mulheres com IMC entre 23 e 23,9 correm um risco 360% maior de desenvolver diabetes tipo 2 que outras com IMC inferior a 22. Isso é estranho, porque um IMC de 23,9 está dentro da faixa de peso normal.

Com base nessa nova constatação, por volta de 1995 os pesquisadores determinaram que ganhar entre 5 e 7,9 quilos aumentava em 90% o risco de diabetes tipo 2, e ganhar entre 8 e 10,9 quilos aumentava o risco em 270%[3]. Por outro lado, perder peso diminuía o risco em mais de 50%. Esse resultado mostra uma forte relação entre ganho de peso e diabetes tipo 2. Muito mais sinistro é o fato de que o excesso de peso aumenta de forma significativa o risco de morte[4].

Logo surgiriam novas evidências. Em 1976, o Dr. Frank Speizer, da Escola de Saúde Pública de Harvard, criou o Nurses' Health Study (NHS). Esse estudo epidemiológico envolveu 121.700 enfermeiras do entorno de Boston em uma das investigações mais abrangentes sobre os fatores de risco de doenças cardiovasculares e câncer.

O Dr. Willett prosseguiu e, a cada dois anos, o Nurses' Health Study II coletou dados de mais 116 mil enfermeiras, a partir de 1989. No início, as participantes estavam relativamente saudáveis, mas com o tempo muitas desenvolveram doenças crônicas, como diabetes e doenças cardíacas. A revisão dos dados coletados deu algumas ideias sobre os fatores de risco dessas doenças. E em 2001, o Dr. Willett[5] demonstrou que o único fator de risco importante para que o diabetes tipo 2 se desenvolva é a obesidade.

Índice glicêmico: a dieta e o diabetes

O Nurses' Health Study II revelou que outras variáveis relacionadas ao estilo de vida também exerciam influência. Manter o peso, fazer exercícios regularmente, não fumar e ter uma dieta saudável preveniam em incríveis 91% o diabetes tipo 2. Mas a pergunta que nos ocorre é: *o que é uma dieta "saudável"?*. A dieta saudável do Dr. Willett foi definida como altas fibras de cereal, alta gordura poli-insaturada, baixa gordura *trans* e baixa carga glicêmica.

Os carboidratos se decompõem em glicose quando digeridos. O índice glicêmico mede o aumento da glicose sanguínea após a ingestão de 50 gramas de alimentos que contenham carboidratos. Contudo, a quantidade de carboidrato contido em uma porção padrão varia enormemente. Por exemplo, uma porção padrão de frutas contém menos de 50 gramas de carboidrato, enquanto um prato de massa contém muito mais. A carga glicêmica refina essa medida multiplicando o índice glicêmico de um alimento pelos gramas de carboidrato contidos na porção padrão daquele alimento.

Em geral, os alimentos muito açucarados e os carboidratos refinados têm carga glicêmica muito alta. A carga glicêmica das gorduras e proteínas dietéticas é mínima, porque acrescenta pouco à glicose sanguínea. Ao contrário da dieta de baixa gordura recomendada pelas associações médicas de todo o mundo, a dieta saudável do Dr. Willett era *alta* em gordura e em proteína dietéticas. A sua dieta reduzia *o açúcar e os carboidratos refinados*, mas não a gordura dietética.

Em 1990, acreditava-se que o bandido, o assassino em série, o vilão fosse a gordura dietética. Simplesmente não existiam gorduras saudáveis. Era um oxímoro, como um silêncio ensurdecedor. Abacates repletos de gordura? Era o infarto em forma de fruta. Castanhas gordurosas? O infarto em forma de petisco. Azeite de oliva? Infarto líquido. As pessoas acreditaram piamente que as gorduras entupiam suas artérias, mas isso era ilusão.

A Dra. Zoe Harcombe, pesquisadora da Universidade de Cambridge especialista em obesidade, reviu os dados disponíveis desde o início dos anos 1980, quando as diretrizes de baixa gordura foram introduzidas nos Estados Unidos e no Reino Unido e *nunca* encontrou nenhuma evidência de que as gorduras dietéticas naturais agravassem as doenças cardiovasculares. As diretrizes de baixa gordura eram mera ficção[6]. A ciência ainda não estava convencida quando o governo se pronunciou e tomou a decisão definitiva de criminalizar a gordura dietética. Essa convicção se entranhou tanto entre os médicos e o público em geral que passou a ser quase heresia sugerir que o problema não eram os grãos e os açúcares refinados, mas sim a gordura dietética.

E em meio à obsessão pela baixa gordura, a afirmação do Dr. Willett foi recebida como alta traição. Todavia a verdade não ficaria escondida para sempre. Atualmente, entendemos que a obesidade é a principal responsável pelo diabetes tipo 2 e que o problema não é apenas a obesidade, mas a obesidade *abdominal*.

Circunferência da cintura: a distribuição da gordura e o diabetes tipo 2

Em 2012, o Dr. Michael Mosley era um MFGD, ou "magro por fora, gordo por dentro". O Dr. Mosley é médico, jornalista da BBC, diretor de documentários e autor de sucesso internacional. E em seus cinquenta e tantos anos, é também uma bomba-relógio.

Ele não era especialmente gordo, pesava 85 quilos, media 1,65 m e tinha 91 cm de cintura. Isso corresponde a um IMC de 26,1, beirando o sobrepeso. Para os padrões ele estava bem. Sentia-se bem, talvez concentrasse um pouco mais de gordura no meio do corpo por já estar na meia-idade. Um homem gorducho, e nada mais.

Entretanto, o IMC não é o melhor indicador de risco do diabetes tipo 2. A circunferência da cintura, que mede a gordura distribuída ao redor do tronco, prevê com muito mais segurança o diabetes tipo 2[7]. Quando filmava um segmento de saúde para a BBC, Mosley precisou entrar em um escâner de ressonância magnética e só então ficou sabendo que seus órgãos literalmente nadavam em gordura. Olhando para ele ninguém diria, porque a maior parte da gordura se escondia no interior do abdômen.

Um ano e meio depois, em consulta com o seu médico, os exames de sangue de rotina revelaram o diabetes tipo 2. Arrasado, Mosley disse: "Eu tinha certeza de que era saudável e, de repente, descubro que não e que tenho que levar a sério esta gordura visceral"[8]. A gordura visceral se acumula dentro e ao redor dos órgãos intra-abdominais como fígado, rins e intestinos, e pode ser detectada pela circunferência da cintura aumentada. Esse padrão de obesidade em que a maior parte da gordura se localiza ao redor do abdômen é conhecido como obesidade ou adiposidade central, ao passo que a gordura subcutânea é a que fica depositada diretamente sob a pele.

Os vários riscos à saúde associados à distribuição da gordura explicam por que 30% dos adultos obesos são metabolicamente normais[9]. Pessoas gordas saudáveis têm mais gordura subcutânea do que gordura visceral, que é a mais perigosa. Por outro lado, pessoas com peso normal podem exibir as mesmas anormalidades metabólicas associadas à obesidade[10] devido ao excesso de gordura visceral.

O diabetes tipo 2 é o diagnóstico dos pacientes cujos índices de massa corporal apresentam uma variação muito grande em relação à distribuição normal, aí excluída a subpopulação diferenciada dos diabéticos "magros"[11]. Um total de 36% dos diabéticos recém-diagnosticados têm IMC normal e inferior a 25. Veja na Figura 4.1. O indicador clínico chave deixa claro que não é a gordura corporal total que é medida pelo IMC, mas sim a visceral ou intraorgânica[12].

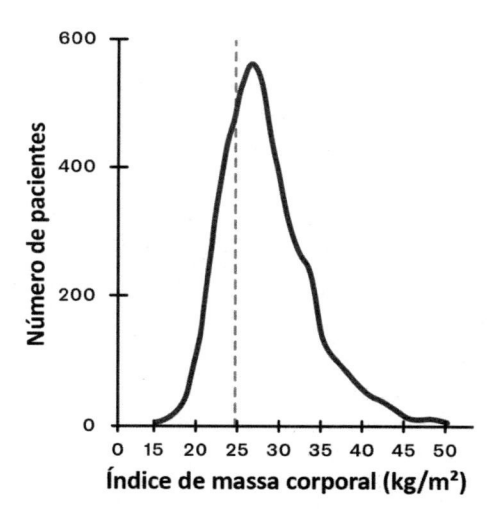

Figura 4.1 Distribuição do IMC da população de diabéticos recém-diagnosticados[13]

Independentemente do peso total, a obesidade central tem alta correlação com as anomalias metabólicas[14], o maior risco de doenças cardíacas[15] e a progressão para o diabetes tipo 2[16]. Diminuir a gordura visceral reduz o risco de progredir para o diabetes tipo 2[17].

A gordura subcutânea, por sua vez, tem pouca correlação com o diabetes tipo 2 e as doenças cardíacas. A remoção cirúrgica por lipoaspiração[18] de quase 10 quilos de gordura subcutânea não traz nenhum benefício metabólico importante, o que nos leva a crer que essa gordura tenha um papel insignificante no desenvolvimento do diabetes tipo 2.

A proporção *cintura-altura* é uma medida simples de adiposidade central, calculada pela comparação entre a circunferência da cintura e a altura. Essa proporção prevê muito mais os anos de vida perdidos do que o índice de massa corporal[19]. O ideal é que a circunferência da cintura seja menor que a metade da altura. Por exemplo, um homem mediano com 1,77 m de altura deve ter mais ou menos 89 cm de cintura. Se a obesidade central aumenta, o risco de doenças metabólicas dispara.

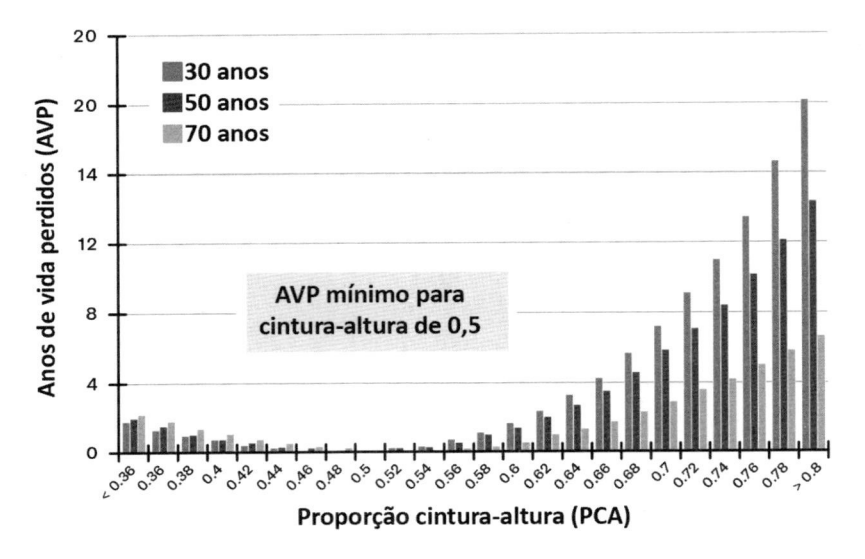

Figura 4.2 Proporção cintura-altura e anos de vida perdidos (AVP): um aumento expressivo[20]

Há uma distinção também entre tipos de gordura visceral. A gordura encontrada nas vísceras, como fígado ou pâncreas, é a chamada gordura intraorgânica e é claramente mais perigosa que a alojada entre as vísceras, a chamada gordura omental. A gordura intraorgânica aumenta o risco de complicações metabólicas típicas da obesidade, entre elas o diabetes tipo 2, a esteato-hepatite não alcoólica (EhNa) e as doenças cardiovasculares[21]. Por outro lado, a remoção cirúrgica da gordura omental não causa qualquer melhora metabólica[22].

A gordura no fígado, ou gordura intra-hepática, tem papel crucial no desenvolvimento da resistência à insulina[23]. A obesidade central acompanha de perto o conteúdo da gordura intra-hepática[24]. A gordura pancreática também tem um papel importantíssimo no diabetes tipo 2, e é o que veremos no Capítulo 7.

Então, se o papel da obesidade central é tão importante, por que a gordura se deposita no interior das vísceras? As responsáveis por isso não seriam as calorias?

Não há relação entre diabetes e calorias

Coma menos e perca calorias. Cuidado com o tanto que você come. Esses mantras foram os fundamentos da orientação convencional do emagrecimento nos últimos cinquenta anos. Mas a obesidade epidêmica prova que essa orientação foi desastrosa, talvez só superada pelo descalabro nuclear de Chernobyl. A redução calórica baseia-se na compreensão errônea do que nos faz engordar.

O que causa a obesidade? Continuamos fazendo essa pergunta básica porque acreditamos que sabemos a resposta. Parece tão claro, não? O consumo exagerado de calorias é a causa da obesidade. As muitas calorias que entram comparadas com as poucas que saem resultam em ganho de peso. Ouvimos esse modelo de equilíbrio de energia contra a obesidade desde que nascemos.

Gordura adquirida = Calorias que entram − Calorias que saem

Há cinquenta anos o melhor conselho que damos para emagrecer é restringir o nosso consumo calórico. Mais especificamente, aprendemos que devemos restringir a quantidade de gordura alimentar por ser caloricamente densa. Isso significa reduzir alimentos ricos em gordura, como carnes, manteigas, queijos e castanhas, para diminuir o consumo de calorias e, consequentemente, emagrecer. Criamos guias alimentares, pirâmides alimentares e pratos especiais para doutrinar nossos filhos nessa nova religião das baixas calorias. "Cortem calorias", decretamos. "Comam menos, movimentem-se mais", foi o nosso mantra.

Os rótulos nutricionais foram obrigados a incluir as quantidades calóricas. Inventamos acessórios como as pulseiras Fitbits para medir exatamente quantas calorias estamos queimando. Usando toda a nossa criatividade, concentrados como um feixe de laser e obstinados como uma tartaruga atravessando a rua, nós cortamos as calorias.

Qual foi o resultado? O problema da obesidade desapareceu como a névoa matinal em um dia de verão? Francamente, não. A premissa implícita nesse modelo é que a produção de energia (calorias que entram), o gasto de energia (calorias que saem) e a gordura que se ganha são variáveis independentes que estão além do nosso controle. Isso parte do princípio de que a quantidade de calorias necessárias para que o nosso corpo funcione mais ou menos normalmente é estável e imutável. Mas não é verdade.

O fato é que o corpo ajusta o seu índice basal metabólico (IBM) – a energia necessária para manter o coração batendo, os pulmões respirando, os rins e o fígado desintoxicados, o cérebro pensando, o corpo gerando calor e assim por diante – em 40%, para cima ou para baixo. Quando consumimos menos calorias, o corpo desacelera e usa menos calorias, *mas não perdemos peso por isso*.

Esse modelo ignora os vários sistemas hormonais que se revezam para sinalizar fome e saciedade. Isto é, podemos decidir o quê e quando comer, mas não podemos decidir *sentir* menos fome. Não podemos decidir quando queimar as calorias para produzir calor corporal ou quando armazená-las como gordura corporal. Os hormônios é que decidem. Os resultados da "redução calórica" como a principal orientação não poderiam ser piores nem se quiséssemos. A onda de obesidade e diabetes tipo 2 que começou no final da década de 1970 é hoje, quarenta anos depois, um tsunami global que ameaça engolir o mundo todo com doenças e incapacitações.

Somente duas possibilidades poderiam explicar como a obesidade teria se espalhado com tamanha rapidez apesar da brilhante orientação de reduzir gorduras e calorias. A primeira é que a orientação é boa, mas as pessoas não a seguem; e a segunda é que a orientação não é boa.

A ideia de que o espírito gostaria, mas a carne é fraca – a pessoa tem um sonho, mas falta vontade de realizá-lo – é tão absurda quanto esperar o sorriso de um afogado.

Será que a epidemia de obesidade não passa de uma súbita, simultânea e coordenada ausência de força de vontade? Se o mundo ainda não conseguiu resolver sobre de qual lado dirigir em uma estrada, por que resolvemos, sem maiores discussões, comer mais e nos movimentar menos só porque queremos ser gordos? Essa explicação é só mais um exemplo de "culpar a vítima". Transfere a responsabilidade de quem orienta (orientação ruim) para quem é orientado (orientação boa, mas ninguém a segue).

Ao declarar que a orientação da redução calórica era perfeita, mesmo sem provas científicas, médicos e nutricionistas transferiram a responsabilidade para nós. Não era *deles*, era *nossa*. A orientação *deles* era boa. Fomos nós que não a seguimos. Não admira que esse jogo tenha durado tanto tempo. Admitir que suas preciosas teorias da obesidade estavam erradas seria muito difícil psicologicamente. E eles continuaram somando evidências de que a nova estratégia de redução calórica seria tão útil quanto um pente para um careca.

O Women's Health Initiative[25] foi o estudo sobre nutrição mais ambicioso e importante já realizado. Um experimento randômico que envolveu quase 50 mil mulheres e avaliou a metodologia da baixa gordura-baixa caloria em relação à perda de peso. Embora não fosse um experimento específico sobre perda de peso, um grupo de mulheres foi orientado, de maneira intensiva, a reduzir o consumo diário de calorias para 342 e aumentar os exercícios em 10%. Esperava-se que elas perdessem 14 quilos por ano.

Os resultados finais computados em 1997 foram decepcionantes. Apesar da boa conformidade em relação às orientações, sete anos de contagem de calorias não resultaram em nenhuma perda de peso. Esse estudo foi uma surpreendente e grave contestação à teoria da obesidade calórica: reduzir as calorias não ajuda a perda de peso.

Temos agora duas opções. A primeira é respeitar a cara e duramente conquistada evidência científica e conceber uma teoria mais robusta e correta da obesidade, ou manter as nossas opiniões confortáveis e convenientes preconcebidas e esquecer a ciência. A segunda opção exige muito menos trabalho e imaginação: ignoramos um grande e revolucionário estudo e o relegamos às latas de lixo da história nutricional. Enquanto isso, contratamos um flautista de Hamelin para levar as epidemias gêmeas da obesidade e do diabetes tipo 2 para bem longe de nós.

De volta ao mundo real, os estudos[26] só vieram confirmar um retumbante fracasso. A orientação convencional de menor consumo de calorias para perder peso fracassou em 99,4% das vezes. No caso da obesidade mórbida, fracassou em 99,9% das vezes. Essas estatísticas não surpreenderam ninguém na indústria alimentícia, nem mesmo os que pretendiam emagrecer.

A teoria Calorias Entram, Calorias Saem conquistou a aprovação geral graças a uma verdade aparentemente intuitiva. Entretanto, tal como um melão apodrecido, bastou cavar um pouco a casca: a fórmula simplista se amparava em pressupostos errôneos. O grande engano foi acreditar que o índice metabólico basal, Calorias Saem, permanece sempre estável. Porém a redução de uns 40% no consumo de calorias coincide com a queda imediata dos mesmos 40% no índice metabólico basal. O resultado final é zero, nenhum peso a menos.

Outra premissa falsa é que o nosso peso pode ser regulado conscientemente. Mas nenhum sistema orgânico funciona assim. Os sistemas tireóideo, paratireóideo, simpático, parassimpático, respiratório, circulatório, hepático, renal, gastrointestinal e adrenal são controlados por hormônios. A gordura corporal e o peso também são estritamente regulados por hormônios. É fato comprovado que o corpo abriga vários sistemas simultâneos de controles de peso. A gordura corporal, um dos elementos mais determinantes da sobrevivência humana, não depende nem um pouco daquilo que decidimos comer.

Hormônios: comida, peso e diabetes

Os hormônios controlam a fome e dizem ao corpo quando comer ou parar de comer. A grelina é o hormônio que controla a fome, e a colecistocinina e o peptídeo YY são os hormônios que nos dizem quando estamos satisfeitos e devemos parar de comer. Imagine que você esteja em um *buffet* do tipo coma quanto puder, já comeu vários pratos e está 110% satisfeito.

E que tal mais uma costelinha de porco? Só de pensar em comer mais uma você sente náusea. Mas não são as mesmas costelinhas que você comeu tão rápido alguns minutos atrás? A diferença é que os hormônios da saciedade estão agindo para que você pare de comer. Ao contrário do que se pensa, ninguém continua comendo só porque ainda tem comida. O consumo de calorias é rigidamente controlado pelos hormônios.

O acúmulo de gordura não é um problema de energia em excesso, mas de *distribuição* de energia. A energia sobressalente é desviada para a produção de gordura, em vez de, por exemplo, aquecer mais o corpo e formar novos tecidos ósseos. Essa energia dispensada é controlada por hormônios. Enquanto acreditarmos, erroneamente, que o consumo excessivo de calorias é a causa da obesidade, estaremos condenados ao fracasso se insistirmos em reduzir as calorias.

Não se pode "decidir" sentir menos fome. Não se pode "decidir" aumentar o índice metabólico basal. Caso consumamos menos calorias, o corpo compensará simplesmente baixando o índice metabólico. Se as calorias não são a causa inerente do ganho de peso, é impossível afirmar que reduzindo as calorias perderemos peso. O fator mais importante para controlar o acúmulo de gordura e o ganho de peso é controlar os sinais hormonais enviados pelos alimentos e não o número total de calorias que ingerimos.

A obesidade é um desequilíbrio hormonal e não calórico. O problema hormonal do ganho de peso indesejado é principalmente o excesso de insulina. Portanto, o diabetes tipo 2 é, também, uma doença relacionada ao desequilíbrio de insulina e não ao desequilíbrio calórico.

CAPÍTULO 5

O PAPEL DA INSULINA NO ARMAZENAMENTO DE ENERGIA

Um fato chocante: eu posso engordar você. Na verdade, posso engordar todo mundo. Como? É muito simples. Basta receitar insulina. Embora a insulina seja um hormônio natural, em excesso causa ganho de peso e obesidade.

Os hormônios são essencialmente mensageiros químicos. São produzidos pelo sistema endócrino, uma rede de glândulas distribuídas pelo corpo que mantêm o funcionamento adequado de todo o organismo. A hipófise, glândula do tamanho de uma ervilha localizada no cérebro, também é chamada de glândula-mestre porque produz vários hormônios que controlam os processos metabólicos em várias partes do corpo. Secreta, por exemplo, o hormônio do crescimento para todo o organismo, inclusive ossos e músculos. A glândula tireoide, com formato de asas de borboleta, está localizada na base do pescoço e produz o hormônio tireóideo, que transmite as suas mensagens a todo o organismo. Ao receber o sinal, o coração acelera, a respiração também, e o ritmo metabólico basal também aumenta. De maneira similar, o pâncreas produz insulina, um hormônio que envia várias mensagens diferentes, a maioria relacionada com o consumo e o armazenamento da energia alimentar.

Os fundamentos da insulina

Quando comemos, os alimentos são triturados pelo estômago e intestino delgado para facilitar a absorção. Todos os alimentos são compostos por três macronutrientes: proteínas, gorduras e carboidratos, todos eles processados de formas específicas pelo sistema digestivo. As proteínas se decompõem em aminoácidos. As gorduras se decompõem em ácidos graxos. Os carboidratos, compostos por cadeias de açúcares, se decompõem em açúcares menores, como a glicose. Os micronutrientes, como o nome sugere, são os nutrientes necessários para a boa saúde, mas em quantidades muito menores, como as vitaminas e os minerais.

Um dos papéis da insulina é facilitar a captação da glicose pelas células para obter energia, abrindo um canal para que ela entre. Os hormônios encontram sua célula-alvo ligando-se aos receptores na superfície da célula, como uma chave se encaixa na fechadura. Somente o hormônio certo vai abrir o receptor e entregar a mensagem. A insulina é a chave que se ajusta perfeitamente à fechadura e abre a porta da célula para a glicose entrar. Todas as células do corpo usam glicose para ter energia. Sem a insulina, a glicose que circula pelo corpo não consegue entrar facilmente na célula.

No diabetes tipo 1, a destruição autoimune das células que secretam insulina produz taxas de insulina anormalmente baixas. Sem a chave para abrir a porta, a glicose não entra na célula para fornecer energia e se acumula na corrente sanguínea, mesmo que a célula esteja morta de fome. O resultado disso é que os pacientes não param de emagrecer, por mais que comam, porque a energia dos alimentos não está sendo usada de forma apropriada. Sem uso, a glicose acaba sendo excretada pela urina. Sem tratamento, o diabetes tipo 1 costuma ser fatal.

Quando as pessoas sadias comem, a insulina aumenta e a glicose entra na célula para satisfazer as necessidades energéticas do momento. O excesso da energia dietética é armazenado para ser usado em outra ocasião. Alguns carboidratos, em particular os açúcares e os grãos refinados, aumentam a glicose no sangue, que por sua vez estimula a liberação da insulina. A proteína dietética também eleva as taxas de insulina, mas não a glicose no sangue, aumentando simultaneamente outros hormônios, como o glucagon e as incretinas.

Outro papel-chave da insulina é alertar o fígado de que os nutrientes estão a caminho. A corrente sanguínea intestinal, conhecida como circulação porta, leva os aminoácidos e os açúcares para o fígado, onde serão processados. Os ácidos graxos são absorvidos diretamente pela corrente sanguínea, sem passar pelo fígado. Se o processamento no fígado não for obrigatório, não haverá a sinalização da insulina, cujos níveis permanecerão relativamente inalterados só com as gorduras dietéticas.

Assim que a necessidade imediata de energia for suprida, a insulina dará sinal para que a energia dietética seja armazenada para uso futuro. Nosso corpo usa os carboidratos dietéticos para energizar os músculos e o sistema nervoso central, mas em excesso produzirá glicose para o fígado. Os aminoácidos produzem proteína para os músculos, pele, tecido conjuntivo e outros, mas o fígado converte o excesso em glicose, pois não pode armazenar aminoácidos diretamente.

A energia dos alimentos é armazenada de duas formas: como glicogênio e como gordura corporal. O excesso de glicose, derivada da proteína ou dos carboidratos, interliga-se em longas correntes para formar a molécula de hidrogênio que fica armazenada no fígado. Essa molécula pode ser convertida facilmente em glicose antes de ser liberada na corrente sanguínea para ser usada por qualquer célula. Os músculos esqueléticos também armazenam seu próprio glicogênio, mas só as células musculares que armazenam glicogênio podem usá-lo como energia.

O fígado só consegue estocar uma quantidade limitada de glicogênio. Uma vez cheio, o excesso de glicose transforma-se em gordura por meio de um processo chamado lipogênese *de novo* (LDN). *De novo* significa "nova" e *lipogênese*, "fazer gordura nova". O termo, portanto, significa literalmente "fazer gordura nova". A insulina estimula o fígado a transformar o excesso de glicose em gordura nova, que são as moléculas de triglicerídeos. Essa gordura recém-criada é exportada pelo fígado e ficará armazenada nas células adiposas que fornecerão energia ao organismo quando for necessário. Basicamente, o organismo armazena a energia dietética excedente na forma de açúcar (glicogênio) ou gordura corporal. A insulina dá o sinal para cessar a queima de açúcar e gordura e começar a armazená-los.

Esse processo ocorre quando paramos de comer (e começamos a jejuar), que é quando o corpo precisa dessa fonte de energia. Embora usemos o termo jejuar para descrever os períodos em que diminuímos deliberadamente o consumo de determinados alimentos, ou nos abstemos completamente de comer, como antes de um procedimento médico, ele também se aplica a qualquer período entre lanches e refeições, quando não estamos comendo. Nesses períodos de jejum, nosso corpo usa essa energia armazenada, o que significa que estamos decompondo glicogênio e gordura.

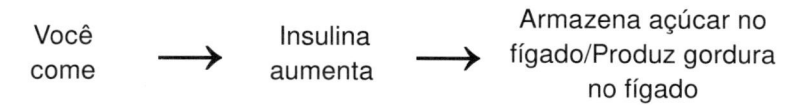

Você come → Insulina aumenta → Armazena açúcar no fígado/Produz gordura no fígado

Figura 5.1 Energia alimentar armazenada como açúcar ou gordura

Várias horas depois de uma refeição, a glicose no sangue diminui e os níveis de insulina começam a cair. Para fornecer energia, o fígado passa a transformar glicogênio em moléculas de glicose e as libera na corrente sanguínea. Isso nada mais é que o inverso do processo de armazenamento de glicogênio. Acontece durante a noite, desde que a pessoa não coma antes de se deitar.

O glicogênio é facilmente encontrado, mas em pouca quantidade. Durante um jejum curto (de 24 a 36 horas) o glicogênio fornece toda a glicose necessária para o funcionamento normal do organismo. Durante um jejum prolongado, o fígado produz mais glicose a partir da gordura corporal armazenada. Esse processo é chamado de *gliconeogênese,* que significa literalmente "produção de novo açúcar". Basicamente, é a gordura sendo queimada para liberar energia e nada mais é que o processo inverso de armazenamento de energia.

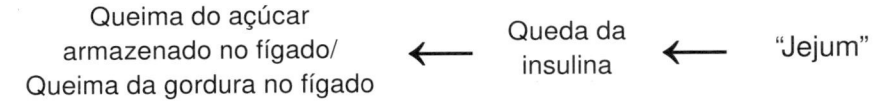

Queima do açúcar armazenado no fígado/ Queima da gordura no fígado ← Queda da insulina ← "Jejum"

Figura 5.2 Gliconeogênese: processo reverso do armazenamento de glicogênio

Esse processo de armazenar e liberar energia acontece todos os dias. Normalmente, é um sistema bem arquitetado e equilibrado que se mantém sob controle. Comemos, a insulina aumenta e a energia é armazenada na forma de glicogênio e gordura. Jejuamos, a insulina baixa e passamos a utilizar os estoques de gordura e glicogênio. Se comer (insulina alta) e jejuar (insulina baixa) estiverem equilibrados, não haverá ganho de gordura corporal.

A insulina tem outro papel no armazenamento. Quando o fígado está cheio de glicogênio, não há espaço para a gordura recém-produzida pelo DNL. Essas moléculas de triglicerídeos ficam armazenadas como proteínas específicas, as chamadas lipoproteínas, que são fabricadas no interior do fígado e levadas pela corrente sanguínea como lipoproteínas de muito baixa densidade (VLDL na sigla em inglês). A insulina ativa o hormônio lipoproteína lipase (LPL), que sinaliza para as células adiposas externas, ou adipócitos, removerem os triglicerídeos do sangue de modo a serem armazenados por mais tempo. E assim, o excesso de carboidratos e de proteína ficará armazenado do lado de fora por mais tempo como gordura corporal.

O excesso de insulina leva ao acúmulo de gordura e à obesidade. Como isso se dá? Se os períodos de alimentação forem mais frequentes que os de jejum, o decorrente predomínio da insulina causará acúmulo de gordura. A grande quantidade de insulina sinaliza para o fígado que continue aceitando glicose, o que resultará em mais produção de gordura nova através do DNL. Normalmente, quando os períodos de insulina alta (comer) se alternam com os períodos de insulina baixa (jejuar), o peso se mantém estável. Caso a insulina alta persista, o corpo receberá sinais constantes para armazenar energia como gordura corporal.

Insulina: a responsável pelo ganho de peso e pela obesidade

Prescreve-se a insulina para baixar a glicose no sangue em caso de diabetes dos tipos 1 e 2. Basicamente todos os pacientes que tomam insulina e todos os médicos que a receitam sabem que ganhar peso é o principal efeito colateral. Essa é uma forte evidência de que a hiperinsulinemia, ou altos índices de insulina no sangue, é a causa direta do ganho de peso. Mas há uma outra evidência corroboradora.

O insulinoma é um tumor raro que secreta continuamente níveis de insulina muito altos. Isso faz com que a glicose no sangue abaixe enquanto o ganho de peso persiste, ressaltando, mais uma vez, a influência da insulina. A retirada cirúrgica desses tumores resulta em perda de peso. De modo similar, a sulfonilureia é o medicamento para o diabetes que estimula o organismo a produzir mais insulina do que ele próprio fabrica. Com a insulina estimulada, o principal efeito é o ganho de peso. A classe das tiazolidinedionas, drogas indicadas para os dois tipos de diabetes, não aumenta os níveis de insulina, mas os efeitos dela. O resultado? A glicose no sangue abaixa, mas a pessoa ganha peso.

Contudo, o ganho de peso não é uma consequência inevitável do tratamento do diabetes. A metformina é hoje a medicação mais prescrita em todo o mundo para o diabetes tipo 2. Em vez de aumentar a insulina, ela bloqueia a produção de glicose no fígado (gliconeogênese) e, por isso, a glicose no sangue diminui. A metformina trata com muito sucesso o diabetes tipo 2 sem aumentar a insulina e, consequentemente, não há ganho de peso.

Assim como os níveis de insulina excessivamente altos causam ganho de peso, níveis excessivamente baixos causam perda de peso. Lembre-se de que os pacientes de diabetes tipo 1 não tratada têm taxas de insulina patologicamente baixas e por mais calorias que consumam, não conseguem engordar de jeito nenhum. As taxas de insulina em níveis anormais impedem que os pacientes usem ou armazenem adequadamente a energia dietética e, se não se tratarem, poderão morrer. Repondo a insulina, esses pacientes voltarão a ganhar peso.

Aumentar a insulina engorda. Diminuir a insulina emagrece. Não são meras correlações, mas fatores causais diretos. Em última análise, os hormônios, especialmente a insulina, definem o peso e o nível de gordura corporais. *E não se esqueça de que a obesidade é um desequilíbrio hormonal e não calórico.*

A hipótese do carboidrato-insulina

A hiperinsulinemia causa obesidade. Esse é um ponto crucial porque evidencia o fato de que o tratamento da obesidade bem-sucedido depende das taxas de insulina baixas. Os carboidratos refinados, como açúcares, farinhas, pães, massas, bolinhos, *donuts*, arroz branco e batatas, são responsáveis pelo aumento da glicose no sangue e da produção de insulina. Se esses carboidratos refinados são a principal causa da hiperinsulinemia, também são do ganho de peso. Essa teoria da obesidade é conhecida como a hipótese do carboidrato-insulina e serve de base para muitas dietas de baixo carboidrato, como a Dieta Atkins. Ao eliminar muitos carboidratos "que engordam", baixamos os níveis de insulina e evitamos o ganho de peso.

Carboidratos que engordam ⟶ Insulina alta ⟶ Obesidade

Figura 5.3 Obesidade hormonal I: Hiperinsulinemia causa obesidade

A partir desta e nas próximas Figuras 5.4, 6.3, 7.2, 8.1, 9.1, 9.2, 9.3 e 9.4, preste atenção à progressão dos diagramas da "Obesidade Hormonal". A sequência ilustra como os tijolos da síndrome metabólica foram sendo empilhados ao longo do tempo.

A primeira dieta de carboidratos surgiu em meados do século XIX. Em 1863, o empresário inglês William Banting (1796-1878) publicou um folheto com o título "Letter on Corpulence, Addressed to the Public"[1] (Carta sobre a corpulência, dirigida ao público), que é considerado o primeiro livro sobre dieta. Pesando 91,6 quilos, Banting queria emagrecer comendo menos e se exercitando mais. Porém, como a grande maioria, não conseguiu.

Aconselhado por um cirurgião, Banting tentou outro método. Quando, a duras penas, conseguiu eliminar pão, leite, cerveja, doces e batatas, que compunham grande parte da sua dieta, ele perdeu peso e não recuperou mais. No século seguinte, as dietas de baixo carboidrato refinado foram aceitas como o tratamento-padrão para a obesidade.

Devido ao sucesso das dietas de baixos carboidratos, a hipótese do carboidrato-insulina continua incompleta. Não há dúvida de que os carboidratos refinados contribuem muito para a hperinsulinemia, mas não são *os únicos.* Há várias outras influências importantes e uma delas é a resistência à insulina.

Como vimos, a insulina é a chave que abre a porta para a glicose entrar na célula. Mas pode acontecer que, se houver resistência à insulina, os níveis usuais do hormônio não sejam suficientes e a glicose se acumule na corrente sanguínea por não conseguir entrar nas células. Para compensar, o corpo produz mais insulina para vencer a resistência e forçar a entrada da glicose presente no sangue. O efeito é a restauração dos níveis normais de glicose no sangue, mas ao custo de uma hiperinsulinemia persistente. A resistência à insulina é preocupante porque a hiperinsulinemia compensatória estimula o ganho de peso generalizado. Todavia, a pergunta que não quer calar é: como a resistência à insulina se desenvolve?

Carboidratos que engordam ⟶ Insulina alta ⟶ Obesidade
↑
Resistência à insulina

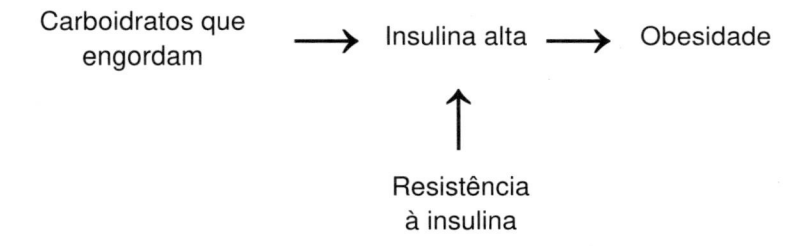

Figura 5.4 Obesidade hormonal II. Resistência à insulina causa hiperinsulinemia

CAPÍTULO 6

RESISTÊNCIA À INSULINA: O FENÔMENO DO TRANSBORDAMENTO

Geralmente, a obesidade precede o diagnóstico do diabetes tipo 2 em dez anos. Pacientes obesos porém saudáveis (não diabéticos) têm a resistência à insulina bastante aumentada em comparação com pacientes magros. A insulina em jejum, que mede a quantidade do hormônio no sangue e reflete uma resistência anterior à insulina, aumentará ao longo do espectro da obesidade, do pré-diabetes e, por fim, do diabetes tipo 2 (veja Figura 6.1)[1].

Isso sugere que a obesidade é a raiz do aumento da resistência à insulina. Porém, apesar dos milhões de dólares gastos e dos anos de pesquisa intensiva sobre os possíveis mediadores hormonais da obesidade e da resistência à insulina, ainda não há nenhum vínculo causal estabelecido. Afinal, se a obesidade é a causa da resistência à insulina, por que o diabetes tipo 2 se desenvolve em pacientes com peso normal? E por que tantos obesos *não* têm diabetes tipo 2?

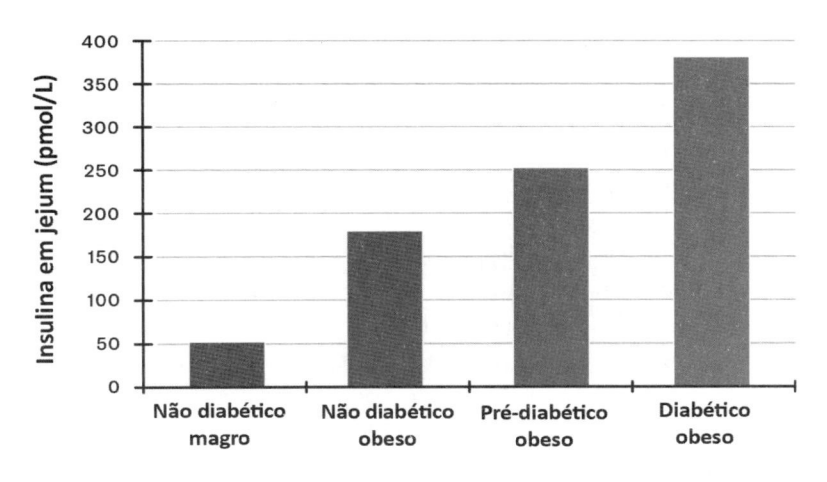

Figura 6.1 Alterações da insulina quando a obesidade progride para o diabetes tipo 2[2].

O inverso, ou seja, a ideia segundo a qual a resistência à insulina é a causa da obesidade, não é plausível porque a obesidade é anterior à resistência ao hormônio. A única possibilidade, então, é que algum fator X seja a causa inerente tanto da obesidade quanto da resistência à insulina. E o que ambas têm em comum, como se observou, é o excesso de insulina. O fator X é hiperinsulinemia.

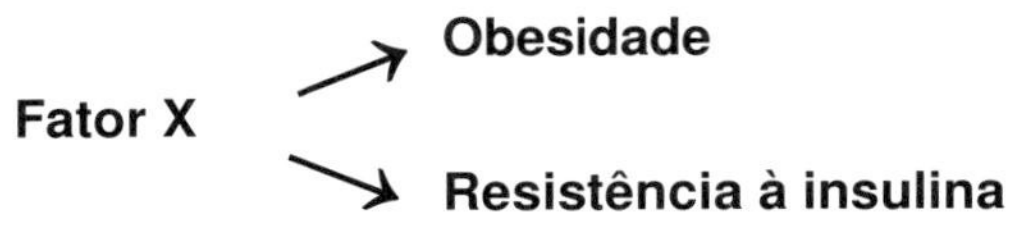

```
                    → Obesidade
        Fator X
                    ↘ Resistência à insulina
```

Figura 6.2 Hiperinsulinemia: O fator X causador da obesidade e da resistência à insulina

A resistência como mecanismo de proteção

O corpo humano segue o princípio biológico fundamental da homeostase. Se as coisas mudam muito em uma única direção, o corpo reage na direção oposta para voltar ao estado original. Por exemplo, quando sentimos muito frio, o corpo treme para gerar calor. Se está muito quente, o corpo sua para se refrescar. A adaptabilidade é um pré-requisito da sobrevivência e vale para todos os sistemas biológicos.

Resistência é apenas outra palavra para adaptabilidade. O corpo resiste às mudanças em sua zona de conforto adaptando-se a elas. A exposição gera resistência. Níveis exageradamente altos e prolongados de qualquer coisa provocam a resistência do corpo. É um fenômeno normal. Veja isto.

Laura tinha 25 anos quando recebeu o diagnóstico de insulinoma[3], um tumor raro que secreta quantidades anormais de insulina na ausência de qualquer outra doença importante. Essa condição força a entrada da glicose na célula e causa episódios recorrentes de hipoglicemia, que é a glicose baixa no sangue. Por isso Laura sentia muita fome e, como a insulina é causa importante da obesidade, logo começou a engordar[4]. Os níveis de glicose estavam muito baixos para manter o funcionamento adequado do cérebro, causando problemas de concentração e de coordenação. Uma noite, quando dirigia seu carro, Laura perdeu o controle da direção e por pouco não causou um acidente. Era uma convulsão causada pela hipoglicemia.

Os sintomas de Laura eram graves, mas seriam muito piores se o corpo não tomasse medidas protetivas. Quando os níveis de insulina sobem, a resistência à insulina aumenta simultaneamente. Se não houvesse resistência, os altos níveis do hormônio causariam uma queda muito forte e muito rápida da glicose sanguínea e Laura teria morrido. Mas, como não quer morrer, o corpo se protege criando resistência à insulina para manter a homeostase. A resistência acontece naturalmente, como um escudo de proteção contra picos incomuns do hormônio. *A causa da resistência à insulina é a própria insulina.* Felizmente, Laura recebeu um diagnóstico correto e foi submetida a uma cirurgia reparadora. Com o tumor removido, a resistência à insulina reverteu radicalmente, assim como as doenças a ela associadas[5].

A reversão dos altos níveis de insulina também reverte a resistência à ela. É uma doença rara que nos oferece uma pista para entender as causas da resistência à insulina.

Como a resistência funciona

A homeostase é tão fundamental para a sobrevivência que o corpo sempre buscará um meio de resistir. Estar vivo depende disso. Vejamos alguns mecanismos de resistência.

Resistência a ruídos

Quando gritamos com alguém uma vez, a pessoa leva um susto e presta atenção. Se continuamos gritando, deixa de fazer efeito: a pessoa criou resistência. O menino que gritava para avisar que o lobo estava vindo logo viu que os aldeões resistiam aos seus gritos. *A exposição gera resistência.*

Sem o estímulo não há resistência. O que aconteceria se o menino parasse de gritar? Se ele não gritasse "olha o lobo!" toda hora, os aldeões voltariam a ouvi-lo. O silêncio derrubou a resistência. Caso o menino volte a gritar, o efeito será imediato.

Observe um bebê dormindo em um aeroporto barulhento e cheio de gente. O ruído ambiental é alto, mas constante, e o bebê dorme tranquilo porque criou resistência. O mesmo bebê dormindo em um quarto silencioso vai despertar ao mais leve estalo das tábuas do chão. É o pesadelo de todos os pais. Embora não seja alto, o barulho é perceptível, pois o bebê não tem nenhuma resistência. E vai acordar chorando, para desespero dos pais.

Resistência a antibióticos

Quando os antibióticos foram introduzidos, as bactérias que eles deveriam exterminar foram erradicadas. Com o passar do tempo, muitas desenvolveram a habilidade de sobreviver a doses cada vez mais altas da mesma droga, tornando-se "superbactérias". Quando as superbactérias se multiplicam e ficam mais fortes, o antibiótico perde o efeito. Esse é um problema recorrente nos hospitais do mundo todo. Foi devido à resistência que os antibióticos perderam a eficácia.

A resistência a antibióticos não é um fenômeno recente. O biólogo escocês Alexander Fleming descobriu a penicilina em 1928 e, em 1942, os governos britânico e norte-americano começaram a produzi-la em série para ser usada na Segunda Guerra Mundial. Em sua palestra sobre a "Penicilina" no Prêmio Nobel de 1945, o Dr. Fleming previu essa resistência dois anos antes de os primeiros casos serem reportados.

Como o Dr. Fleming pôde prever essa reação com tanta segurança? Ele entendeu o princípio biológico fundamental da homeostase: um sistema biológico desestabilizado vai tentar retornar ao seu estado original. Se usamos seguidamente o mesmo antibiótico, os organismos resistentes a ele serão naturalmente selecionados para sobreviver e se reproduzir. Em algum momento esses organismos resistentes serão dominantes e o antibiótico não terá nenhuma utilidade. O uso constante de antibióticos cria resistência. *A exposição gera resistência.*

Eliminando o estímulo remove-se a resistência. Infelizmente, muitos médicos têm uma reação oposta: receitam mais antibióticos para vencer a resistência, que contra-ataca e se torna ainda mais resistente. Prevenir a resistência aos antibióticos significa restringir severamente seu uso. Por isso muitos hospitais têm programas de controle do efeito dos antibióticos mais fortes para usá-los *apenas* em situações em que há risco de vida. Diminuir a exposição da bactéria ao antibiótico criará menos resistência e salvará vidas.

Resistência viral

A resistência aos vírus da difteria, do sarampo, da catapora e da poliomielite desenvolveu-se a partir da própria infecção viral. Antes de surgirem as vacinas, eram comuns as "festas do sarampo", as "festas da catapora", em que crianças não infectadas brincavam com crianças ativamente infectadas com o vírus, expondo-se deliberadamente. Não eram as festas mais divertidas, mas ter sarampo uma única vez protege a criança por toda a vida. *A exposição gera resistência.*

As vacinas funcionam sob esse mesmo princípio. Edward Jenner, um jovem médico que trabalhava na zona rural da Inglaterra, ouviu dizer que as amas de leite eram resistentes ao vírus fatal da catapora, pois já tinham contraído o vírus mais brando da varíola bovina. Em 1796, ele infectou deliberadamente um garoto com o vírus da varíola bovina e observou como o menino se protegeu posteriormente do vírus da catapora, que era similar ao primeiro. Ao inocularmos um vírus morto ou ativo, criamos imunidade sem contrair efetivamente a doença. Em outras palavras, *o vírus gera resistência viral.*

Resistência às drogas

Quando uma droga como a cocaína é usada pela primeira vez o efeito é intenso. Quando a droga for usada outras vezes, o efeito será progressivamente menos intenso. Os dependentes passarão a usar doses cada vez maiores para tentar obter o efeito anterior. Após a exposição repetida e prolongada, o corpo criará resistência aos efeitos da droga, o que é chamado de tolerância. É possível criar resistência a muitos tipos de drogas, como narcóticos, maconha, nicotina, cafeína, álcool, benzodiazepínicos (tranquilizantes) e nitroglicerina. Novamente, *a exposição gera resistência.*

Eliminando o estímulo remove-se a resistência. Para recuperar a sensibilidade ao medicamento, será necessário passar por um período de baixo uso da droga. Se a pessoa para de beber álcool durante um ano, o próximo drinque terá o mesmo efeito do primeiro gole.

O que esses exemplos têm em comum? No caso do barulho, o estímulo fadiga é o mecanismo de resistência. O ouvido humano reage à mudança em vez de reagir aos níveis de ruído absolutos. No caso dos antibióticos, o mecanismo é a seleção natural dos organismos resistentes. As bactérias mais adaptáveis às drogas sobreviverão e se multiplicarão. No caso dos vírus, os antibióticos são mecanismos de resistência. No caso da resistência às drogas, ou dessensibilização, o mecanismo é um número menor de células receptoras. O mecanismo muda a cada caso, mas o resultado é o mesmo. A homeostase é tão fundamental à sobrevivência que os sistemas biológicos sempre encontrarão uma forma de compensar. *A exposição gera resistência.*

E o que isso nos diz sobre a insulina? *Insulina gera resistência à insulina.*

Como a insulina gera resistência à insulina

O hormônio insulina age de forma muito parecida com as drogas em se tratando de resistência. Ambos atuam sobre os receptores na superfície da célula e provocam o fenômeno da resistência. No caso da insulina, a exposição prolongada e excessiva, ou hiperinsulinemia, causa resistência à insulina.

A prova experimental disso é muito simples. Pegue um grupo de voluntários saudáveis, dê a eles doses altas e constantes de insulina, e observe a resistência se desenvolver. Felizmente, esses experimentos já foram feitos.

Em um deles, a infusão constante de insulina durante 40 horas em um grupo de jovens saudáveis aumentou a resistência à insulina em 15%[6]. Em outro experimento similar, uma infusão intravenosa e constante de insulina durante 96 horas em um grupo de jovens saudáveis aumentou entre 20% e 40% a resistência à insulina[7]. As implicações desses resultados são impressionantes. Aplicar quantidades normais, porém persistentes, de insulina em jovens saudáveis tornou-os resistentes ao hormônio. *A insulina gera resistência à insulina.* Ou seja, *qualquer pessoa pode se tornar resistente ao hormônio, basta tomar muita insulina.*

No diabetes tipo 2, ministrar grandes doses de insulina produz resistência à insulina. Em um dos estudos, os pacientes que não tomavam insulina foram titulados com 100 unidades de insulina por dia em doses crescentes[8]. Quanto maior era a dose, mais resistentes à insulina se tornavam – uma relação causal direta, tão inseparável quanto a sombra de um corpo. E quando as taxas de glicose no sangue diminuíram, o diabetes continuou piorando. *A insulina gera resistência à insulina.*

Entretanto, os altos níveis hormonais *por si sós* não criam resistência, ou todos nós desenvolveríamos rapidamente níveis de resistência paralisantes. O corpo humano se defende naturalmente da resistência secretando hormônios em curtas eclosões. Níveis mais altos de hormônios são liberados em momentos específicos para produzir efeitos específicos. Em seguida, os níveis caem e permanecem baixos. Esse é o ritmo circadiano diário do corpo humano. Períodos prolongados de baixos níveis de hormônio garantem que a resistência não se desenvolva.

Por exemplo, o hormônio melatonina, produzido pela glândula pineal para regular os ciclos de sono e vigília, é praticamente indetectável durante o dia. À noite os níveis aumentam e atingem um pico nas primeiras horas da manhã. O cortisol, produzido pelas glândulas adrenais para regular o cansaço, atinge o pico pouco antes de acordarmos e, em seguida, cai a níveis muito baixos. O hormônio do crescimento, produzido pela hipófise para ajudar a regenerar as células, é secretado principalmente durante o sono profundo e cai a níveis indetectáveis durante o dia. O hormônio paratireóideo, que regula o metabolismo ósseo, atinge o pico de manhã cedo. A liberação periódica desses e de outros hormônios é essencial para evitar a resistência.

Os níveis hormonais em geral se mantêm muito baixos. De vez em quando, um breve pulsar de um hormônio específico, normalmente provocado pelo ritmo circadiano, parece criar um efeito máximo. Quando passa, os níveis voltam aos níveis baixos. O breve pulsar do hormônio termina muito antes de a resistência ter chance de aumentar. O corpo não grita "olha o lobo" o tempo todo. Se o faz, sentimos o pleno efeito disso.

Dois fatores são essenciais para que a resistência se desenvolva: níveis hormonais altos e estimulação constante. Normalmente, a insulina é liberada em descargas para evitar que a resistência à insulina se desenvolva. Porém se o corpo for bombardeado constantemente por ela, desenvolverá resistência.

Agora, já deve estar claro que, se a resistência for criada em *reação* aos altos e persistentes níveis de um estímulo, aumentar a dose só criará mais resistência. É um ciclo vicioso e que se autorreforça: *a exposição cria resistência*. A resistência aumenta a exposição, mais exposição aumenta a resistência. Quando os níveis de insulina altos e constantes "gritam" para a glicose penetrar na célula, o efeito será progressivamente menor (resistência à insulina). A reação do corpo é produzir mais insulina e gritar mais alto. Quanto mais alto for o grito, menor será o efeito. A hiperinsulinemia criou um círculo vicioso: cria a resistência à insulina, que piora a hiperinsulinemia.

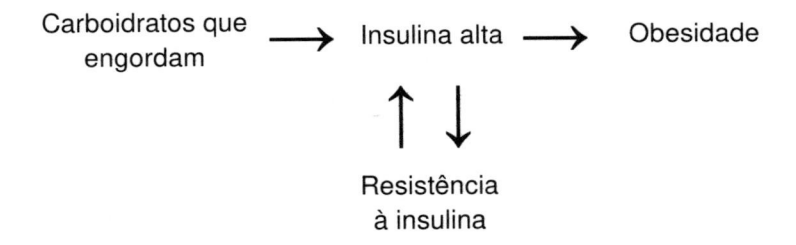

Carboidratos que engordam ⟶ Insulina alta ⟶ Obesidade
↑ ↓
Resistência à insulina

Figura 6.3 Obesidade hormonal III: Insulina alta – resistência – insulina mais alta

E o ciclo se repete até que os níveis de insulina no organismo estejam extremamente altos, provocando ganho de peso e obesidade. Quanto mais tempo o ciclo durar, pior será, por isso a obesidade e a resistência à insulina dependem tanto do tempo. A pessoa pode cair nesse círculo vicioso durante muitos anos e desenvolver uma resistência gave à insulina. Nesse caso, a resistência provocará altos níveis de insulina que *não dependerão de dieta*.

Mas a história não termina aí, a resistência à insulina eleva os níveis do hormônio *em jejum*, que normalmente são baixos. Agora, em vez de começar o dia com a insulina baixa após o jejum noturno, a pessoa começa com ela alta. A terrível consequência é que a gordura se torna mais adiposa. Quando a resistência à insulina domina, passa a ser a principal causa dos altos níveis de insulina. É a *obesidade seguindo seu curso*.

Que a resistência à insulina é a causa da hiperinsulinemia compensatória já se sabe há muito. Porém a teoria mais recente segundo a qual a hiperinsulinemia é a causa da resistência à insulina aos poucos vem ganhando aceitação. A Dra. Barbara Corkey, que em 2011 recebeu a Medalha Banting da Escola de Medicina da Universidade de Boston, intitulou sua tese "A hiperinsulinemia está na raiz da resistência à insulina, da obesidade e do diabetes"[9]. A Medalha Banting é a mais alta premiação científica conferida pela Sociedade Americana de Diabetes, portanto, não se trata de um mero delírio de um grupo alternativo.

O que caracteriza o diabetes tipo 2 é a elevada resistência à insulina. Tanto a obesidade quanto o diabetes tipo 2 são manifestações do mesmo problema: a hiperinsulinemia. A íntima relação entre as duas doenças deu origem ao termo "diabesidade", que reconhece implicitamente que são uma e a mesma doença.

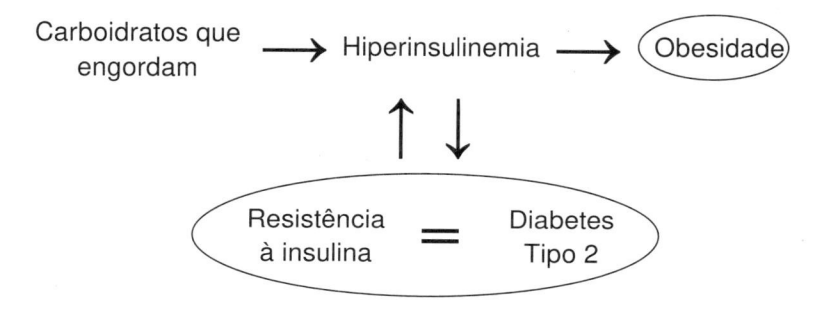

```
Carboidratos que    →  Hiperinsulinemia  →  (Obesidade)
  engordam
                        ↑  ↓

              (Resistência  =  Diabetes)
               à insulina       Tipo 2
```

Figura 6.4. Hiperinsulinemia: O elo entre a obesidade e o diabetes tipo 2

A hiperinsulinemia e o fenômeno do transbordamento

A resistência ocorre quando a glicose no sangue permanece elevada, apesar dos índices normais ou altos de insulina, desde que esteja resistindo aos apelos da insulina por glicose. Mas por que a hiperinsulinemia é a causa desse fenômeno?

O paradigma da chave e da fechadura aceito atualmente sugere que a chave (a insulina) abre a fechadura (os receptores na superfície da célula) para deixar a glicose entrar; se a chave (a insulina) for retirada, a glicose sanguínea não entra na célula. Havendo resistência ao hormônio, imaginamos que a chave não esteja entrando bem na fechadura. Abre apenas parcialmente a fechadura e não sem dificuldade, e a glicose, que não consegue entrar normalmente, fica do lado de fora, acumulada no sangue. Com menos glicose, as células entram em um estado de inanição interna e o corpo passa a produzir mais insulina. Como a chave não está servindo, o organismo compensa produzindo outra. A hiperinsulinemia garante a entrada de uma quantidade suficiente de glicose nas células para suprir as suas necessidades energéticas. É uma teoria muito bonita. Todavia, infelizmente, não tem nenhuma base na realidade.

O problema é a chave (insulina) ou a fechadura (o receptor de insulina)? Nenhuma das duas. A estrutura molecular da insulina e a do receptor dela são perfeitamente normais no diabetes tipo 2. Porém, alguma coisa deve estar bloqueando o mecanismo chave e fechadura. O que seria? Apesar dos muitos anos de pesquisas, até agora nenhum culpado plausível foi identificado.

Lembre-se, a insulina sobe quando a pessoa se alimenta e age predominantemente no fígado para ajudar a armazenar a energia dos alimentos. A insulina instrui o fígado a fazer duas coisas:

1. parar de queimar a energia alimentar armazenada e
2. armazenar a energia fornecida pelos alimentos, como o glicogênio, ou produzir novas gorduras via lipogênese *de novo* (LDN).

Se a célula for realmente resistente à insulina e sofrer inanição, ambas as ações serão desligadas simultaneamente. Isso vale para a primeira ação da insulina. Ela clama ao fígado que pare de produzir mais glicose, mas ele não atende. E a glicose vaza para o sangue.

Entretanto, a segunda ação da insulina é melhorada de maneira paradoxal. Quando a glicose não consegue entrar na célula, causando inanição internamente, o fígado não tem substrato para criar nova gordura e desliga a LDN. Como o fígado poderia fazer gordura nova a partir da glicose se não houver glicose? É como querer construir um muro de tijolos sem tijolos. Mesmo que os pedreiros sejam ótimos, é impossível.

Com a resistência à insulina, a LDN na verdade *aumenta*, de modo que o efeito da insulina não é desativado, mas acelerado. É tanta gordura nova produzida que não se tem onde colocá-la. Esse excesso de gordura se acumula no fígado, onde normalmente não tem nenhuma gordura. Graças à resistência à insulina a gordura no fígado deveria ser *baixa* e não alta. Mas o diabetes tipo 2 está associado ao excesso de gordura acumulada no fígado.

Como o fígado resiste a um dos efeitos da insulina e, ao mesmo tempo, acelera o outro? Ainda mais no interior da mesma célula, reagindo aos mesmos níveis de insulina, precisamente com o mesmo receptor de insulina? Apesar de décadas de pesquisas constantes e milhões de dólares aplicados, os melhores pesquisadores do mundo ficaram desnorteados diante do paradoxo central da resistência à insulina até perceber que o antigo paradigma da chave e da fechadura para a resistência à insulina e a inanição interna estava errado. A pista é que a própria insulina causa resistência à insulina, o que significa que o principal problema *não* é a resistência ao hormônio e sim a causa dessa resistência, que é a hiperinsulinemia.

A resistência à insulina refere-se apenas ao fato de que, em razão de uma determinada quantidade de insulina, fica mais difícil passar a glicose para o interior da célula. E se a *glicose não puder entrar na célula porque a célula já está transbordando?* O paradigma da resistência à insulina como um fenômeno de transbordamento resolve o paradoxo central.

Como o fenômeno do transbordamento funciona

Imagine um trem de subúrbio na hora do *rush*. Ele para em uma estação, o condutor dá o sinal e as portas se abrem para os passageiros entrarem. Eles entram sem dificuldade, o trem parte e a plataforma fica vazia.

A célula é o trem, a insulina é o condutor e as moléculas de glicose são os passageiros. Quando a insulina dá o sinal, as portas se abrem e a glicose entra na célula de maneira ordenada, sem dificuldade. Se a célula for resistente à insulina, o hormônio dará o sinal para a célula abrir a porta, mas a glicose não entra. A glicose acumulada no sangue não entra. O que aconteceu?

Continuemos com a analogia. O trem para na estação, dá o sinal para abrir as portas, mas elas não abrem. É "condutor" resistindo. O trem parte e os passageiros continuam na plataforma. De acordo com o paradigma chave e fechadura, se o sinal do condutor para abrir as portas falha, alguma coisa bloqueou o mecanismo. Os passageiros não conseguem entrar no trem e são deixados na plataforma.

O fenômeno do transbordamento sugere uma outra possibilidade. O trem para na estação, mas já está lotado com os passageiros que embarcaram na estação anterior. Quando o condutor dá o sinal para abrir a porta, os passageiros que esperam na plataforma não conseguem embarcar *porque o trem já está lotado*. Um observador vê que os passageiros não conseguiram embarcar e conclui que o trem não abriu as portas.

O mesmo se dá nas células do fígado. Se os altos níveis de insulina já bloquearam a célula de glicose, mesmo que a insulina abra a porta nada mais pode entrar. Quem observa vê que a célula *resiste* à necessidade da insulina de enfiar glicose nela.

Voltando ao trem, uma maneira de colocar mais gente dentro dele é chamar os "empurradores". Na Nova York dos anos 1920, as pessoas eram empurradas para dentro dos trens superlotados. Essa prática não existe mais na América do Norte, mas sim no Japão. Quando há passageiros esperando na plataforma, a "equipe organizadora de passageiros" empurra mais gente para dentro do trem.

A hiperinsulinemia é a "empurradora" do nosso organismo. Ela força a glicose a entrar na célula superlotada. Se sobrar glicose do lado de fora, o corpo produzirá mais insulina para empurrá-la para dentro da célula. No começo vai funcionar, mas quanto mais glicose entrar na célula superlotada, maior terá que ser a força para empurrá-la. A resistência à insulina é a causa da hiperinsulinemia compensatória. Porém qual foi a causa inicial? A hiperinsulinemia. Esse é o círculo vicioso.

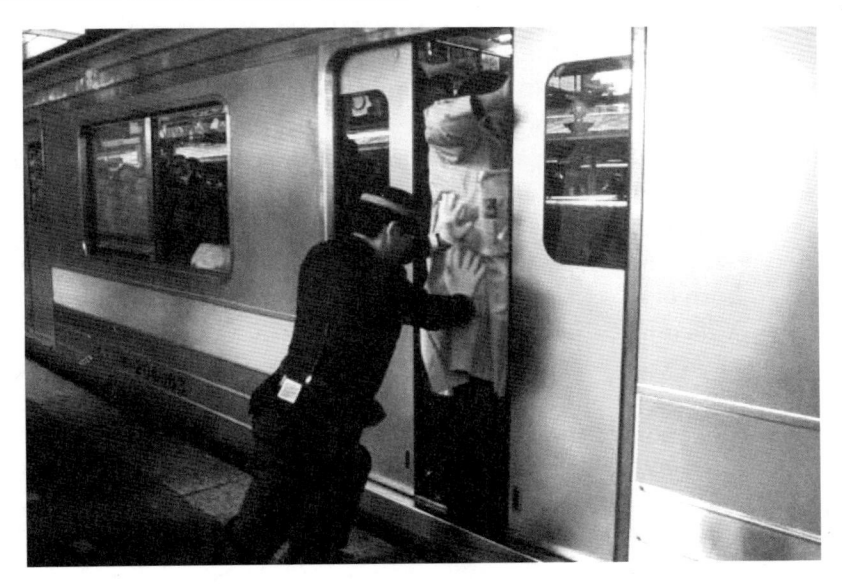

Vejamos as células hepáticas. No início, a célula (o trem) está vazia. Quando quantidades iguais de glicose (os passageiros) entram e saem, tudo funciona normalmente. Se os períodos de comer (insulina alta) e jejuar (insulina baixa) estiverem equilibrados, a resistência ao hormônio não se desenvolve.

Caso a hiperinsulinemia persista, a glicose (os passageiros) continua entrando na célula (o trem), mas não sairá. Com o passar do tempo, a célula (o trem) transbordará e a glicose (os passageiros) não entrará mais, mesmo que os receptores das células (as portas) estejam abertos. E a célula passa a resistir à insulina. Para compensar, o corpo produz mais insulina (os empurradores) para enfiar mais glicose na célula, mas com o passar tempo isso vai piorar e a resistência à insulina vai aumentar.

A resistência à insulina é a causa da hiperinsulinemia, e vice-versa. É um círculo vicioso que não cessa. A célula não está passando fome internamente, ao contrário, está transbordando glicose. Quando a glicose vaza da célula, os níveis de glicose no sangue aumentam.

E o que acontece com a produção de LDN? A célula está lotada de glicose, portanto, não há redução de LDN. Pelo contrário, a célula produz o máximo possível de gordura nova para aliviar o congestionamento interno de glicose. Se for criada mais gordura nova do que pode ser exportada, a gordura retornará para o fígado, órgão que não tem a função de armazenar gordura. O resultado é um fígado gordo. O paradigma do transbordamento é uma ótima explicação do paradoxo central.

Quando se olha para a glicose no sangue, parece que a célula resiste à insulina. Quando se olha para a LDN, parece que a célula é sensível à insulina. É isso que acontece com as células hepáticas cujos níveis e receptores são iguais. O paradoxo se resolve quando se compreende esse novo paradigma da resistência à insulina. A célula não está morrendo de fome; está carregada de glicose. A manifestação física da célula, carregada de glicose e agora de LDN, é a gordura infiltrada no fígado.

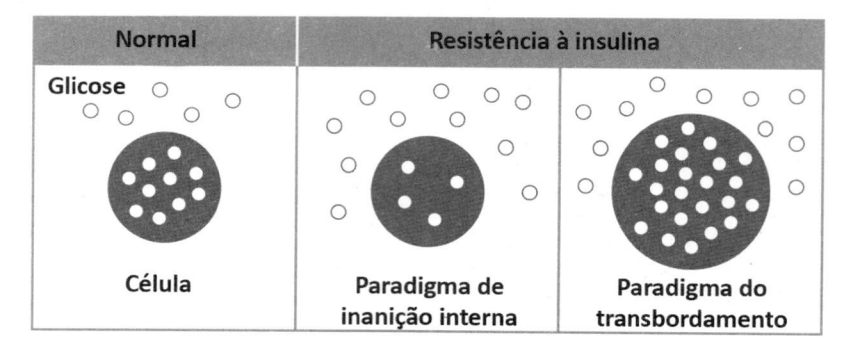

Figura 6.5 Açúcar em excesso – fígado gordo – resistência à insulina

A resistência à insulina é, predominantemente, um problema de transbordamento de glicose de um fígado repleto de gordura. Por ser o primeiro local onde os nutrientes que serão metabolizados param, o fígado é o epicentro natural dos problemas de saúde causados pelo consumo excessivo. A resistência à insulina é causada principalmente pela infiltração da gordura no fígado, que, por sua vez, é causada pelo consumo exagerado de glicose e frutose. Em outras palavras, comer muito açúcar causa gordura no fígado, que é o problema-chave da resistência à insulina, como mostrou a Figura 6.5.

Philip

Aos 46 anos, Philip deu entrada no hospital para tomar antibióticos intravenosos para uma úlcera não cicatrizada do pé diabético. Ele tinha essa úlcera havia dez meses e, apesar dos constantes cuidados do cirurgião plástico, ela já estava infeccionada. Na época, Philip tinha diabetes tipo 2 havia cinco anos e tomava sitagliptina e metformina para controlar a glicose no sangue. Conversei com Philip e seu pai no hospital sobre a gravidade da doença, pois as úlceras no pé não curadas acabam em amputação.

Quando Philip terminou de tomar os antibióticos e estava saindo do hospital, pedi a ele que fosse conhecer o programa do CDI. Jejuar é uma das práticas comuns na religião ortodoxa grega, e ele entendeu rapidamente a lógica do programa. Começou um jejum de 48 horas, uma vez por semana, e em um mês não precisou mais tomar os dois medicamentos para a glicose no sangue, pois suas taxas tinham se normalizado. E a úlcera "crônica e incurável" também cicatrizou.

Faz um ano que Philip está seguindo o programa CDI e já suspendeu os medicamentos. As úlceras não recorreram, ele emagreceu 9 quilos e o seu A1C é de 6,5%, abaixo dos 7,2% que ele estava mesmo com dois medicamentos.

Sybil

Sybil tem 69 anos, um histórico de dez anos de diabetes tipo 2, pressão alta, já sofrera um infarto, um AVC e tinha três pontes de safena. Quando nos conhecemos, havia cinco anos ela tomava 70 unidades diárias de insulina, além de sitagliptina e metformina para manter a glicose no sangue controlada. Pesava 100 quilos, tinha 117 cm de cintura e IMC de 35,8.

No programa do CDI ela começou a fazer uma dieta de baixos carboidratos e gordura saudável, além de jejuns de 24 e 36 horas em dias alternados. O médico controlou as doses de insulina para evitar os altos e baixos da glicose e monitorou a saúde em geral. Em dois meses, ela conseguiu suspender a insulina e também a sitagliptina. Seis meses depois de iniciado o programa, ela perdeu 13,6 quilos e 13 cm de cintura. Continua trabalhando para se livrar totalmente das medicações do diabetes, mas seu A1C está em 6,2% e a dose de metformina foi reduzida proporcionalmente.

PARTE 3
O AÇÚCAR E O AUMENTO DO DIABETES TIPO 2

CAPÍTULO 7

DIABETES, UMA DOENÇA DE DUPLA ANOMALIA

O frade e filósofo inglês Guilherme de Occam (1287-1347) desenvolveu um princípio fundamental para a solução de problemas conhecido como "navalha de Occan", segundo o qual a hipótese que tem menos premissas é sempre a mais certa. Em outras palavras, a explicação mais simples é a que está mais correta. Albert Einstein teria dito: "Tudo deve ser feito da forma mais simples possível, mas não da mais fácil".

Embora o diabetes tipo 2 seja considerado principalmente uma resistência exagerada à insulina, a doença representa, na realidade, duas anomalias fisiológicas independentes. A primeira é a resistência à insulina, um fenômeno de transbordamento, causado pela infiltração da gordura no fígado e nos músculos. A resistência à insulina é a primeira a aparecer no desenvolvimento do processo da doença, tipicamente uns dez anos antes de o diagnóstico do diabetes tipo 2 ser fechado. Embora a glicose no sangue permaneça relativamente normal, as células beta pancreáticas passam a produzir mais insulina para que o equilíbrio seja mantido. É a hiperinsulinemia compensatória forçando a entrada da glicose nas células a fim de que os níveis da glicose no sangue permaneçam normais.

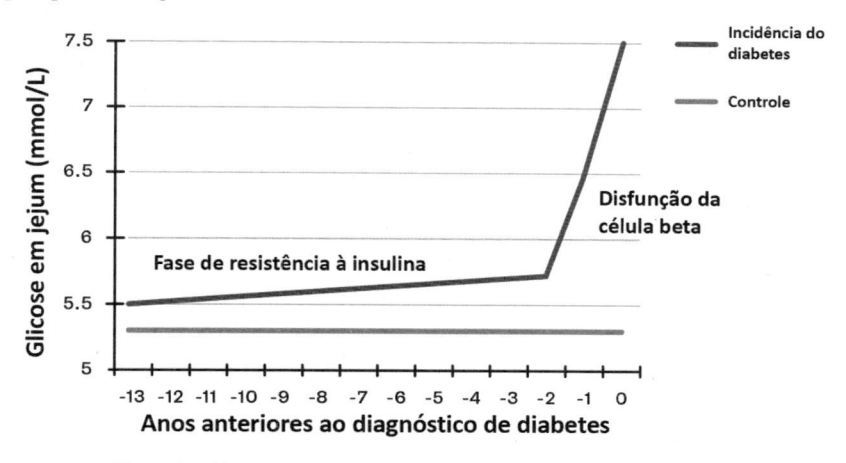

Figura 7.1 Alteração da glicose sanguínea que resulta em diabetes tipo 2[1]

Se não houver uma intervenção dietética, a resistência à insulina provoca uma segunda anomalia, que é a disfunção das células beta. Somente a resistência à insulina, e mais nada, causa esse problema. De acordo com a medicina convencional, a disfunção ocorre por exaustão e eventual cicatrização das células produtoras de insulina. Isso sugere que os dois fenômenos, a resistência à insulina e a disfunção das células beta, ocorrem por razões independentes. Entretanto, graças a essa relação íntima e mutuamente excludente, a navalha de Occam sugere que essa dupla anomalia é causada pelo mesmo mecanismo intrínseco.

Só quando a produção de insulina não consegue acompanhar a crescente resistência é que a glicose no sangue aumenta até que o diagnóstico clínico do diabetes tipo 2 esteja caracterizado. Portanto, são dois pré-requisitos para o surgimento da doença: alta resistência à insulina *e* disfunção das células beta. A progressão dos níveis de glicose no sangue nos anos que precedem o diagnóstico ocorre em duas fases distintas, que refletem duas anomalias diferentes[2].

Fase 1: hiperinsulinemia/resistência à insulina

Como vimos na Figura 7.1, a resistência à insulina aparece, em média, quase treze anos antes do diabetes tipo 2. A crescente resistência à insulina produz um longo e gradual aumento da glicose no sangue, pois a hiperinsulinemia compensatória evita que ela aumente mais rápido. Durante dez anos ou mais, a glicose no sangue permanece relativamente normal. Em crianças e adolescentes essa fase pode ser mais curta e a doença se desenvolve em apenas 21 meses[3].

A gordura visceral que fica depositada dentro e ao redor dos órgãos[4] é a que mais contribui para aumentar a resistência à insulina. A gordura se acumula primeiro no fígado, geralmente antes de a resistência ao hormônio ser detectada.

Gordura no fígado

Como vimos, o fígado é o elo entre a produção e o armazenamento da energia dietética. Os nutrientes são absorvidos pelos intestinos, em seguida passam pela circulação e vão diretamente para o fígado. Não admira que, se a gordura corporal é essencialmente um método de armazenamento da energia dietética, as doenças causadas pela gordura armazenada envolvam tão intimamente o fígado.

Lembre-se de que as gorduras não se formam da mesma maneira. O excesso de gordura dietética é desviado do fígado e vai para qualquer lugar do organismo. A gordura que fica localizada sob a pele (gordura subcutânea) contribui para o aumento de peso e para o índice de massa corporal, mas tem consequências mínimas para a saúde. É esteticamente indesejável, porém inócua metabolicamente.

O excesso de carboidratos e proteínas dietéticas fica armazenado no fígado como glicogênio. Quando os estoques de glicogênio ficam cheios, o DNL converte a glicose em gordura, que o fígado exporta para o resto do corpo, inclusive para os estoques de gordura localizados dentro e em torno dos órgãos abdominais. Quando o DNL ultrapassa a capacidade do fígado de exportar, a gordura fica acumulada no órgão e contribui para a obesidade central, com graves consequências para a saúde. O alto nível de açúcar e de insulina durante muito tempo causa gordura no fígado[5].

Por fim, o fígado repleto de gordura não aceita mais glicose e se torna resistente à insulina. Como vimos, essa resistência é um fenômeno de transbordamento. A Figura 7.2 mostra como o ciclo evolui:

1. a hiperinsulinemia causa gordura no fígado;
2. a gordura no fígado causa resistência à insulina;
3. a resistência à insulina causa hiperinsulinemia compensatória;
4. o ciclo se repete.

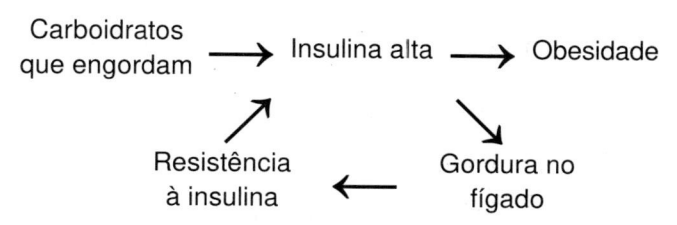

Figura 7.2 Obesidade hormonal IV:
Insulina alta - Gordura no fígado - Resistência à insulina

A gordura no interior do fígado, e não a obesidade geral, é o último passo para a resistência à insulina e o diabetes. Ela está associada a todos os estágios da resistência à insulina, da obesidade ao pré-diabetes e daí ao diabetes pleno. Essa relação está presente em todos os grupos étnicos.

A gordura no fígado é o sinal mais evidente, e um dos primeiros, de que a hiperinsulinemia e a resistência à insulina estão se desenvolvendo. A gordura no fígado precede o diagnóstico clínico do diabetes tipo 2 em dez anos, em média[6]. Como o fígado acumula gordura muito lentamente, a cada dia ele está mais resistente à insulina. A gordura no fígado pode ser detectada por ultrassom, mas o aumento da circunferência da cintura ou da proporção cintura-altura é uma importante pista de que ela existe. Os marcadores sanguíneos de lesões no fígado também refletem esse lento aumento. Costuma-se dizer que essa fase é o "longo e silencioso grito do fígado".

Existem dois tipos de doenças de gordura no fígado: a doença hepática alcoólica e a doença hepática não alcoólica. A primeira está associada ao consumo excessivo de álcool. Como a maior parte do álcool é metabolizada somente no fígado, beber demais, e com frequência, obriga o corpo a lidar com o fenômeno do transbordamento. E o resultado é mais gordura no fígado. Muita gente que tem gordura no fígado e diabetes não consome bebida alcoólica, mas foi só recentemente que os cientistas começaram a entender essa relação.

Gordura no fígado não alcoólica (GFNA)

O Dr. Alfred Fröhlich, da Universidade de Viena, foi quem desvendou as bases neuro-hormonais da obesidade, em 1980. Ele descreveu um menino que de repente começou a engordar devido a uma lesão na área cerebral no hipotálamo que causava o ganho de peso intratável. Essa região passou a ser definida como reguladora do equilíbrio energético.

Em ratos, a área do hipotálamo lesionada experimentalmente produziu apetite insaciável e obesidade induzida. Mas os pesquisadores perceberam que havia algo mais. Todos os animais obesos tinham lesões características no fígado, algumas delas bastante graves e progredindo para a completa destruição. Os ratos geneticamente obesos também tinham as mesmas lesões no fígado. Que relação teria o órgão com a obesidade?

O Dr. Samuel Zelman, médico do Veterans Administration Hospital em Topeka, no Kansas, foi quem primeiro estabeleceu essa relação, em 1952[7]. Sabia-se que o alcoolismo causava gordura no fígado, porém a doença foi encontrada em um funcionário do hospital que não ingeria bebida alcoólica, e sim vinte garrafas de Coca-Cola por dia! Na época não se sabia que a obesidade causava danos similares no fígado. Zelman, que conhecia os experimentos com ratos, passou a acompanhar vinte obesos e descobriu que todos tinham dietas ricas em carboidratos.

Cerca de trinta anos depois, o Dr. Jürgen Ludwig, da Clínica Mayo, descreveu vinte pacientes não alcoólicos com gordura no fígado[8]. Todos eles eram obesos e, assim como o diabetes, a doença foi associada à obesidade. E também tinham lesões no fígado. Os doentes não alcoólicos cujos testes de sangue apontaram o órgão lesionado tinham esteato-hepatite, termo derivado de *steato*, que significa "gordo", e *hepatitis*, que significa "inflamação do fígado". A esteato-hepatite é a doença mais grave causada por gordura no fígado em não alcoólicos.

Na época dessa descoberta, em 1980, o Dr. Ludwig escreveu que as doenças causadas por gordura no fígado em não alcoólicos evitaram que os médicos passassem pelo "constrangimento (para não dizer outra coisa) das ofensas verbais decorrentes". Em outras palavras, a constatação de que a gordura no fígado recorria mesmo sem o consumo de álcool poupou os pacientes de serem acusados por seus médicos de mentirem sobre o não consumo de bebida alcoólica. Mais importante, o reconhecimento de GFNA confirmou a extraordinária associação entre obesidade, hiperinsulinemia/resistência à insulina e doença no fígado. Onde uma delas estiver presente, as outras quase invariavelmente também estarão.

Os indivíduos obesos têm entre cinco e quinze vezes mais gordura no fígado. Acima de 85% dos diabéticos tipo 2 têm gordura no fígado[9]. Mesmo sem ter diabetes, quem tem resistência à insulina também tem altas taxas de gordura no fígado.[10] Estima-se que dois terços das pessoas obesas sejam afetados pela GFNA[11]. Além disso, a incidência de GFNA tem aumentado de forma alarmante nos adultos e também nas crianças[12], aumentando paralelamente a obesidade e o diabetes tipo 2.

A esteatose hepática, ou deposição da gordura no fígado, é uma das principais causas da resistência à insulina[13]. Em crianças obesas, as altas taxas de alanina transaminase (ALT), importante marcador de lesão no fígado[14], estão diretamente relacionadas com a resistência à insulina e ao desenvolvimento do diabetes tipo 2. A gravidade da gordura no fígado tem relação com pré-diabetes, resistência à insulina e funcionamento deficiente das células beta. Além disso, a GFNA tem sido uma das causas mais frequentes de um fígado infeccionado em fase terminal, a famosa cirrose hepática, e é uma das indicações prioritárias para o transplante de fígado no mundo ocidental. Na América do Norte, a prevalência de GFNA é estimada em 23% da população total[15].

É uma epidemia bastante assustadora. No espaço de apenas uma geração, a gordura no fígado não alcoólica deixou de ser anônima para ser a causa mais comum de enzimas hepáticas anormais e de doenças hepáticas crônicas no mundo ocidental[16]. É o Rocky Balboa das doenças hepáticas.

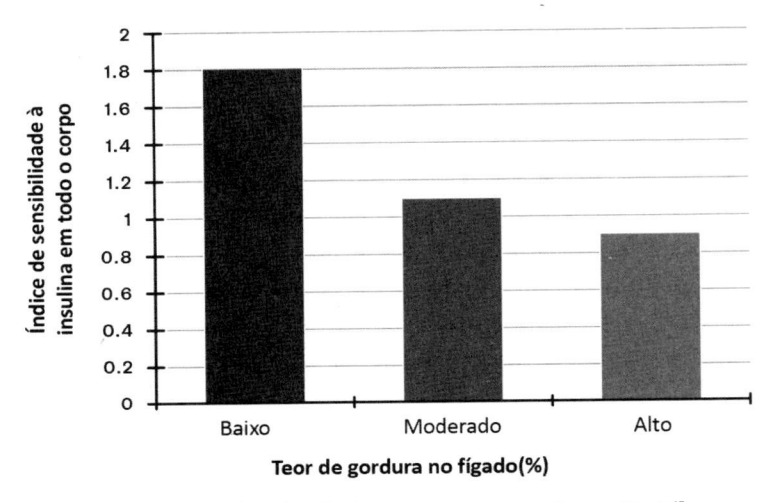

Figura 7.3 Resistência à insulina aumenta com a gordura no fígado[17]

Ninguém sabe ao certo por que algumas pessoas têm infiltração grave no fígado mesmo sem ter lesões evidentes, enquanto outras que têm um mínimo de gordura têm lesões hepáticas graves.

O fígado acumula gordura lentamente, mas a resistência à insulina progride a passos largos. Em pacientes com diabetes tipo 2 há uma forte correlação entre a quantidade de gordura no fígado e a dose necessária de insulina[18], o que reflete maior resistência ao hormônio. Resumindo, quanto mais gordura há no fígado, maior é a resistência à insulina. Portanto, para entender a resistência à insulina é preciso compreender como a gordura no fígado se desenvolve.

Como a gordura no fígado se desenvolve

Um fato estarrecedor: eu posso criar gordura no fígado em você. Posso criar gordura no fígado *em qualquer pessoa*. Qual é a pior parte? Em apenas duas semanas está dado o primeiro passo para o diabetes tipo 2!

O excesso de glicose e de insulina contribui para a produção de gordura (DNL). Se a produção de gordura for maior que a capacidade do fígado de exportá-la para as células adiposas (células gordurosas), a gordura ficará acumulada no fígado. Caso a pessoa consuma muito açúcar, rapidamente terá gordura no fígado.

Pesquisadores deram a voluntários que estavam acima do peso mil calorias extras em petiscos açucarados, além do consumo regular de comida[19].

Pode parecer muita coisa, mas mil calorias correspondem ao consumo diário de dois pacotes pequenos de doces, um copo de suco e duas latas de Coca-Cola. Três semanas depois, o peso dos voluntários tinha aumentado só 2% em média. Porém a gordura no fígado deu um salto de 27% e a taxa de DNL aumentou na mesma proporção. Essa gordura no fígado está longe de ser benigna, desde que todos os marcadores sanguíneos de lesões no fígado aumentaram 30%.

Mas nem tudo estava perdido. Quando os voluntários retomaram a dieta usual, o peso corporal, a gordura no fígado e os marcadores de lesões no fígado foram revertidos. Meros 4% a menos no peso reduziram em 25% a gordura no fígado.

A gordura no fígado é *um processo totalmente reversível*. Se o fígado se livrar do excesso de glicose e os níveis de insulina diminuírem, tudo volta ao normal. A hipersinsulinemia favorece o DNL, que é determinante para as doenças de gordura no fígado. Quando os níveis de insulina se normalizam, a gordura no fígado reverte. Os carboidratos refinados, que aumentam muito a insulina, são muito mais sinistros do que a gordura dietética. O alto consumo de carboidratos pode aumentar dez vezes o DNL, enquanto o alto consumo de gordura dietética e pouco carboidrato não altera tanto a produção da gordura no fígado[20].

Mais especificamente, a frutose, mais do que a glicose, é a grande culpada[21], embora a insulina não reaja tanto. No próximo capítulo explicaremos isso em detalhes. Em contrapartida, no diabetes tipo 1 os níveis de insulina são extremamente baixos e *diminuem* a gordura no fígado[22].

Também é muito simples produzir gordura no fígado de animais. A iguaria chamada *foie gras* é a gordura presente no fígado de patos ou gansos. Esses animais desenvolvem naturalmente gordura no fígado a fim de armazenar energia para as longas migrações. Foram os egípcios que desenvolveram, há mais de quatro mil anos, essa técnica chamada *gavage*. Originalmente feita à mão, hoje essa superalimentação usa métodos mais eficientes. Uma grande quantidade de amido de milho é introduzida diretamente no sistema digestivo do ganso ou do pato várias vezes ao dia através de um tubo chamado *embuc*. Entre dez e catorze dias o fígado terá muito mais gordura e aumentará de tamanho.

O processo de produção do *foie gras* em animais e da gordura hepática em humanos é basicamente o mesmo. Comer carboidratos em excesso provoca os altos níveis de insulina necessários para desenvolver gordura no fígado. Em 1977, as *Dietary Guidelines for Americans* aconselhavam veementemente a consumir menos gorduras e mais carboidratos, como pães e massas. O resultado? Os níveis de insulina aumentaram além do necessário. Mal sabíamos que estávamos produzindo *foie gras* humanos.

A gordura no fígado prenuncia a resistência à insulina, mas isso é só o começo. A gordura no interior dos órgãos, aí incluídos a musculatura esquelética e o pâncreas[23], também tem papel fundamental nessa anomalia.

Gordura muscular

A musculatura esquelética refere-se aos grandes grupos de músculos, como bíceps, tríceps, quadríceps, os músculos dos glúteos e do tronco, que movimentam os nossos membros de acordo com a nossa vontade. É isso que os diferencia dos músculos lisos, como os do coração e do diafragma, que independem do controle voluntário. A musculatura esquelética queima a maior parte da glicose disponível após as refeições e mantém armazenado um suprimento próprio de glicogênio para permitir os picos de energia. Esse glicogênio muscular não está disponível para outros órgãos. Normalmente a musculatura esquelética tem pouca gordura. As células gordurosas são especialistas em armazenar gordura; as células musculares não.

Com a hiperinsulinemia e o excesso de açúcar, o fígado produz gorduras novas através do DNL e distribui triglicerídeos por todo o corpo. Quando os adipócitos (células que armazenam gordura) ficam sobrecarregados, os músculos esqueléticos passam a absorver gordura e a acumulam nas fibras musculares. O termo técnico é "depósitos lipídicos intramiócitos", mas chamaremos simplesmente de gordura muscular.

Esse processo de produção da gordura muscular é comum no gado criado em fazendas. Os traços visíveis de gordura criam um aspecto marmóreo que denota o entrelaçamento da gordura com o músculo liso. Durante o cozimento, a gordura se espalha pela carne, tornando-a mais macia, úmida e saborosa. Só por isso a carne marmorizada é bem mais cara. A carne Kobe é uma iguaria japonesa superpremiada pelo alto grau de marmorização. O Departamento de Agricultura dos Estados Unidos classifica as carnes de acordo com o grau de marmorização. A carne *premium*, a categoria mais alta e mais cara, é a mais marmorizada.

Os criadores de gado sabem que a marmorização depende inteiramente da dieta. Por serem animais ruminantes, as vacas se alimentam no pasto e não desenvolvem marmorização. O resultado é uma carne mais saborosa, porém menos tenra. Já a dieta intensiva em grãos contribui para o crescimento dos animais e o alto índice de marmorização. Por essa razão, as vacas criadas no pasto são "terminadas" com uma fase de dieta de grãos para desenvolver gordura muscular, ou seja, a marmorização. A dieta intensiva em carboidratos cria gordura muscular não só no gado, mas também nos seres humanos.

A gordura no fígado produz resistência hepática à insulina. Da mesma maneira, a gordura nos músculos produz resistência à insulina na musculatura esquelética. A hiperinsulinemia força a entrada de gordura e glicose no interior da musculatura esquelética. Os músculos ficam muito cheios e a insulina não pode mais entrar. É o fenômeno do transbordamento. Como são muito grandes, os músculos esqueléticos colaboram para a resistência à insulina em todo o corpo[24].

A deposição de gordura na musculatura esquelética, a obesidade e o grau de gravidade da resistência à insulina estão intimamente relacionados[25]. Os músculos de sujeitos obesos produzem ácidos graxos na mesma proporção que os dos sujeitos magros, mas queimam esses ácidos em metade da velocidade e acumulam mais gordura dentro dos músculos. A perda de peso resolve esse problema apenas em parte.

Por que o músculo não consegue queimar essa gordura? A resposta está em um processo bioquímico chamado ciclo de Randle.

O ciclo de Randle

O Dr. Philip Randle foi quem primeiro descreveu o ciclo glicose-ácido graxo, ou ciclo de Randle, em 1963[26]. Trabalhando com preparações isoladas de células do coração e da musculatura esquelética, ele demonstrou que as células que queimavam glicose não podiam queimar gordura e vice-versa. Além disso, era um fenômeno que não precisava da ajuda da insulina nem de outros hormônios. O corpo não precisa usar os dois combustíveis simultaneamente. Ou queimamos açúcar ou queimamos gordura, mas não ambos ao mesmo tempo.

A maior parte das células pode usar a gordura diretamente como energia, mas algumas células-chave não podem, notadamente as do cérebro. Durante o estado de jejum, órgãos grandes como o fígado, o coração, o pâncreas e a musculatura esquelética queimam gordura para conservar a pouca glicose que sobra para o cérebro. Esse mecanismo essencial de sobrevivência maximiza o espaço de tempo que os humanos sobrevivem sem comer. Como o fígado não produz glicose nova suficiente para o corpo inteiro pelo processo de gliconeogênese, o ciclo de Randle ajuda a conservar glicose para onde for mais necessário. O fígado também produz corpos cetônicos a partir da gordura, que fornece mais de 75% das necessidades energéticas do cérebro e, além disso, conserva glicose.

A habilidade do organismo de bloquear a glicose recorrendo aos ácidos graxos também é conhecida como resistência fisiológica à insulina. Quando o organismo queima principalmente gordura, como nas dietas de baixíssimo carboidrato ou durante o jejum, ele não consegue queimar glicose. Portanto, se você começar a comer carboidratos, durante um tempo, as células não conseguirão lidar com a carga de glicose e os níveis de glicose no sangue aumentarão. Esse fenômeno parece com a resistência à insulina, mas o mecanismo é muito diferente. À medida que a insulina sobe, o corpo passa a queimar glicose e os níveis de glicose no sangue voltam a cair.

O contrário também é válido. Se o corpo está queimando glicose, não consegue queimar a gordura, mas economiza a gordura armazenada para ser usada futuramente. O ciclo de Randle garante que as células da musculatura esquelética queimem o excesso de gordura quando estiverem completamente saturadas de glicose. Elas queimam a glicose, e não a gordura, que fica acumulada. *Voilà!* Gordura muscular e resistência à insulina.

A gordura muscular e a gordura hepática aumentam a resistência à insulina, provocando a hiperinsulinemia compensatória que mantém normal a glicose no sangue. Todavia, como vimos, esse clássico ciclo de autorreforço cria maior resistência à insulina. Com o tempo, os níveis do hormônio aumentarão cada vez mais, como também aumentará a resistência à insulina. Aqui entra a fase 2.

Fase 2: disfunção das células beta

A glicose no sangue sobe rapidamente quando as células beta pancreáticas, responsáveis pela produção de insulina, não acompanham a resistência aumentada da insulina. Quando esse mecanismo compensatório falhar, em um ou dois anos teremos o diagnóstico de diabetes tipo 2 pleno. Com o tempo, a produção de insulina vai atingir um pico e em algum momento começar a cair[27]. Essa queda progressiva é a chamada de disfunção das células beta e, às vezes, de esgotamento pancreático. Qual é a causa desse esgotamento?

Para muitos pesquisadores as células beta são destruídas pela hiperglicemia. Mas há um problema claro e ainda insolúvel nessa teoria. Na medida em que a resistência se desenvolve, a glicose no sangue permanece relativamente controlada. A glicose não sobe muito até *depois* que as células beta falham. A disfunção das células beta causa glicose alta no sangue e não o contrário.

A hipótese mais aceita é que as células beta se cansam de produzir tanta insulina por tanto tempo. Assim como um velho motor cansado de vários recondicionamentos, a carga de trabalho crônica e excessiva das células causa um dano irreversível. Entretanto, há três problemas principais nesse paradigma da cicatrização crônica e progressiva do pâncreas.

Primeiro, está provado que a função das células beta é totalmente reversível. O Dr. Roy Taylor, da Universidade de Newcastle, na Grã-Bretanha, demonstrou que as funções pancreáticas se recuperam com dieta de calorias ultrabaixas[28]. O fato de que a perda de peso reverte o diabetes tipo 2 significa que a função das células beta também é reversível. As células beta simplesmente não são destruídas.

Em segundo lugar, com o uso excessivo, o corpo costuma responder aumentando as funções e não as diminuindo. Quando a pessoa exercita um músculo, ele não é destruído, mas se fortalece. Com a secreção superativa, as glândulas ficam maiores e não menores. Se a pessoa pensa e estuda muito, o conhecimento aumenta e o cérebro não se esgota. O mesmo vale para as células produtoras de insulina. Elas devem crescer (hipertrofia) e não diminuir (atrofia).

Por fim, o esgotamento das células beta significa que a lesão ocorreu devido ao uso excessivo e prolongado. São necessários anos de superatividade para produzir cicatrizes e fibroses. A crescente epidemia de diabetes tipo 2 em crianças e adolescentes prova que esse conceito é falso. Com o diabetes tipo 2 tendo sido diagnosticado até em crianças com 3 anos de idade, é inconcebível que qualquer parte do corpo delas já tenha se esgotado.

O que causa a disfunção das células beta? Como esse defeito acompanha naturalmente a resistência à insulina, a navalha de Occam sugere que a disfunção das células beta deve ter o mesmo mecanismo da resistência à insulina. Mais especificamente, pesquisas recentes identificaram o provável responsável, que é a gordura infiltrada nos órgãos. Numa primeira fase, a gordura hepática e a gordura muscular causam maior resistência à insulina. Num segundo estágio, a gordura pancreática causa a disfunção das células beta. O pâncreas não se esgotou; só está entupido de gordura.

Gordura pancreática

A hiperinsulinemia produz gordura no fígado e, para aliviar a carga, o órgão exporta as novas gorduras para outras partes do corpo. Uma parte delas vai parar nos adipócitos, outra na musculatura esquelética. O pâncreas também fica sobrecarregado de gordura.

A relação entre peso pancreático e o peso total do corpo foi percebida pela primeira vez em 1920. O pâncreas de cadáveres obesos continha quase o dobro de gordura que o de cadáveres magros. Na década de 1960, o avanço dos exames de imagens não invasivos permitiu medir a gordura pancreática diretamente e estabelecer a conexão entre gordura no pâncreas, obesidade, triglicerídeos alto e resistência à insulina. Quase todos os pacientes que tinham gordura no pâncreas também tinham gordura no fígado.

Mais importante, a gordura pancreática está associada ao diabetes tipo 2[30]. O paciente de diabetes tipo 2 tem mais gorduras pancreática e hepática do que os não diabéticos[31]. Quanto mais gordura tiver no pâncreas, menos insulina ele secretará[32]. Em resumo, a gordura pancreática e a gordura hepática diferenciam o diabético do tipo 1 do não diabético.

A diferença fica bem clara na cirurgia bariátrica (de diminuição do peso), que reduz o tamanho do estômago ou faz um pequeno desvio para o intestino delgado (falaremos mais sobre isso no Capítulo 13). Diferentemente da lipoaspiração, essa cirurgia não remove a gordura diretamente e não traz benefícios metabólicos[33]. Os obesos não diabéticos têm um volume normal de gordura pancreática que permanece inalterado após a cirurgia, apesar de perderem peso.

Os diabéticos do tipo 2 obesos têm um excesso de gordura pancreática que a cirurgia bariátrica consegue reduzir e recuperar a capacidade normal de secretar insulina. O resultado é uma reversão bem-sucedida do diabetes tipo 2 em poucas semanas após a cirurgia, mesmo que o paciente continue com sobrepeso. O excesso de gordura pancreática é encontrado *somente* nos diabéticos do tipo 2. As células beta pancreáticas não estavam danificadas, mas obstruídas pela gordura. A remoção de apenas 0,6 g de gordura pancreática reverte com sucesso o diabetes tipo 2. Oito semanas após a cirurgia bariátrica a gordura hepática também se normaliza, bem como a resistência à insulina.

A cirurgia bariátrica não é o único método que traz esses benefícios. A súbita e severa restrição calórica no COUNTERPOINT Study[34] diminuiu a quantidade de gordura no pâncreas e em poucas semanas devolveu a sua capacidade de secretar insulina.

A gordura ectópica, ou o acúmulo de gordura em locais outros que não as células adiposas, tem papel fundamental no desenvolvimento da resistência à insulina. Isso inclui a gordura no fígado, na musculatura e no pâncreas. Nem em pacientes severamente obesos a resistência à insulina se desenvolve se não houver acúmulo de gordura ectópica[35]. Isso explica por que cerca de 20% dos indivíduos obesos têm perfis metabólicos normais e não têm resistência à insulina[36]. Inversamente, sujeitos com peso normal podem desenvolver diabetes tipo 2 se a gordura estiver depositada nos órgãos e não nas células adiposas.

Tudo bem se a gordura se acumular no interior das células adiposas. O que não pode é a gordura se acumular no interior dos órgãos.

Observada pela primeira vez na década de 1950[37], a obesidade visceral, também chamada obesidade central ou abdominal, é metabolicamente perigosa. Se faltar insulina, esses depósitos de gordura ectópica, portanto resistentes à insulina, não se desenvolvem[38]. Os depósitos de gordura acumulada desaparecem quando níveis baixos de insulina são mantidos. A insulina é necessária para converter e manter como gordura o excesso de calorias.

O desenvolvimento do diabetes tipo 2 não se dá simplesmente em função do aumento da gordura corporal, mas também da *gordura intraorgânica* acumulada. O problema não é só a gordura, mas a gordura *ectópica*. A gordura hepática e a muscular acionam a resistência à insulina presente na primeira fase do desenvolvimento do diabetes tipo 2. A gordura pancreática provoca disfunção das células beta presente na segunda fase. A dupla anomalia do diabetes tipo 2 inclui

- resistência à insulina causada por gordura no fígado e gordura muscular
e
- disfunção das células beta causada pela gordura pancreática.

Mais importante, essas duas anomalias não são causadas por mecanismos muito diferentes; são manifestações do mesmo problema básico, que é o acúmulo da gordura intraorgânica gerado pela hiperinsulinemia, que por sua vez é resultado do excesso de glicose e frutose dietéticas. Essencialmente, *açúcar demais* causa diabetes tipo 2. Essa é a resposta mais simples, mais intuitiva e mais correta. A navalha de Occan resolve o problema.

O duplo ciclo: um resumo

Dois círculos viciosos sustentam o diabetes tipo 2: o hepático e o pancreático. O ciclo hepático acontece primeiro. A ingestão exagerada de glicose e frutose causa hiperinsulinemia, gordura no fígado e, por fim, resistência à insulina. Aí começa o círculo vicioso. A alta resistência à insulina estimula a hiperinsulinemia e o ciclo se perpetua. E vai piorando cada vez mais.

```
                          ┌──→ Gordura no fígado ──┐
                          │                         │
Excesso de carboidratos ──→ Insulina                │
                          ↑                         │
                          │    Resistência          │
                          └──  hepática à       ←───┘
                               insulina
```

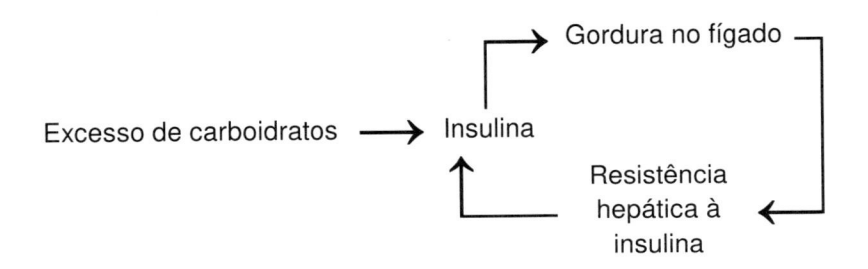

Figura 7.4 O ciclo hepático (resistência à insulina)

O ciclo hepático pode se prolongar por muitos anos até o ciclo pancreático começar. A gordura no fígado fica descompensada ao exportar uma nova gordura como a lipoproteína de baixíssima densidade (VLDL na sigla em inglês) para outros órgãos, entre eles a musculatura esquelética e o pâncreas. Uma vez formada a gordura muscular, a resistência à insulina diminui em todo o organismo. O pâncreas repleto de gordura não consegue secretar a insulina normalmente. E os níveis de insulina, que estavam mais altos para compensar a glicose alta no sangue, começam a cair.

A falta dessa compensação resultará no rápido aumento da glicose sanguínea e, por fim, em diabetes tipo 2. Mesmo que a insulina diminua, ela continuará sendo estimulada pela glicose alta no sangue. É o corpo tentando romper o círculo vicioso, como logo veremos.

```
              Disfunção das
              células beta   ←───┐
        ┌──←                      │
        ↓                         │
   Níveis altos                   │
   de açúcares          Gordura no pâncreas
        │                         ↑
        ↓                         │
   ┌─────────────────────────┐   │
   │ Insulina ──→ Gordura no fígado │═══┤
   └─────────────────────────┘       │
        ↑                            ↓
        └──────────────── Resistência à insulina
```

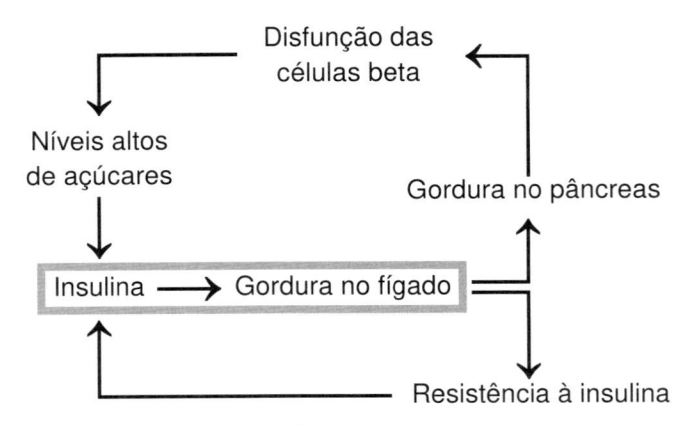

Figura 7.5 O ciclo pancreático (disfunção das células beta)

Juntos, os ciclos hepático (resistência à insulina) e pancreático (disfunção das células beta) criaram um duplo círculo vicioso responsável pelo desenvolvimento do diabetes tipo 2. Mas os dois têm o mesmo mecanismo. O excesso de insulina estimula a produção de gordura ectópica que se infiltra no órgão. A causa por trás de todo o processo do diabetes tipo 2 é a hiperinsulinemia, que por sua vez, é provocada pelo consumo exagerado de açúcar, principalmente glicose e frutose. Em suma, *o diabetes tipo 2 é uma doença causada essencialmente por excesso de açúcar.* Para entendê-la melhor, precisamos levar em conta o efeito mortal da frutose.

CAPÍTULO 8

A RELAÇÃO ENTRE FRUTOSE E RESISTÊNCIA À INSULINA

Em 2009, o Dr. Robert Lustig, pediatra e endocrinologista da Universidade da Califórnia, deu uma palestra de 90 minutos intitulada "Açúcar: a verdade amarga"[1]. A universidade postou a palestra no YouTube como parte de uma série educacional e algo inesperado aconteceu: viralizou. Não era um vídeo de gatinhos divertidos nem de uma criança jogando uma bola de beisebol na virilha do papai. Era uma palestra de bioquímica repleta de gráficos complicados.

A palestra chamou a atenção do público e não saiu mais do ar. Já foi visualizada por sete milhões de pessoas. Qual era a mensagem tão atraente? O açúcar é tóxico.

O Dr. Lustig não foi o primeiro médico a alertar para os perigos do consumo exagerado de açúcar. Em 1957, o respeitado nutricionista britânico Dr. John Yudkin advertiu que o açúcar tinha papel importante na crescente incidência de doenças cardíacas. Entretanto, o mundo preferiu seguir a condenação da gordura dietética do Dr. Ancel Keys. Quando abandonou a medicina acadêmica, Yudkin escreveu seu livro profético *Pure, White and Deadly* (em tradução livre, Pura, branca e mortal)[2], mas seu alerta foi amplamente ignorado.

As *Dietary Guidelines for Americans* de 1977 também alertaram para os perigos do consumo excessivo de açúcar, mas essa mensagem se perdeu na histeria antigordura que se seguiu. A gordura alimentar passou a ser o inimigo público número 1, e as questões sobre o excesso de açúcar desapareceram no horizonte com os últimos raios de sol. O consumo de açúcar aumentou consistentemente entre 1977 e 2000, paralelamente aos crescentes índices de obesidade. Dez anos depois, o diabetes tipo 2 emergiu.

A obesidade por si só não explica a recente escalada do diabetes. Alguns países com baixos índices de obesidade têm altos índices de diabetes, e vice-versa[3]. A taxa de obesidade no Sri Lanka subiu apenas 0,1% entre 2000 e 2010, enquanto a do diabetes aumentou de 3% para 11%. Nesse mesmo período, a obesidade aumentou de 23% para 34% na Nova

Zelândia, enquanto o diabetes caiu de 8% para 5%. O consumo de açúcar explica muito dessa discrepância.

Os fundamentos do açúcar

Carboidratos são açúcares, ou como uma única molécula (os chamados açúcares simples ou monossacarídeos) ou em cadeias de moléculas (os chamados açúcares complexos ou polissacarídeos). Glicose e frutose são carboidratos de uma única molécula. O açúcar de mesa, ou sacarose, é uma cadeia dupla de carboidratos porque contém uma molécula de glicose e uma de frutose.

Os carboidratos que ocorrem naturalmente são ditos não refinados ou não processados. São os açúcares das frutas, dos vegetais e dos grãos. Os carboidratos refinados são os processados, como o trigo moído transformado em farinha, o arroz descascado e polido para facilitar o cozimento, o milho tratado com ácidos e enzimas para virar xarope.

Como vimos no Capítulo 5, a glicose é principalmente o açúcar encontrado no sangue. Os termos "açúcar no sangue" e "glicose no sangue" são intercambiáveis. Todas as células utilizam a glicose que circula livremente pelo organismo. As células musculares importam toda a glicose sanguínea para um rápido pulso energético. Outras, como as células vermelhas do sangue, usam a glicose *apenas* como energia.

A frutose é o açúcar naturalmente presente nas frutas e é o carboidrato natural de sabor mais adocicado. A frutose não circula livremente pelo sangue e só é metabolizada pelo fígado. O cérebro, os músculos e outros tecidos não utilizam a frutose diretamente para a produção de energia. O consumo de frutose não muda consideravelmente o nível de glicose no sangue, porque as moléculas de açúcar são de um outro tipo. E a frutose não causa reações na insulina diretamente.

A sacarose é composta de uma molécula de glicose ligada a uma molécula de frutose, sendo metade glicose e metade frutose. Quimicamente, o xarope de milho com alto teor de frutose é similar à sacarose; é composto por 55% de frutose e 45% de glicose. Em geral, a frutose pura não é consumida diretamente, mas entra como ingrediente em alguns produtos alimentares processados.

Os amidos, que são os principais carboidratos da batata, do trigo e do arroz, são longas cadeias de glicose. Produzidos por plantas, funcionam como um reservatório de energia. Às vezes, nascem sob a terra, como os tubérculos, outras vezes na superfície, como o milho e o trigo. Quanto ao peso, os amidos são aproximadamente 70% amilopectina e 30% amilose (ambas cadeias de glicose). Os animais, inclusive humanos, encadeiam moléculas de glicose como glicogênio em vez de amido.

Quando digeridas, as cadeias de glicose dos amidos se decompõem em moléculas individuais de glicose e são absorvidas pelos intestinos. Os carboidratos refinados, como a farinha de trigo, são rapidamente digeridos, ao passo que os carboidratos não processados, como os feijões, levam muito mais tempo. Como explicamos no Capítulo 4, o índice glicêmico reflete o quanto os carboidratos aumentam a glicose no sangue. A glicose pura é a que mais aumenta a glicose no sangue e por isso tem o valor de referência máximo, que é 100. Todas os outros alimentos são medidos por esse critério.

Outros açúcares dietéticos, como a frutose e a lactose (o açúcar encontrado no leite), não aumentam os níveis de glicose no sangue de maneira significativa, portanto, têm índice glicêmico baixo. Como a sacarose é metade glicose e metade frutose, seu índice glicêmico é intermediário. Apenas a porção glicose da sacarose aumenta a glicose no sangue de maneira significativa.

A frutose, que não aumenta nem a glicose nem a insulina, foi considerada por muitos anos o melhor adoçante. Um adoçante natural de frutas que não aumentava o índice glicêmico só podia ser mais saudável. Porém, tinha um lado obscuro que permaneceu oculto por muito tempo. A toxidade da frutose era invisível quando se olhava a glicose no sangue; só era visível quando se olhava o lento acúmulo de gordura no fígado.

A dose é o veneno

Paracelso (1493-1541), médico suíço-germânico considerado o pai da toxicologia moderna, resumiu perfeitamente um de seus princípios básicos na frase "A dose é o veneno", ou seja, qualquer coisa é perigosa em quantidades exageradas, mesmo que seja considerada benéfica. Em grandes quantidades, o oxigênio pode ser tóxico. Em grandes volumes, a água também pode ser tóxica. Com a frutose não é diferente.

Antes do século XIX, uma pessoa média consumia de 15 a 20 gramas de frutose por dia. Tudo vinha das frutas, que contribuem com pouca frutose para a nossa dieta. Uma maçã que pese 100 gramas, por exemplo, contém 7,6 gramas de açúcar; uma laranja, apenas 1,2 gramas. Na Segunda Guerra Mundial, a cana-de-açúcar e a beterraba passaram a ser cultivadas em grandes plantações, e a sacarose, que é o açúcar das plantas processado, ficou mais barata e mais disponível do que nunca. O consumo anual *per capita* de frutose saltou para 24 gramas diários no pós-guerra e chegou a 37 gramas diários em 1977.

Na década de 1960, a invenção do xarope de milho com altas taxas de frutose, que é um açúcar líquido equivalente à sacarose, virou o jogo. Processado a partir do milho barato que abundava no meio-oeste norte-americano, esse xarope de milho era muito mais barato para se produzir do que outras formas de açúcar. Para aumentar os lucros, grandes companhias de alimentos imediatamente substituíram a sacarose pelo xarope. E ele conquistou seu espaço entre os alimentos processados: molhos para pizza, sopas, pães, bolachas, bolos, ketchup e pastas.

O consumo de frutose explodiu. Em 1994, uma pessoa média consumia 55 gramas diários ou 10% de suas calorias. O consumo de frutose atingiu um pico em 2000 – aumentou cinco vezes no intervalo de 100 anos. Os adolescentes, em especial, consumiam 25% de suas calorias como açúcar adicionado, por volta de 72,8 gramas por dia. Entre o final dos anos 1970 e 2006, o consumo *per capita* de bebidas adoçadas praticamente dobrou: 141,7 kcal por dia. Os países que usavam grandes quantidades de xarope de milho aumentaram em 20% a prevalência de diabetes comparados aos que não usavam. Os Estados Unidos eram o campeão isolado, com um consumo *per capita* de 25 quilos em média[4]. *A dose é o veneno.*

Frutose e gordura no fígado

A frutose tem mais relação com a obesidade e o diabetes do que a glicose. Do ponto de vista nutricional, a frutose e a glicose não possuem nutrientes essenciais. São adoçantes similares. Mas a frutose é mais prejudicial à saúde do que a glicose, pois só é metabolizada pelo organismo de uma única maneira.

Enquanto todas as células podem utilizar a glicose para produzir energia, nenhuma delas usa frutose. Só o fígado metaboliza a frutose. Enquanto o excesso de glicose se espalha pelo organismo para ser usado como energia, a frutose continua concentrada no fígado.

Ao consumirmos grandes quantidades de glicose, como os amidos, esse açúcar vai circular por todas as células para ajudar a distribuir a carga. As outras células que não as do fígado metabolizam 80% da glicose consumida. Durante as refeições, o coração, os pulmões, os músculos e os rins se fartam nesse *buffet* de glicose, deixando apenas 20% para o fígado absorver[5] e converter em reserva de glicogênio.

Quando comemos frutose em grandes quantidades, tudo vai diretamente para o fígado, porque nenhuma outra célula utiliza ou metaboliza a frutose. Pense no que isso significa para uma pessoa que pesa 77 quilos. A sacarose fornece quantidades iguais de glicose e frutose. Enquanto aqueles 77 quilos metabolizam a glicose, o fígado, de apenas 2 quilos, tem que metabolizar sozinho uma quantidade equivalente de frutose.

Além disso, o fígado metaboliza, *sem limitações,* frutose em glicose, lactose e glicogênio; então, quanto mais a pessoa comer, o fígado continuará metabolizando. E porque o processo de refino remove as proteínas, as fibras e a gordura naturalmente presentes nos carboidratos, o efeito societógeno desses componentes vai desaparecer. Por exemplo, 1000 calorias de batata assada farão você se sentir saciado, mas as mesmas 1000 calorias de bebidas açucaradas não terão o mesmo efeito, embora ambas sejam basicamente carboidratos. Um, porém, não é processado, enquanto o outro é altamente processado.

Consequentemente, digerimos os carboidratos refinados, como os xaropes de milho, muito mais rapidamente e, por não nos sentirmos saciados, comeremos mais, aumentando a nossa glicose no sangue. Quando os estoques limitados de glicogênio estiverem lotados, o DNL transformará o excesso de frutose em gordura no fígado.

O consumo excessivo de frutose aumenta cinco vezes o DNL[6]. Substituir a glicose pela mesma quantidade calórica de frutose aumentará a gordura no fígado em 38% em apenas oito dias. *Essa gordura no fígado tem papel crucial no desenvolvimento da resistência à insulina.* A propensão da frutose de causar gordura no fígado é maior que a de todos os carboidratos. Mais que isso, *o efeito negativo da frutose não requer altos níveis de glicose ou de insulina no sangue para causar uma devastação.* A frutose é tão rápida quanto um trem-bala para causar doença de gordura no fígado e está apenas a um pequeno passo da resistência à insulina.

Como a gordura no fígado e a consequente resistência à insulina são fatores-chave da hiperinsulinemia e da obesidade, podemos dizer que a frutose é muito mais perigosa que a glicose. Uma conta rápida nos mostra que, para uma pessoa de 77 quilos, a probabilidade que a frutose tem de causar gordura no fígado é 15 vezes maior, daí obesidade e resistência à insulina.

O metabolismo do etanol (álcool) no organismo é bastante similar. Quando ingerido, os tecidos só metabolizam 20%, deixando 80% para o fígado[7]. O fígado metaboliza o etanol como acetaldeído, que estimula a lipogênese *de novo* (LDN), portanto o álcool, assim como a frutose, é facilmente transformado em gordura no fígado[8]. Isso explica o reconhecido efeito do consumo de álcool na produção das doenças causadas por gordura no fígado.

```
Carboidratos
que engordam  →  Insulina alta  →  Obesidade
        ↗                        ↘
   Resistência      ←       Gordura no
   à insulina                 fígado
                                ↑
                             Frutose
```

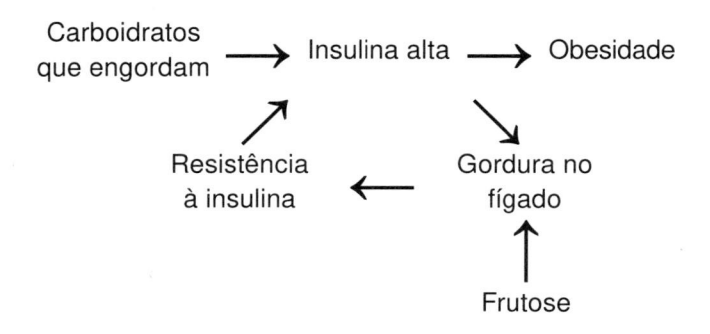

Figura 8.1 Obesidade hormonal V: Frutose, gordura no fígado e insulina

Frutose e resistência à insulina

Experimentalmente, já se sabe desde 1980 que a frutose consumida em excesso pode provocar resistência à insulina. Sujeitos saudáveis consumindo 1000 calorias diárias de frutose apresentaram um aumento de 25% na sensibilidade à insulina após sete dias apenas. O consumo exagerado de glicose nesses mesmos sujeitos não apontou nenhuma deterioração similar[9].

Um estudo mais recente (2009) reforçou que a frutose induz facilmente a resistência à insulina em voluntários saudáveis[10]. Eles consumiram 25% das suas calorias diárias em um suco em pó adoçado ou com glicose ou com frutose. Por mais que pareça exagero, muita gente consome essa quantidade de açúcar na sua dieta. O grupo da frutose, mas não o da glicose, apresentou um aumento tão grande da resistência à insulina que os sujeitos foram classificados clinicamente como pré-diabéticos, progressão que exigiu apenas oito semanas de consumo intensivo de frutose.

Notou-se que, em apenas uma semana, o excesso de frutose causou resistência à insulina. Em apenas oito semanas, foi criada uma base para o pré-diabetes se desenvolver. O que aconteceria, então, após *anos* de alto consumo de frutose? A resposta é um diabetes destruidor, exatamente o que estamos vendo hoje.

A frutose e a epidemia global do diabetes

Dados de mais de 175 países ligam de forma inextricável o consumo de açúcar ao diabetes, independentemente da obesidade. Por exemplo, o consumo de açúcar na Ásia vem subindo quase 5% ao ano. O resultado é um tsunami de diabetes. Em 2013, estimados 11,6% dos chineses adultos tinham diabetes tipo 2[11], embora seu índice de massa corporal seja apenas de 23,7 em média, considerado dentro da faixa ideal. Em compensação, os norte-americanos diabéticos têm índice médio de massa corporal de 28,07, que é considerado sobrepeso.

Em 1980, apenas 1% dos chineses tinham diabetes tipo 2. Essa situação sugere um paradoxo, pois a dieta tradicional dos chineses tem como base o arroz branco. Por outro lado, apesar do alto consumo de carboidratos refinados, os chineses raramente são obesos ou têm diabetes tipo 2. A razão dessa aparente proteção é que eles quase não consomem açúcar, como mostra a Figura 8.2. Os carboidratos refinados, como o arroz branco, são compostos por longas cadeias de glicose, enquanto o açúcar de mesa tem partes iguais de glicose e frutose.

No final da década de 1990, um estudo comparou dietas da Grã-Bretanha, dos Estados Unidos, do Japão e da China[12]. O consumo de açúcar entre os chineses tem aumentado consistentemente desde que o estudo foi feito e os índices de diabetes avançaram na mesma proporção. Combinados com o consumo de carboidrato originalmente alto, os chineses enfrentam atualmente uma desastrosa epidemia de diabetes.

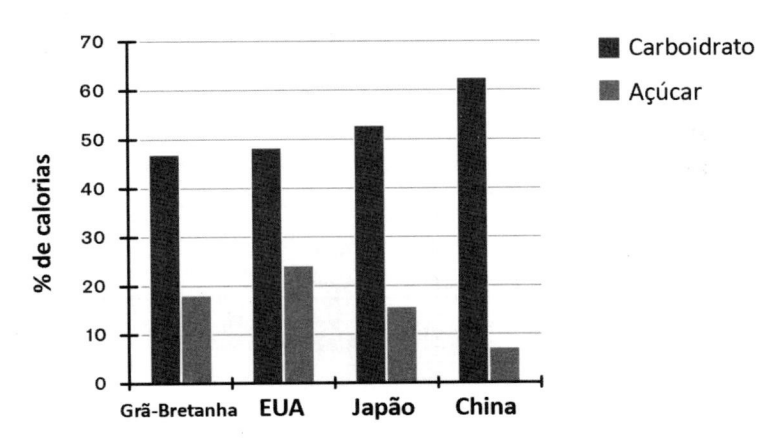

Figura 8.2 A dieta chinesa tradicional: alto carboidrato, baixo açúcar, não diabetes[13]

Em menor extensão, o mesmo aconteceu nos Estados Unidos. Aos poucos os norte-americanos foram substituindo os carboidratos em forma de grãos pelo açúcar em forma de xarope de milho[14]. Veja na Figura 8.3: quando o consumo de grãos e de frutose começou a aumentar no final da década de 1970, o resultado foi o início de uma epidemia de obesidade e de diabetes tipo 2.

O açúcar engorda mais do que qualquer outro carboidrato refinado e causa especificamente o diabetes tipo 2. A prevalência da doença aumenta 1,1% para cada 150 calorias extras de açúcar por pessoa, por dia[15]. Os 340 gramas diários a mais servidos em refrigerantes aumentam o risco de diabetes em 25% e em 20% o risco de síndrome metabólica[16]. Nenhum outro grupo alimentar, nem mesmo a gordura dietética ou a proteína, tem uma relação tão direta com o diabetes.

O diabetes tem forte correlação com o açúcar e não com outras fontes de calorias. O consumo exagerado de frutose estimula diretamente a gordura no fígado e leva à resistência à insulina. O consumo de xarope de milho com alta frutose, que é quimicamente quase idêntico ao açúcar, também tem a mesma correlação direta com o diabetes[17].

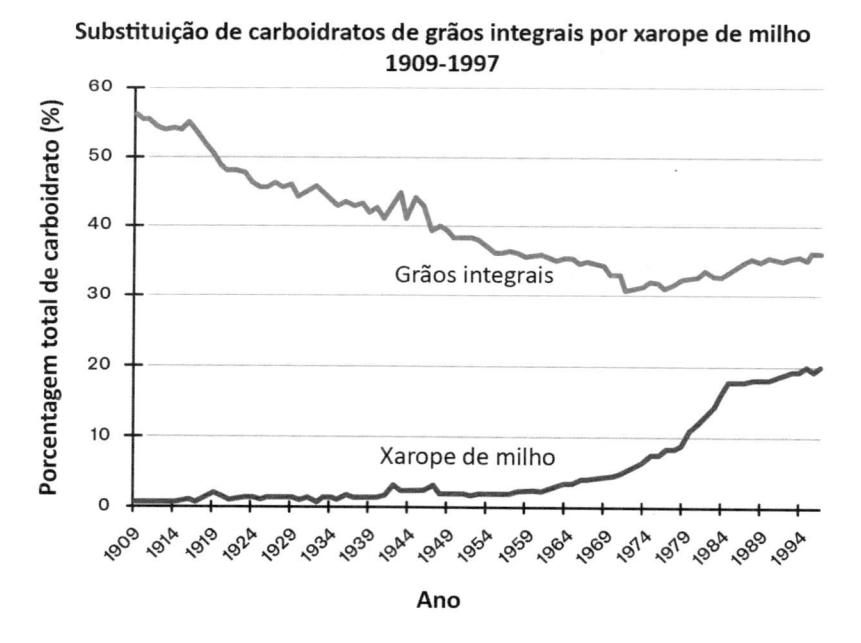

Figura 8.3 Substituição dos carboidratos dos grãos integrais por xarope de milho nos EUA[18]

Há algo de muito sinistro no consumo da frutose. O que diferencia o açúcar de outros carboidratos altamente refinados? Que relação ambos têm em comum com a doença? É a frutose. Sim, o Dr. Robert Lustig tinha razão. *A dose é o veneno* – e nas doses em que estamos consumindo atualmente, o açúcar é uma toxina.

A toxicidade da frutose

A frutose é tóxica por várias razões. A primeira é que só o fígado pode metabolizá-la, por isso toda a frutose consumida é armazenada como gordura nova. E o excesso de gordura no fígado é a causa direta da resistência à insulina.

A segunda razão é que a metabolização da frutose no fígado é ilimitada. Quanto mais se consome frutose, mais DNL hepático e gordura no fígado são produzidos, independentemente da insulina. A frutose tem pouca influência na ativação da saciedade natural que limita a ingestão de comida, e não existem freios naturais que diminuam a superprodução de gorduras novas. Isso explica porque conseguimos comer sobremesas doces mesmo depois de uma refeição completa.

E a terceira razão é que a frutose não tem uma rota de fuga alternativa. O fígado armazena o excesso de glicose como glicogênio com facilidade e o decompõe em glicose quando o corpo precisa de energia. Por outro lado, o corpo não consegue armazenar a frutose diretamente. Quando o corpo já tem energia suficiente para atender às suas necessidades, o fígado metaboliza a frutose em gordura por meio de um processo que não pode ser facilmente revertido. Por isso o corpo só dá conta da frutose em pequenas quantidades. Lembre-se: *a dose é o veneno*.

Mas essa toxicidade não é facilmente reconhecida. Em poucas palavras, são mínimos os riscos claros que a frutose oferece à saúde, desde que não interfira na glicose sanguínea nem nos níveis de insulina. Em vez disso, ela exerce toda a sua toxicidade em efeitos de longo prazo na gordura no fígado e na resistência à insulina, que pode levar anos para se manifestar. Os estudos de curto prazo com foco na insulina, na glicose sanguínea e nas calorias em geral ignoram os efeitos a longo prazo, assim como os estudos de curto prazo do tabagismo ignoram o risco de câncer a longo prazo.

Portanto, a sacarose e o xarope de milho com alto teor de frutose, ambos com partes quase iguais de glicose e frutose, têm papel *duplo* na obesidade e no diabetes tipo 2. Mais do que simples calorias, a glicose é um carboidrato que estimula a produção de insulina e, se consumida em grandes quantidades, produz gordura no fígado.

O consumo exagerado de frutose, por sua vez, é responsável direto pela gordura no fígado e a resistência à insulina, mas não interfere perceptivelmente na glicose sanguínea ou na insulina. É mais provável que, em vez da glicose, a frutose cause gordura no fígado, criando um círculo vicioso. A resistência à insulina causa hiperinsulinemia, que por sua vez, gera maior resistência ao hormônio.

O açúcar, tanto glicose quanto frutose, estimula a produção de insulina a curto e longo prazo. Por isso, a sacarose é muito mais perigosa que os amidos, que só contêm glicose, como a amilopectina da farinha. Entretanto, embora o índice glicêmico evidencie o efeito da glicose, o da frutose fica tão escondido que há muito tempo os cientistas subestimam o papel do açúcar na obesidade.

Uma solução aparentemente óbvia seria substituir a frutose por adoçantes artificiais na dieta. Embora a bioquímica desses compostos esteja muito além do escopo deste livro, esses agentes não são uma boa solução para a substituir a sobrecarga de frutose. Como só se prova a geleia comendo, temos usado uma quantidade cada vez maior desses adoçantes em nossas dietas e o diabetes não foi embora. Devemos então discutir porque os adoçantes artificiais deveriam funcionar e não funcionam.

Então, quando o Dr. Lustig subiu naquele palco em 2009 e declarou que o açúcar era tóxico, o mundo ouviu com atenção. Um professor de endocrinologia estava nos dizendo algo que já sabíamos instintivamente, apesar das platitudes e garantias de que o problema não é o açúcar em si: em qualquer das suas formas e em grandes quantidades o açúcar é uma toxina. *A dose é o veneno.*

CAPÍTULO 9

A CONEXÃO COM A SÍNDROME METABÓLICA

A identificação da síndrome metabólica (SM), que originalmente se chamava síndrome X, é um dos grandes avanços da medicina nos últimos trinta anos. O Programa Nacional de Educação do Colesterol (NCEP na sigla em inglês) de 2005, no Programa de Tratamento de Adultos III (ATP III na sigla em inglês), define a síndrome metabólica como três das cinco condições a seguir[1]:

1. obesidade abdominal, medida pela circunferência da cintura: homens acima de 101 centímetros e mulheres acima de 88 centímetros;
2. baixa lipoproteína de alta densidade (HDL): homens menos de 40 mg/dL e mulheres menos de 50 mg/dL ou tomando medicação;
3. triglicerídeos alto: acima de 150 dL ou tomando medicação;
4. pressão sanguínea alta: acima de 130 mmHg sistólica (a mais alta) ou acima de 85 mmHg diastólica (a mais baixa) ou tomando medicação;
5. glicose no sangue em jejum > 100 mg/dL ou tomando medicação.

Quase um terço da população adulta da América do Norte[2] é afetado pela síndrome metabólica, um grupo de problemas relacionados que aumentam o risco de doenças cardíacas em cerca de *300%*. A síndrome metabólica ainda aumenta o risco de infarto, câncer, esteatose hepática, síndrome do ovário policístico e apneia obstrutiva do sono. Preocupa ainda mais o fato de a síndrome metabólica ser diagnosticada também nas nossas crianças[3].

Mas que relação tem a síndrome metabólica com o diabetes? Tem muita.

Entendendo a síndrome metabólica

Em 1988, o Dr. Gerald Reaven, da Universidade de Stanford, em uma palestra proferida na cerimônia de entrega das Medalhas Banting, uma das cerimônias acadêmicas mais respeitadas nos EUA, introduziu o conceito de uma síndrome específica[4]. Ele a chamou de síndrome X, denotando uma variável específica e até então desconhecida que seria responsável por esses vários problemas. O que era esse fator X?

Começamos a entender a síndrome metabólica na década de 1950, quando os pesquisadores identificaram forte associação entre altas taxas de triglicerídeos e doenças cardiovasculares. Para a surpresa de todos, a hipertrigliceridemia não era causada pelo excesso de gordura alimentar, mas principalmente pelo consumo excessivo de carboidratos da dieta e a hiperinsulinemia subsequente[5].

Mais ou menos na mesma época, os primeiros ensaios com insulina confirmaram que muita gente com aumentos relativamente pequenos da glicose no sangue tinha hiperinsulinemia severa. Isso foi entendido como um mecanismo compensatório para a resistência à insulina elevada. Em 1963, o Dr. Reaven observou que pacientes infartados tinham triglicerídeos alto e também hiperinsulinemia[6], associando as duas doenças.

Os pesquisadores tinham encontrado uma relação entre pressão sanguínea alta (hipertensão) e hiperinsulinemia já em 1966[7]. Por volta de 1985, a pesquisa mostrou que grande parte da hipertensão essencial, assim chamada porque não tinha uma causa identificada, também estava intimamente associada a altos níveis de insulina[8].

Lembre-se de que a síndrome metabólica identifica pacientes com um mesmo grupo de fatores de risco, *todos com a mesma origem*. A glicose alta no sangue resultante da resistência à insulina aumentada, da obesidade central, da hipertensão e dos lipídios anormais reflete um único problema subjacente[9]. E cada componente adicional da síndrome metabólica aumenta o risco de futuras doenças cardiovasculares. De fato, os grandes males do século XXI, que são as doenças cardíacas, o diabetes e o câncer, têm relação com a síndrome metabólica e uma causa comum, que é o fator X. E o fator X nada mais é do que a hiperinsulinemia[10].

Vale a pena destacar que, embora a obesidade, de acordo com a definição do IMC, costume ser associada à síndrome metabólica, também é encontrada em 25% dos indivíduos não obesos cujos índices de tolerância à glicose são normais. Isso só reforça que o problema não é a obesidade em si, mas a obesidade *abdominal*. De modo similar, as altas taxas de lipoproteína de baixa intensidade (LDL, ou colesterol "ruim") *não* são pré-requisitos para que a síndrome metabólica se desenvolva. Apesar da atual obsessão por baixar o LDL colesterol com estatina, o LDL alto não é um componente da síndrome metabólica e não tem as mesmas origens.

Pesquisas recentes aceitam e ampliaram o conceito de uma síndrome única com causa comum. Vejamos como ela se desenvolve.

Da gordura no fígado à síndrome metabólica

Como vimos, o fígado é o elo entre o fluxo de nutrientes e o metabolismo e, em particular, entre os carboidratos e as proteínas. Situado abaixo dos intestinos, os nutrientes entram no sangue pela circulação da veia porta e vão direto para o fígado, com exceção da gordura dietética, que é absorvida diretamente pelo sistema linfático como quilomícrons. Esses quilomícrons são despejados diretamente na corrente sanguínea, sem passar pelo fígado.

Como o fígado é o principal órgão responsável por armazenar e distribuir energia, é naturalmente o local da ação do hormônio insulina. O pâncreas libera insulina quando os carboidratos e as proteínas são absorvidos. A insulina viaja pela veia porta e vai direto para o fígado. A concentração de glicose e insulina é dez vezes mais alta no sangue do sistema porta e do fígado do que no resto do corpo.

A insulina estimula o armazenamento da energia dos alimentos para uso futuro, um mecanismo que nos permitiu sobreviver aos períodos de fome inerentes à história humana. O fígado prefere estocar mais glicose em longas cadeias de glicogênio por ser uma forma de energia facilmente acessível. Entretanto, não há muito espaço para o glicogênio no interior do órgão. Imagine uma geladeira. Podemos facilmente colocar comida (a glicose) na geladeira (o glicogênio) e tirá-la quando precisamos. Quando os estoques de glicogênio estão cheios, o fígado precisa encontrar outra forma de armazenar o excesso de glicose. E através da lipogênese *de novo* (LDN) ele transforma essa glicose em moléculas novas de triglicerídeos, também chamadas de gordura corporal.

Hipertrigliceridemia

Esses triglicerídeos recém-criados são feitos do substrato da glicose e *não* de gordura dietética. É uma diferença importante, porque as gorduras produzidas por DNL são muito saturadas. O consumo de carboidratos dietéticos, e *não* de gordura saturada dietética, aumenta os níveis de gordura saturada no sangue. As gorduras saturadas *no sangue*, e não a dieta, estão fortemente relacionadas com as doenças cardíacas.

Se necessário, a molécula de triglicerídeos da gordura corporal pode ser quebrada em três ácidos graxos, que a maioria dos órgãos usa diretamente como energia. O processo de conversão dessa gordura em energia, e vice-versa, é muito mais complexo do que usar glicogênio. Entretanto, o armazenamento de gordura tem a grande vantagem de poder contar com um espaço ilimitado. Imagine um grande freezer instalado no seu porão. Embora seja mais difícil guardar a comida (triglicerídeos) e tirá-la (adipócitos ou células gordurosas) porque é preciso andar mais, o freezer grande permite estocar maiores quantidades. Na verdade, se for preciso o porão tem espaço para um segundo ou um terceiro freezer.

Essas duas formas de armazenamento são diferentes, mas complementares. A glicose armazenada, ou glicogênio (a geladeira), é facilmente acessível, porém tem capacidade limitada. A gordura corporal armazenada, ou triglicerídeos (o freezer), é difícil de ser acessada, mas tem capacidade ilimitada.

Os dois principais ativadores do DNL são a insulina e o excesso de frutose da dieta. O alto consumo de carboidratos e, em menor extensão, de proteínas estimula a secreção da insulina e fornece o substrato para o DNL. Com o DNL funcionando a todo vapor, criam-se grandes quantidades de gorduras novas. O excesso de DNL sobrecarrega o mecanismo de exportação e a nova gordura hepática fica retida no abdômen[11]. Quanto mais gordura houver no fígado, mais dilatado ele ficará, e o diagnostico via ultrassom será gordura no órgão. Mas se o fígado não é o lugar apropriado para estocar a nova gordura, para onde ela deveria ir?

Primeiro, ela poderia ser queimada para gerar energia. Porém com tanta glicose disponível após uma refeição, o corpo não vê motivo para queimar mais gordura. Imagine que você vai ao mercado e compra muita comida. Uma opção é comer tudo, mas é demais. Se a comida não tiver destino melhor, ficará sobre o balcão da cozinha até estragar. Opção inviável.

Com a "geladeira" de glicogênio já repleta, a única saída, então, é exportar a gordura recém-criada (o excesso de comida) para outro lugar. Esse mecanismo é conhecido como passagem endógena de transporte de lipídio. Basicamente, os triglicerídeos são envolvidos por proteínas especiais para criar lipoproteínas de baixíssima densidade (VLDL), que serão liberadas na corrente sanguínea a fim de descomprimir o fígado congestionado[12].

Mais glicose e frutose dietéticas significam mais DNL, que resultará em mais VLDL a ser liberado[13][14]. Essa massa que é exportada, rica em triglicerídeos e partículas de VLDL, é a principal responsável pelos altos níveis de triglicerídeos no plasma[15], detectáveis nos exames de sangue para o colesterol. Resumindo, a hipertrigliceridemia é causada pelo consumo exagerado de glicose e frutose.

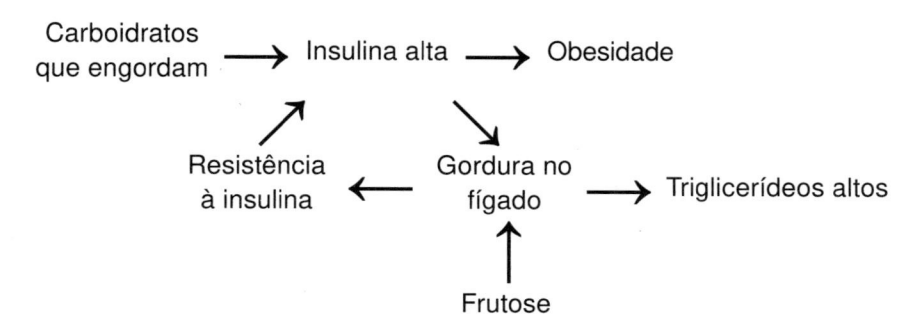

```
Carboidratos  ──→  Insulina alta  ──→  Obesidade
que engordam
           ↗                    ↘
    Resistência   ←──   Gordura no   ──→  Triglicerídeos altos
    à insulina             fígado
                              ↑
                           Frutose
```

Figura 9.1. Obesidade hormonal VI: O efeito dos triglicerídeos altos

As dietas ricas em carboidratos aumentam entre 30% e 40% a secreção de VLDL e os níveis de triglicerídeos no sangue[16]. A chamada hipertrigliceridemia induzida por carboidratos é um fenômeno que pode ocorrer até cinco dias após o consumo exagerado. O Dr. Reaven mostrou que a hiperinsulinemia e a frutose são ambas responsáveis pela maior parte do aumento das taxas de triglicerídeos no sangue[17]. E isso nada mais é que *comer muito açúcar*.

Lipoproteínas baixas de alta densidade (HDL)

Enquanto partículas de VLDL circulam pela corrente sanguínea a insulina estimula o hormônio lipoproteína lipase (LPL), presente nos pequenos vasos sanguíneos dos músculos, adipócitos e coração. A LPL retira os triglicerídeos do sangue e os leva para os adipócitos a fim de que fiquem armazenados em segurança.

Quando o VLDL libera os triglicerídeos, as partículas diminuem de tamanho e tornam-se mais densas; chamadas agora de resíduos de VLDL, são reabsorvidas pelo fígado. O fígado, por sua vez, devolve esses resíduos para a corrente sanguínea como lipoproteínas de baixa densidade (LDL), que são medidas pelo padrão das placas de colesterol no sangue e consideradas o colesterol "ruim".

Triglicerídeos altos no sangue são um prognóstico forte e independente de doenças cardiovasculares[18], quase tão preciso quanto o LDL, um marcador que tanto preocupa médicos e pacientes. A hipertrigliceridemia aumenta o risco de doenças cardiovasculares em até 61%[19], desde 1979 a taxa média de triglicerídeos nos Estados Unidos só vem aumentando. Estima-se que 31% dos adultos norte-americanos tenham taxas elevadas de triglicerídeos[20], embora só a hipertrigliceridemia não seja uma causa provável de doenças cardíacas, porque os medicamentos que abaixam triglicerídeos não diminuem o risco de doenças cardiovasculares[21].

Taxas altas de LDL *não* são apontadas como um dos critérios para o desenvolvimento da síndrome metabólica e sim o outro colesterol componente da síndrome metabólica, as lipoproteínas de alta densidade (o HDL, ou o "bom" colesterol). Os emblemáticos estudos Framingham afirmam que níveis baixos de HDL estão fortemente associados a doenças cardíacas[22] e preveem essas doenças com muito mais precisão que o LDL.

Níveis baixos de HDL estão fortemente associados a altos níveis de triglicerídeos: mais de 50% dos pacientes com baixo HDL têm triglicerídeos altos. Os triglicerídeos altos ativam as proteínas transportadoras dos ésteres de colesterol, responsáveis pela redução das taxas do HDL. Dada essa íntima associação com os triglicerídeos, não é de surpreender que as dietas de baixo carboidrato ajudem o HDL a subir[23], independentemente da perda de peso. Tal como triglicerídeos, o baixo HDL não causa doenças cardiovasculares, mas é forte indicador delas[24].

O que fica claro, portanto, é que o perfil lipídico típico da síndrome metabólica – triglicerídeos altos e HDL baixo – é resultante do excesso de VLDL[25], derivado da hiperinsulinemia, que por sua vez é causada pelo consumo exagerado de glicose e frutose. Novamente, *açúcar demais*.

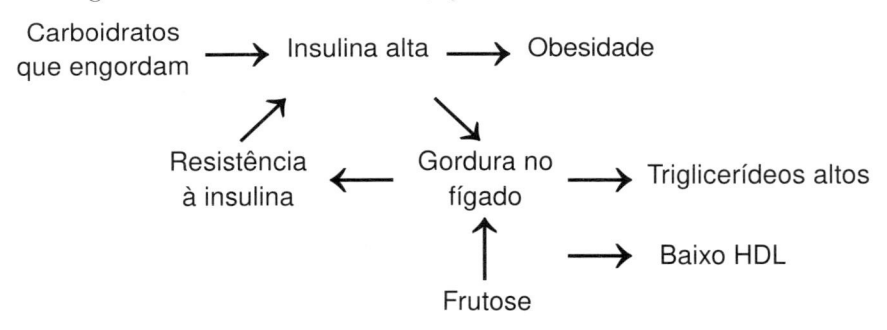

Figura 9.2 Obesidade hormonal VII: Gordura no fígado – baixo HDL

Obesidade abdominal

Os adipócitos aumentam de tamanho quando absorvem e armazenam triglicerídeos. Isso não é perigoso para a saúde, porque os adipócitos servem para armazenar gordura. Mas engordar muito é perigoso do ponto de vista evolucionário porque os animais gordos sempre são os mais caçados.

Os adipócitos evitam expandir-se muito liberando o hormônio leptina. Esse é um sinal enviado pela área hipotalâmica do cérebro de que precisamos perder gordura. Paramos de comer, a insulina cai e perdemos peso. Portanto, a obesidade é a nossa linha de frente para nos defendermos da hiperinsulinemia.

A insulina encoraja o armazenamento de gordura, enquanto a leptina se esforça para reduzi-la. Se a leptina for mais eficiente, perderemos peso e a massa gorda diminuirá. Isso bastaria para mantermos o peso ideal. Por que então nos tornamos obesos? O problema ocorre quando a leptina se mantém alta por muito tempo, o que é típico da resistência à insulina.

Quando há muita gordura corporal, a leptina é liberada e o consumo de alimentos é menor. À medida que a insulina cai, a pessoa emagrece. Nos estados de resistência à insulina, os níveis do hormônio se mantêm persistentemente altos, sinal de que o corpo retém gordura armazenada. Por isso, a leptina também permanece alta. Tal como todos os hormônios, a exposição cria a resistência; então, a leptina sempre alta causará a resistência à leptina presente na obesidade comum. É um cabo de guerra entre a insulina e a leptina, e, se a pessoa estiver comendo muito açúcar, no fim vencerá a insulina.

A insulina permite que a glicose saia do sangue e penetre nas células. A hiperinsulinemia persistente acumula mais glicose no fígado e produz mais gorduras novas. Caso a hiperinsulinemia persista, a produção acelerada dessas novas gorduras sobrecarregará os adipócitos. A gordura, então, retorna e causa gordura no fígado. A frutose se transforma diretamente em gordura hepática e passa para o próximo estágio, que é a resistência à insulina.

Se o processo continuar, o fígado abarrotado distenderá e ficará lesionado. Suas células não poderão mais processar glicose com segurança, embora a insulina continue forçando a entrada. A única opção do fígado é impedir que ela entre. Isso é conhecido como resistência à insulina e se desenvolve como a segunda linha de defesa do organismo contra a hiperinsulinemia.

O fígado tentará aliviar o congestionamento de gordura exportando triglicerídeos, aumentando as taxas de sangue – um sintoma clássico da síndrome metabólica. A gordura ectópica se acumulará em outros órgãos, como pâncreas, rins, coração e músculos. A predominância de gordura no abdômen é percebida quando a circunferência da cintura aumenta – já foi descrita como barriga de urso e, mais recentemente, como "barriga de trigo". Essa gordura abdominal, ou visceral, é o sinal mais importante da síndrome metabólica[26]. A remoção cirúrgica da gordura visceral reverte a resistência à insulina[27], enquanto a retirada da gordura subcutânea não traz nenhum benefício metabólico[28].

Glicose alta no sangue

Além de ficar na região abdominal, a gordura também se acumula em órgãos que não se destinam a armazená-la. A distensão do fígado e dos músculos esqueléticos pela gordura aumenta a resistência à insulina, mesmo que o pâncreas aumente a insulina para manter a glicose sanguínea em níveis relativamente normais. Mas a história não termina aqui.

A gordura ectópica obstrui o pâncreas, interfere no funcionamento normal e assim os níveis de insulina caem. Quando o pâncreas repleto de gordura não consegue mais produzir hiperinsulinemia compensatória, a glicose sanguínea aumenta muito e passa a ser sintomática quando ultrapassa o limiar renal. A glicose vaza para a urina e os sintomas clássicos do diabetes aparecem: micção e sede excessivas e perda de peso.

Pressão sanguínea alta (hipertensão)

A pressão sanguínea alta costuma ser chamada de "assassina silenciosa" por ser assintomática, embora seja a principal causa de infarto e AVC. Na maior parte dos casos, é chamada de hipertensão essencial porque não se desenvolve a partir de uma causa específica, embora a hiperinsulinemia tenha um papel-chave.

Há mais de 50 anos pesquisadores reportaram uma concentração desproporcional de insulina no sangue de pacientes hipertensos[29]. Desde então inúmeros estudos, como os do Grupo Europeu de Estudos da Resistência à Insulina[30]. confirmam essa relação. Níveis altos e crescentes de insulina dobram o risco de desenvolver hipertensão em pessoas que antes tinham pressão sanguínea normal[31]. Uma revisão completa de todos os estudos disponíveis concluiu que a hiperinsulinemia aumenta em 63% o risco de hipertensão[32].

A insulina eleva a pressão sanguínea por vários mecanismos[33]. A insulina aumenta o débito cardíaco – a força contrátil do coração[34] – e o volume de sangue na circulação, aumentando a capacidade dos rins de reabsorver sódio (sal). Além disso, a insulina estimula a secreção de hormônio antidiurético, que ajuda o organismo a reabsorver água. Esse mecanismo de retenção de sal e água aumenta o volume de sangue e a pressão sanguínea. A insulina contrai os vasos sanguíneos e também aumenta a pressão no interior deles[35].

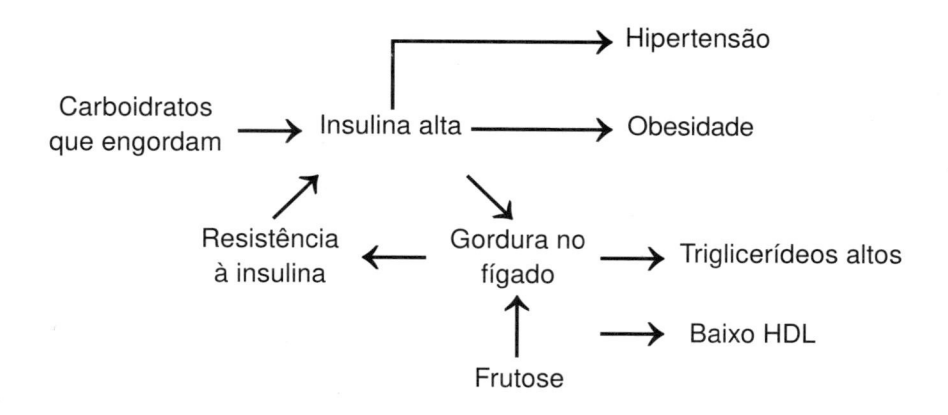

```
                                    ┌──────► Hipertensão
                                    │
  Carboidratos  ──► Insulina alta ──┼──────► Obesidade
  que engordam       ↗         ↘
              Resistência    Gordura no ──► Triglicerídeos altos
              à insulina ◄── fígado
                                ↑      ──► Baixo HDL
                             Frutose
```

Figura 9.3 Obesidade hormonal VIII: Hiperinsulinemia e hipertensão

Por que a síndrome metabólica é tão importante?

Cada componente da síndrome metabólica – triglicerídeos altos, HDL baixo, obesidade central, glicose e pressão altas – contribui de maneira significativa para aumentar o risco de doenças metabólicas, como infarto, AVC, doença vascular periférica, diabetes tipo 2, mal de Alzheimer e câncer. Os sintomas se agrupam, mas nem todos eles se manifestam em uma só pessoa: uma pode ter triglicerídeos baixos, outra terá açúcares altos no sangue pela resistência à insulina, outra será hipertensa. Todavia, qualquer desses fatores aumenta a probabilidade dos demais, pois todos partem da mesma causa básica.

Em um paciente típico, ganhar apenas 2 quilos é o primeiro sintoma detectável de anormalidade relacionado à hiperinsulinemia/resistência à insulina, seguidos de baixo colesterol HDL. Pressão sanguínea alta, gordura no fígado e triglicerídeos altos surgem quase ao mesmo tempo. O último sintoma a aparecer para fechar o diagnóstico de diabetes tipo 2 é a glicose alta no sangue.

O estudo West of Scotland[36] confirmou que gordura no fígado e triglicerídeos alto antecedem o diagnóstico de diabetes tipo 2. A gordura no fígado é a que primeiro ocorre na síndrome metabólica. Todos os pacientes de síndrome metabólica têm gordura no fígado, mas o inverso não é verdadeiro. Apenas uma minoria que tem gordura no fígado tem síndrome metabólica plena (veja Figura 9.4).

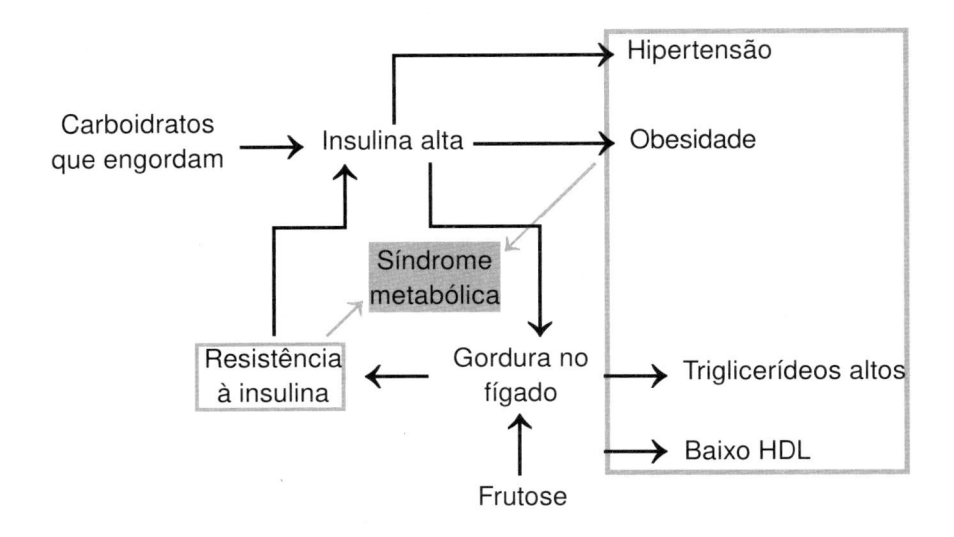

```
Carboidratos                    Hipertensão
que engordam  →  Insulina alta  →  Obesidade
                      ↑
                 Síndrome
                 metabólica
                      ↓
  Resistência  ←  Gordura no  →  Triglicerídeos altos
  à insulina       fígado
                      ↑         →  Baixo HDL
                   Frutose
```

Figura 9.4 Obesidade hormonal IX: Síndrome metabólica plena

A resistência à insulina e o diabetes tipo 2 não causam a síndrome metabólica porque fazem parte dela. A causa é a *hiperinsulinemia*. O problema central é a hiperinsulinemia causada pela frutose e pela glicose, mas especialmente pelo consumo de frutose. A síndrome metabólica, da qual a obesidade e o diabetes tipo 2 são componentes-chave, são causadas, em última instância, por – adivinhe! – *açúcar em excesso*.

Obesidade, resistência à insulina e disfunção das células beta são mecanismos de proteção. A obesidade tenta evitar que o DNL sobrecarregue o fígado e armazena com segurança a nova gordura nos adipócitos. Sabemos disso porque pacientes com um transtorno raro chamado lipodistrofia, caracterizado pela ausência das células adiposas[37], têm todas as manifestações da síndrome metabólica, que são gordura no fígado, triglicerídeos elevados e níveis extremamente altos de resistência à insulina, porém não engordam. Quanto à lipodistrofia em modelos animais, o transplante de adipócitos em ratos magros curou completamente a síndrome metabólica.

As células de gordura, na verdade, fornecem proteção contra a síndrome metabólica ao invés de a causarem. E por quê? Porque sem adipócitos a gordura deve ser armazenada dentro dos órgãos, onde causa a síndrome metabólica. Se de maneira oposta a gordura puder ser armazenada nos adipócitos, não haverá dano metabólico algum. A obesidade é a primeira linha de defesa contra a raiz do problema que é a hiperinsulinemia/resistência à insulina.

De modo similar, a resistência à insulina é uma tentativa do organismo de evitar que a gordura se acumule nos órgãos internos, impedindo-a de entrar. O fígado impede a entrada de mais glicose porque já está abarrotado e o resultado visível é a resistência à insulina, que é um segundo mecanismo de proteção.

A última linha de defesa é encerrar a produção pancreática de insulina. A glicose sanguínea ultrapassa rapidamente o limiar renal e todos os sintomas clássicos do diabetes aparecem. *Mas essa carga de glicose tóxica será expelida com segurança do organismo e não causará mais danos metabólicos.* Os problemas centrais do excesso de glicose e insulina foram resolvidos à custa de um diabetes sintomático. O problema básico é o excesso de açúcar que o organismo despeja através da urina.

Todas as condições que pensávamos ser um problema – a obesidade, a resistência à insulina e a disfunção das células beta – são, na verdade, soluções *do organismo para uma única causa,* que é o excesso de açúcar. E, por conhecermos a raiz do problema, a solução para todos e para o diabetes tipo 2 é imediatamente óbvia: *temos que nos livrar do açúcar e baixar a insulina.*

Se não nos livrarmos dos problemas causados pelo excesso de açúcar, de insulina e de gordura ectópica, eles se tornam crônicos e progressivos. Mas se tratarmos o problema pela raiz, então o diabetes tipo 2 e a síndrome metabólica como um todo, é uma *doença totalmente reversível.*

Bruno

Bruno, 75 anos, e há trinta tem um histórico de diabetes tipo 2 que lhe causou danos nos olhos e nos nervos, além de uma doença crônica nos rins. Ele também sofria de gota, doença vascular periférica e pressão alta. Quando nos conhecemos a quatro anos atrás, ele pesava 97 quilos e usava 68 unidades diárias de insulina.

Quando entrou no programa do CDI, Bruno começou uma dieta de baixo carboidrato e gordura saudável com 36 horas de jejum em dias alternados. Em quatro semanas, ele parou de tomar insulina e, desde então, não precisou mais. Esse resultado ainda surpreende, porque ele usava insulina havia mais de vinte anos. Além disso, foram suspensos os medicamentos para pressão alta e colesterol. Seu último teste de hemoglobina glicada (A1C) deu apenas 6,1%, o que o classifica como pré-diabético e não como diabético.

Bruno se adaptou rapidamente à nova dieta e ao jejum, e não sentiu dificuldade para mantê-los depois. Não recuperou os 21 quilos perdidos nem os 24 cm da circunferência da cintura conquistados nos últimos quatro anos.

Ravi

Ravi, 40 anos e foi diagnosticado com diabetes tipo 2 aos 28 anos. Começou a ser medicado com redutores de glicose no sangue, cujas doses foram aumentando até ele precisar de insulina, que deveria tomar pelo resto da vida. Além disso, tinha colesterol alto e hipertensão. Ele tomava 102 unidades de insulina diárias, além de canagliflozina e metformina. Apesar dessas doses imensas de medicamentos, seu A1C continuava em 10,8%, indicando que a sua glicose no sangue estava completamente fora de controle.

Quando entrou no programa do CDI, Ravi adotou a dieta de baixo carboidrato e gordura saudável, começou um jejum de 36 horas, três vezes por semana. Em duas semanas, ele parou de tomar insulina e os números da glicose no sangue nunca estiveram melhores. Em dois meses, quando o colesterol e a pressão voltaram ao normal, ele parou de tomar metformina e o médico diminuiu os medicamentos do colesterol e da hipertensão para um quarto das doses anteriores. Além disso, ele emagreceu 10 quilos e a circunferência da cintura diminuiu 18 cm. Atualmente, com dez meses de programa, ele toma apenas um único medicamento (não insulina), o A1C é de 7,4% e continua melhorando.

PARTE 4
COMO NÃO TRATAR O DIABETES TIPO 2

CAPÍTULO 10

INSULINA: NÃO É A RESPOSTA PARA O DIABETES TIPO 2

O tratamento convencional para o diabetes dos tipos 1 e 2 há muito tem sido a insulina exógena (externa) injetada. A insulina humana, hoje produzida em laboratório e embalada em doses injetáveis, é um dos grandes triunfos da ciência farmacêutica. Em grande parte do século XX, as pesquisas focaram no diabetes tipo 1, cuja causa é a falta severa de insulina. Sem a reposição da insulina exógena, as células passam fome por não poderem usar a glicose, o resultado é perda de peso incessante e morte. Hoje, essa doença antes fatal já é tratável, mas o hormônio injetável tem suas próprias complicações.

É fundamental que a dose de insulina corresponda à quantidade de comida a ser consumida, especialmente carboidratos, pois as complicações aumentam quando a glicose no sangue ultrapassa demais o índice normal. Doses menores aumentam a glicose no sangue (hiperglicemia) e doses maiores abaixam a glicose no sangue (hipoglicemia). Reações hipoglicêmicas leves causam suor e tremores no paciente e mais severas incluem convulsão, perda de consciência e morte. Em 2014, 100 mil pessoas passaram pela emergência e 30 mil foram admitidas em hospitais com complicações causadas pela hipoglicemia[1].

A glicose sanguínea muito alta pode causar cetoacidose diabética nos diabéticos do tipo 1 e coma hiperosmolar não cetótico nos diabéticos do tipo 2, mas são complicações relativamente raras. Até o início dos anos 1990, não se tinha certeza se a glicose sanguínea levemente elevada também seria tão perigosa. Durante muitos anos, a prática médica padrão era manter os níveis de glicose no sangue um pouco mais altos, mas inferiores a 10 mmo/L, o limiar renal para a glicose. Nesse nível, os rins reabsorvem toda a glicose para que nada vaze para a urina, evitando os sintomas típicos do diabetes, que são micção e sede excessivas. E com a manutenção dos níveis levemente acima do normal, também são evitados os sintomas de hipoglicemia e de glicose alta no sangue. Antes, essa troca era aceitável porque ainda não tinha sido encontrada a prova definitiva de que era um nível perigoso. Porém isso mudou de maneira irreversível em 1993.

Insulina e glicotoxicidade

O Ensaio de Controle e das Complicações do Diabetes (DCCT, na sigla em inglês)[2], um ensaio randômico e controlado realizado com pacientes de diabetes tipo 1, conduzido entre 1983 e 1993, comprovou que a terapia intensiva com insulina, incluindo o controle rigoroso dos níveis de glicose no sangue, apresentou resultados bastante benéficos. O monitoramento constante e as múltiplas injeções de insulina diárias para manter os níveis de glicose no sangue o mais próximo possível do normal evitaram a deterioração do órgão final associada à hiperglicemia: a retinopatia diabética (doenças nos olhos) diminuiu em 76%, as doenças renais em 50% e as nervosas, em 60%.

Em 2005, foi publicado um estudo complementar chamado Epidemiologia das Intervenções e Complicações do Diabetes (EDIC, na sigla em inglês)[3]. Os pesquisadores acompanharam durante dezessete anos mais de 90% dos pacientes originais do estudo anterior, o DCCT, e concluíram que o tratamento intensivo com insulina tinha reduzido as doenças cardiovasculares em surpreendentes 42%. Os dois estudos estabeleceram um claro paradigma da *glicotoxicidade:* no diabetes tipo 1, a glicose alta no sangue é tóxica.

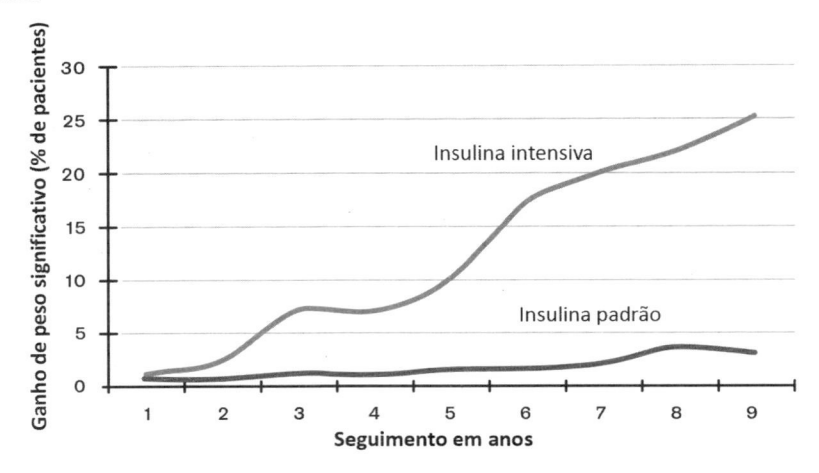

Figura 10.1 Ganho de peso significativo com a terapia intensiva de insulina[4]

Contudo, alguns pacientes pagaram o preço. Os episódios hipoglicêmicos durante o estudo DCCT foram três vezes mais frequentes no grupo que tomava insulina intensiva do que no grupo que recebia o tratamento padrão. Outros pacientes apresentaram ganhos de peso importantes. Durante nove anos, quase 30% dos sujeitos desse grupo tiveram um aumento de peso significativo, definido por um IMC superior a 5. Isso estava muito distante do impacto causado nos pacientes que receberam a terapia de insulina convencional. O IMC de um quarto dos pacientes que recebiam tratamento intensivo subiu de 24 (peso normal) para 31 (obesos). Diante das consequências da obesidade para a saúde, esse era um dado preocupante. Outros sinais silenciosos e perigosos também apareceram. O aumento de peso se concentrava na área abdominal, a obesidade central, conhecida por ser preditiva de futuras doenças cardiovasculares. Além disso, os fatores de risco aumentaram, como pressão sanguínea e colesterol no sangue.

Com o tempo, o peso, a circunferência da cintura e a dosagem de insulina aumentaram inexoravelmente. O tratamento intensivo com insulina contribuiu para a síndrome metabólica. Os pacientes diabéticos do tipo 1 que mais engordaram também desenvolveram calcificação da artéria coronária (CAC) e espessamento da carótida íntima média (ECIM)[5]; a alta dosagem de insulina que receberam previu com segurança as medidas de aterosclerose avançada[6]. A insulina administrada em altas doses para reduzir a glicose sanguínea causou todos os problemas do excesso de insulina: obesidade, síndrome metabólica e aterosclerose. Apesar dos efeitos colaterais, os riscos causados pela dosagem intensiva de insulina compensaram os benefícios cardiovasculares provados, *mas só para o diabetes tipo 1.*

Entretanto, esse paradigma da glicotoxicidade – a ideia de que a glicose sanguínea elevada é a principal causa dos danos ao órgão final – é aceito para os dois tipos de diabetes. O paradigma ainda precisa ser provado para o diabetes tipo 2, mas é só uma questão de tempo. O melhor tratamento ainda é tomar insulina ou outro medicamento para manter normal a glicose no sangue. Até hoje, muitos médicos insistem nesse tratamento não provado para o diabetes tipo 2. Será que funciona?

Glicotoxicidade e diabetes tipo 2

O histórico estudo DCCT estabeleceu o paradigma da glicotoxicidade no diabetes tipo 1. O Estudo Prospectivo do Diabetes na Grã-Bretanha (UKPDS, na sigla em inglês), que teve início na década de 1970, quis provar os benefícios do controle intensivo da glicose no sangue no diabetes tipo 2[7]. Os pesquisadores queriam determinar duas coisas sobre o tratamento: a primeira é se o controle intensivo da glicose reduzia as complicações; e a segunda, se havia diferenças entre os vários medicamentos. O estudo selecionou aleatoriamente

4 mil pacientes recém-diagnosticados com diabetes tipo 2 para os tratamentos intensivo e convencional, usando os medicamentos disponíveis na época: insulina, sulfonilureias (SUs) e metformina.

Publicado em 1998, os resultados do UKPDS foram surpreendentes, porém para pior. O tratamento intensivo quase não produziu benefícios mensuráveis. Certamente, conseguiu baixar a média da glicose sanguínea, mas as altas dosagens de medicamentos resultaram em ganho de peso, em média 2,9 quilos. Os pacientes do grupo de insulina, particularmente, ganharam em média 4 kg. As reações hipoglicêmicas também aumentaram muito, mas os efeitos colaterais já eram esperados. Em vez de refletir os importantes benefícios do ensaio DCCT, benefícios como reduzir a doença nos olhos, foram insignificantes. Dez anos de rigoroso controle de glicose sanguínea não trouxeram benefícios cardiovasculares; infartos e AVCs também não diminuíram. Essa discrepância foi chocante, mas a história ficou ainda pior.

A metformina foi testada em separado no subestudo UKPDS 34[8], cujo foco eram os pacientes diabéticos do tipo 2 com sobrepeso. A metformina baixou o nível da hemoglobina A1C na glicose sanguínea de 8% para 7,4%. Um bom resultado, mas não tanto quanto aqueles obtidos com a insulina e as SUs, que são muito mais fortes. Embora a redução de glicose no sangue tenha sido medíocre, os resultados cardiovasculares foram excelentes. A metformina reduziu o diabetes como causa de morte em 42% e o risco de infarto em 39%, superando os resultados dos redutores de glicose no sangue mais fortes. Em outras palavras, o tipo específico de medicação para diabetes que o paciente toma faz uma grande diferença. A metformina pode salvar vidas quando outros medicamentos não conseguem, porém os benefícios pouco ou nada têm relação com o seu efeito redutor de glicose no sangue. O paradigma da glicotoxicidade, que provou ser positivo no diabetes do tipo 1, fracassou no diabetes tipo 2.

O grupo Cochrane, um respeitado grupo independente de médicos e pesquisadores, avaliou que o controle da glicose oferecia minúsculos 5% a 15% de risco de doenças cardiovasculares[9]. E tem mais: cansados de tanta controvérsia, e ainda confiando no paradigma da glicotoxicidade no diabetes tipo 2, o National Institutes for Health dos Estados Unidos financiaram o massivo estudo randômico Ação para o Controle de Risco Cardíaco no Diabetes (ACCORD, na sigla em inglês)[10], iniciado em 1999.

O ACCORD recrutou em todos os Estados Unidos mais de 10 mil adultos diabéticos do tipo 2 considerados de alto risco para infarto e AVC. Parte do experimento testou se os medicamentos para o controle intensivo da glicose sanguínea reduziam o risco de infarto, AVC e mortes por doenças e eventos cardiovasculares.

Um grupo de pacientes recebeu o tratamento padrão, outro recebeu altas doses de diferentes medicamentos, além da insulina, para reduzir a glicose no sangue até o mais próximo possível do normal. Os primeiros resultados do estudo ACCORD foram publicados em 2008, provando que a terapia intensiva conseguia reduzir o A1C. Isso fez alguma diferença para a saúde? Sem dúvida. *O tratamento intensivo estava matando pessoas.* Contrariando todas as expectativas, os pacientes que receberam o tratamento intensivo morreram 22% mais depressa que o grupo que recebeu tratamento padrão, apesar da – *ou talvez por causa da* – intervenção. Isso equalizou uma morte a mais a cada 95 pacientes tratados. O estudo não continuou por uma questão de ética.

Outros estudos similares terminaram nessa mesma época. Os resultados do experimento randômico Avaliação Controlada da Ação sobre o Diabetes e Doenças Cardiovasculares (ADVANCE, na sigla em inglês), que visava o controle intensivo da glicose sanguínea e das doenças vasculares, em pacientes com diabetes tipo 2, foram publicados na mesma época que os resultados do ACCORD[11]. Mais uma vez a estratégia de reduzir a glicose no sangue fracassou em relação aos benefícios cardiovasculares, felizmente também falhou em relação ao aumento de mortalidade. Em compensação, as medicações redutoras da pressão sanguínea, como era esperado, também reduziram as doenças cardiovasculares. Portanto, alguns medicamentos ajudaram os pacientes com diabetes tipo 2, mas não os redutores da glicose no sangue.

Outros dois experimentos randômicos controlados confirmam esses resultados decepcionantes. Os Estudos de Diabetes do Veterans Affairs (VADT, na sigla em inglês) concluíram que a terapia intensiva não traz benefícios importantes ao coração, aos rins e à doença dos olhos[12]. O estudo A Redução Resultante com Intervenção Inicial de Insulina Glargina (ORIGIN, na sigla em inglês) tratou pré-diabéticos com a aplicação de insulina[13]. Não houve redução de doenças cardíacas, AVC, infarto, doença dos olhos e doença vascular periférica, nem nenhum outro ganho mensurável à saúde. A medicação clássica do diabetes tipo 2 – insulina, metformina, glitazonas (TZDs) e sulfonilureias (SUs) – não conseguiu melhorar a saúde como um todo.

Os experimentos ACCORD, ADVANCE e VADT acompanharam os pacientes por muito tempo e extensos resultados foram publicados[14], porém pouca informação foi acrescentada. Todos eles concordavam em que o controle intensivo da glicose com medicamentos não salvava vidas e os benefícios eram apenas marginais. Além disso, os efeitos colaterais eram muito sérios, entre eles um risco muito maior de reações hipoglicêmicas. A preocupação mais evidente era a já conhecida propensão das SUs, TZDs e insulina de aumentar o peso de pacientes já obesos e, na sequência, causar doenças cardiovasculares. A metformina não elevou a insulina, portanto, não contribuiu para a obesidade – essa foi uma diferença crucial.

A partir 1999, comentários de especialistas revelaram que as preocupações se aproximavam da questão real: a exacerbação da hiperinsulinemia em pacientes que tinham excesso de insulina. O Dr. Richard Donnelly, da Universidade de Nottingham, na Grã-Bretanha, escreveu: "Os resultados podem ser interpretados como uma indicação de que a insulina e as sulfonilureias também são prejudiciais ao obeso, possivelmente consequência da hiperinsulinemia"[15].

No diabetes tipo 1, a insulina no sangue já é baixa e não precisa ser reposta. No tipo 2, a insulina no sangue é alta e aplicar mais hormônio causará problemas. Afinal, dar mais álcool a um alcoólatra não é uma boa estratégia. Cobrir uma vítima de insolação com um cobertor grosso também não. Tratar queimaduras solares tomando mais sol e igualmente ruim. E, finalmente, dar mais insulina a alguém que tem excesso do hormônio também não é uma boa estratégia. O mais lógico é que o tratamento efetivo do diabetes tipo 2 seja com um método que diminua *tanto* a glicose *quanto* a insulina, minimizando tanto a glicotoxicidade quanto a toxicidade da insulina.

Toxicidade da insulina e duplo diabetes

Desde que usar a insulina para controlar a glicose causa ganho de peso e síndrome metabólica – as marcas registradas da hiperinsulinemia – nos diabetes tipo 1 e tipo 2, e desde que o diabetes tipo 1 não produz a própria insulina, a hiperinsulinemia *só* pode ser iatrogênica (em consequência do tratamento). Já ouviu falar disso? Hiperinsulinemia causa resistência à insulina. No diabetes tipo 1, o excesso desse hormônio cria exatamente os mesmos problemas que no tipo 2. Em outras palavras, as altas doses de insulina no diabetes tipo 1 levam ao tipo 2. Basicamente, esses pacientes desenvolvem o chamado duplo diabetes: não produzem a própria insulina e têm todos os problemas da hiperinsulinemia causados pelas injeções exógenas. Muita insulina causa *toxicidade insulínica*.

Os diabéticos do tipo 1 têm as mesmas doenças que os diabéticos do tipo 2, mas o vínculo causal não é a hiperglicemia e sim a *hiperinsulinemia*.

O estudo europeu Complicações Prospectivas do Diabetes (EURODIAB, na sigla em inglês)[16] procurou os fatores que aumentavam o risco de morte em diabéticos do tipo 1. Concluiu-se que a glicotoxicidade medida pela hemoglobina A1C *não* é um fator de risco significativo. Os fatores de risco modificadores mais importantes são a relação cintura-quadril (medida da gordura visceral), a pressão sanguínea e o colesterol, os mesmos marcadores da síndrome metabólica e da hiperinsulinemia.

Muitos outros estudos confirmaram esses resultados. Por exemplo, o Estudo de Coorte Golden Years[17] acompanhou 400 pacientes com diabetes tipo 1 que conviviam há mais de cinquenta anos com a doença. Qual era o segredo da sobrevivência? Certamente *não* era o rígido controle da glicose no sangue. O A1C médio era de 7,6%, sendo os mais altos entre 8,5% e 9,0%, bem acima da meta recomendada de 7,0%. Nenhum paciente do estudo de coorte Golden Years tinha A1C dentro da faixa normal, portanto a glicotoxicidade como o agente principal estava descartada. Esses sobreviventes não controlavam a glicose no sangue de modo adequado e mesmo assim tinham uma saúde excelente. O fator comum era a *baixa dosagem de insulina*. Obesidade, pressão alta e outras manifestações da hiperinsulinemia estavam ausentes.

Há duas toxicidades concorrendo aqui. No diabetes tipo 1, desde cedo a principal preocupação é a glicotoxicidade, causada pela incapacidade do organismo de produzir a insulina necessária. No diabetes tipo 2, é o efeito da resistência à insulina. Mas nos dois tipos, se a dosagem do hormônio for aumentada continuamente para baixar a glicose no sangue, o paciente estará trocando a toxicidade mais alta da insulina pela glicotoxicidade mais baixa. Com o passar do tempo, a toxicidade da insulina se tornará determinante para a sobrevivência por resultar na síndrome metabólica e suas sequelas, que são as doenças cardiovasculares e o câncer. A melhor estratégia de tratamento é reduzir a glicose sanguínea *e* a insulina simultaneamente.

Diabeteslândia tipo 2: uma parábola

Lembra dos empurradores de passageiros no metrô japonês do Capítulo 6? Aqueles que enfiavam as pessoas nos vagões de trem já lotados? E lembra-se de como essa solução para resolver o problema era absurda? É exatamente o que acontece quando usamos insulina para tratar o diabetes tipo 2.

Para explicar aos meus pacientes diabéticos do tipo 2 o que está acontecendo no organismo deles, uso uma analogia parecida. Em vez das células do corpo ou dos passageiros do metrô, imagine que você mora na rua do Fígado em Diabeteslândia. Ali, todos se conhecem e deixam suas portas destrancadas. Três vezes ao dia, o caminhão do Sr. Insulina passa pelas ruas para deixar uma xícara de glicose em cada casa. A vida é tranquila e todos são felizes.

Com o passar do tempo, o Sr. Insulina começa a aparecer com mais frequência e logo estará distribuindo um balde cheio de glicose. Ele precisa esvaziar o caminhão de glicose todos os dias ou perderá o emprego. Por enquanto, você consegue armazenar o excesso em sua casa e tudo bem. Mas logo a casa ficará cheia de glicose, que vai começar a apodrecer e cheirar mal. Você procura o Sr. Insulina para conversar, porém não adianta. Todas as casas têm o mesmo problema.

O que você faz? Irritado, começa a gritar: "não quero mais essa glicose tóxica! Já tenho muita aqui, não quero mais". Você tranca a sua porta e o Sr. Insulina não consegue mais colocar a substância tóxica dentro da sua casa. Um pouco de glicose tudo bem, mas tanto assim é absurdo. *A dose é o veneno.* E você só está querendo proteger o seu lar ao recusar a glicose tóxica do Sr. Insulina. Isso é a resistência à insulina!

O Sr. Insulina tem cada vez mais dificuldade de se livrar da carga de glicose e teme ser demitido. Então, ele pede ajuda aos colegas. Sua casa é invadida pelos capangas dele para deixar os barris de glicose ali dentro, até você reforçar a resistência da porta com barras de ferro. Entre o Sr. Insulina contratar os capangas para deixar a glicose e você aumentar a força da porta, a briga não para. Quanto mais insulina, maior a resistência, e quanto mais resistência, maior é a quantidade de insulina.

Com tanta glicose dentro de casa, você a transforma em gordura, embala e manda para os seus amigos da avenida Pâncreas, da rua Musculatura Esquelética e outras. (Dentro das células, a essa altura a glicose já estimulou a insulina e inundou o fígado, que ativou o DNL para transformar a glicose em novas moléculas de gordura. O excesso de gordura acumulado causou danos ao fígado. O órgão abarrotado se aliviou enviando gordura para o pâncreas, os músculos esqueléticos e ao redor dos órgãos abdominais. Enquanto isso, a insulina continua forçando a glicose dentro do fígado, e as células dele se protegem aumentando a resistência ao hormônio.)

Voltando a Diabeteslândia, as portas foram reforçadas e são guardadas por cães ferozes. Os capangas do Sr. Insulina não têm como se desfazer da grande carga de glicose e ela é esparramada pelas ruas. Sem saber o que fazer, o Dr. Endócrino entra em ação. Decide que a glicose é mesmo tóxica e que a rua precisa ser limpa imediatamente.

Apesar do bando de capangas circulando por ali, o Dr. Endo decide que a melhor solução é usar mais insulina. Ele contrata mais gente para limpar as ruas e pôr mais glicose dentro das casas. Satisfeito, comenta consigo mesmo: "Agora, sim, as ruas estão livres e limpas".

Porém as casas se enchem novamente e aumentam a resistência. Os capangas do Sr. Insulina não consegue mais enfiar a glicose dentro das casas. O Dr. Endo conseguiu livrar os moradores da glicose? Impediu que ela continuasse chegando? Não! Ele só aprendeu a solução para todos os problemas: aumentar a insulina. Para quem tem um martelo, tudo se parece com prego.

No nosso corpo, o excesso de açúcar produz muita insulina. E a solução aceita até hoje é receitar mais desse hormônio. Se os níveis de insulina já eram altos, para que receitar mais? Em vez de eliminar o açúcar, ela o move pelo corpo e dentro dos órgãos. Altas doses de insulina só produzem mais resistência a ela mesma. E se os sintomas da glicose alta no sangue melhoram, o diabetes tipo 2 só piora.

Já aceitamos que os altos níveis de glicose no sangue são perigosos. Mas a pergunta que não quer calar é: se esse alto nível de glicose é tóxico no sangue, por que não seria tóxico também nas células? Caso a glicose penetre nas células mais rápido do que é transformada em energia, ficará acumulada dentro das células. O motivo de a resistência à insulina se desenvolver em todos os órgãos e em toda parte do planeta é nos proteger dessa carga de açúcar tóxico. Não é uma coisa ruim, mas uma *coisa boa*.

A insulina não tem a intenção de eliminar a glicose do organismo, só quer retirar o excesso dela do sangue e obrigá-lo a entrar nas células, em algum lugar, em qualquer lugar: olhos, rins, nervos ou coração. Com o tempo, todos os órgãos acabam se deteriorando com o excesso de glicose. Usar medicações como a insulina para escondê-la nos tecidos do corpo é destrutivo. O segredo do tratamento adequado para o diabetes tipo 2 é livrar-se do excesso de açúcar e não distribuí-lo pelo corpo. O problema é *tanto* o excesso de glicose *quanto* o de insulina.

Hiperinsulinemia, a toxicidade da insulina e doenças

A hiperinsulinemia era considerada potencialmente um problema desde 1924[18], mas só recentemente os pesquisadores começaram a examinar melhor os dados, e as evidências estão por toda parte[19]. O excesso de insulina leva à toxicidade da insulina, que está fortemente associada a muitas doenças[20].

Aterosclerose e doença cardiovascular

Embora o diabetes tipo 2 esteja associado a inúmeras complicações, inclusive nos nervos, rins e olhos, a morbidade e a mortalidade associadas às doenças cardiovasculares são as mais importantes[21]. Ou seja, a maioria dos pacientes diabéticos morre de problemas cardiovasculares. Já em 1949, estudos com animais demonstraram que o tratamento com insulina é a causa da aterosclerose prematura, também chamada de enrijecimento das artérias, a precursora de infartos, AVCs e doença vascular periférica. No caminho inflamatório típico da progressão da doença, a insulina facilita cada uma das fases, aí incluídos o início, a inflamação e formação esponjosa na célula (célula carregada de gordura), a formação de placa fibrosa e lesões avançadas[22]. Além disso, a placa fibrosa tem receptores de insulina[23]; a insulina estimula o crescimento da placa, que acelera a aterosclerose e aumenta substancialmente o risco de doença cardiovascular. Experimentalmente, esses mesmos estudos mostraram que prevenir o excesso de insulina pode reverter a condição[24].

Se a pessoa não está sob medicação para o diabetes, o risco de problemas cardíacos aumenta paralelamente ao grau de hiperglicemia[25]. A insulina abaixa a glicose no sangue, por isso sempre se aceitou que ela protegeria contra essas doenças, mas só faria isso se a glicotoxicidade fosse a causa das doenças cardíacas, e ela não é. O que não tem sido devidamente avaliado é que, se a pessoa não estiver sendo medicada para o diabetes, o grau de hiperglicemia é um reflexo da gravidade do diabetes. É claro que trocar a toxicidade da insulina pela glicotoxicidade não é nada benéfico.

O Banco de Dados de Prática Geral do Reino Unido identificou mais de 84 mil novos casos diagnosticados de diabetes entre 2000 e 2010[26]. O tratamento com insulina não diminuiu o risco de doenças cardíacas, pelo contrário, mais que dobrou o risco de vida. O mesmo é válido para o risco de infarto, AVC, câncer e doenças renais. A insulina reduziu a glicose no sangue, mas não o risco de doenças cardíacas e de morte[27]. Pacientes cujo nível A1C de glicose no sangue era de 6,0%, antes considerados um excelente controle, foram tão mal avaliados quanto pacientes com 10,5% de A1C, que é considerado diabetes fora de controle[28]. Em última análise, o uso maciço de insulina poderia reduzir a glicotoxicidade, mas só à custa da toxicidade da insulina. Quanto ao diabetes tipo 1, as altas doses de insulina não eram boas, eram ruins.

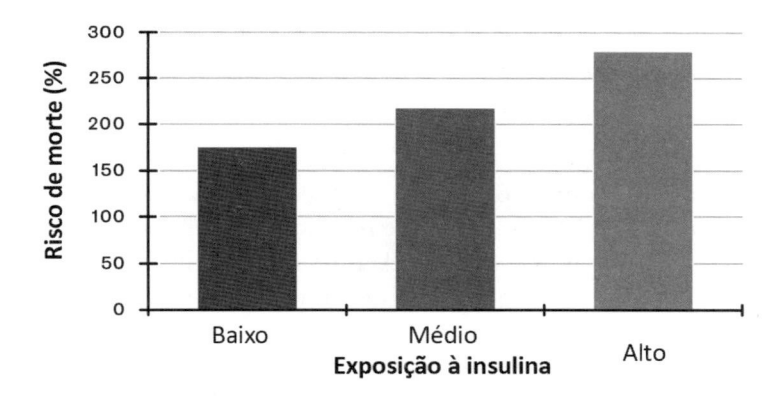

Figura 10.2 Uso de insulina e risco de mortalidade aumentada no diabetes tipo 2[29]

Esses resultados não eram novos. Análises dos bancos de dados de grandes populações, como o Estudo Cardiovascular de Quebec, de 1996, estabeleceram a hiperinsulinemia como o principal fator de risco das doenças cardíacas[30]. Em Saskatchewan, no Canadá, uma avaliação de mais de 12 mil pacientes com diabetes recém-diagnosticado encontrou uma associação importante e gradativa entre risco de mortalidade e grau de exposição à insulina[31]. Também não foi um resultado insignificante. O grupo insulina alta corria um risco de vida 279% maior se comparado ao dos que não usavam insulina. Tratar o diabetes tipo 2 com esse hormônio não era nada bom; era ruim. Simplificando, quanto mais alta a dose de insulina, maior o risco de vida.

Além disso, quanto mais longo o tempo de tratamento com insulina, maior o risco de doenças cardiovasculares[32]. Um estudo de 2011 mostrou que *tanto* a glicose baixa no sangue *quanto* a alta oferecem grande risco de vida, novamente refletindo a dupla toxicidade da glicose e da insulina. Mais uma vez, o uso da insulina estava associado a um risco 265% maior de morte[33].

Uma avaliação da Universidade de Cardiff de 10% da população total do Reino Unido, entre 2004 e 2015, concluiu que A1C *mais baixo* está associado a um risco de mortalidade elevado, influenciado principalmente por um risco 53% maior se a pessoa usar insulina[34]. Nesse estudo, nenhuma outra medicação aumentou o risco de vida. Um banco de dados holandês associou as altas doses diárias de insulina a um risco três vezes maior de doenças cardiovasculares[35]. Em pacientes com insuficiência cardíaca, o uso do hormônio está associado a um risco de vida quatro vezes maior[36].

O excesso de insulina é tóxico, particularmente em um caso de diabetes tipo 2 em que a linha de base do hormônio seja muito alta. Mais insulina baixará a glicose no sangue, mas piorará a hiperinsulinemia subjacente. Trocar a toxicidade da insulina pela glicotoxicidade não é bom.

Câncer

O diabetes, bem como a obesidade e o pré-diabetes, aumenta o risco de vários tipos de cânceres, entre eles os de mama, cólon, endométrio, rins e bexiga[37]. Isso sugere que outros fatores, além da glicose aumentada no sangue, têm papel decisivo no desenvolvimento do câncer, refutando o paradigma da glicotoxicidade como a principal causa da doença[38].

A insulina, hormônio que notoriamente promove o crescimento, pode estimular a ampliação do tumor; mulheres com níveis mais altos de insulina correm um risco de duas a quatro vezes maior de ter câncer de mama[39]. A obesidade também pode ser um fator determinante, mas a hiperinsulinemia está associada a maior risco de câncer, independentemente do peso. Mulheres muito magras e acima do peso, com nível de insulina correspondente, correm o risco de ter câncer de mama.

A estreita relação entre a insulina e o câncer ganha o reforço de uma simples mutação no oncogene PTEN, que aumenta de maneira significativa o risco de câncer[40]. Essa mutação aumenta o efeito da insulina. Ela diminui a glicose no sangue e reduz o risco de diabetes, mas eleva o risco de obesidade e de câncer.

De modo similar, os medicamentos que fazem a toxicidade da insulina subir estão associados à alta incidência de câncer. A insulina aumenta o risco de câncer de cólon em aproximadamente 30% por ano de terapia[41]. O Banco de Dados da Prática Geral do Reino Unido revelou que a insulina aumentou o risco de câncer em 42% se comparada a uma droga para baixar a glicose que não subia a insulina[42]. E uma avaliação de diabéticos recém-diagnosticados na população de Saskatchewan descobriu que o uso da insulina elevou o risco de câncer em 90%[43].

É fácil entender porque os altos níveis de insulina favorecem o crescimento de células cancerígenas. Primeiro, o hormônio é um conhecido fator de crescimento hormonal. Segundo, as células cancerígenas são superativas metabolicamente e precisam de grandes suprimentos de glicose para se reproduzir. A insulina aumenta o risco de câncer e, uma vez instalado, a doença crescerá mais rápido se a glicose no sangue estiver alta.

CAPÍTULO 11

HIPOGLICEMIANTES ORAIS: NÃO SÃO A SOLUÇÃO

Por volta de 2012, mais de 50% dos norte-americanos tinham diabetes ou pré-diabetes[1]. Essa estatística assustadora significa que mais da metade da população dos Estados Unidos tinha a doença. Isso fez com que a venda de insulina e de drogas afins se tornasse uma excelente oportunidade para se ganhar dinheiro, e por isso, continuam a ser receitadas aos pré-diabéticos e diabéticos, embora não façam nenhuma diferença.

Em 2008, uma declaração conjunta do Colégio Americano de Endocrinologia e da Associação Americana de Endocrinologistas Clínicos incentivou os médicos a tratarem os pré-diabéticos com drogas, mesmo que nenhuma delas tivesse sido aprovada pela Food and Drug Administration dos Estados Unidos[2].

Em 2010, a definição de diabetes tipo 2 foi ampliada para todos os efeitos, visando auxiliar o diagnóstico e tratamento precoces. Talvez tenha sido coincidência que nove dos catorze especialistas do painel que fizeram a recomendação trabalhassem para os fabricantes de medicamentos para o diabetes e no caminho de uma infindável enxurrada de dinheiro. Na liderança dessa decisão, os membros individuais receberam milhões de dólares; só a Associação Americana de Diabetes recebeu, em 2014, de seus "parceiros" farmacêuticos, mais de 7 milhões de dólares[3].

Quando a insulina foi descoberta pelo Dr. Banting em 1921, a droga foi licenciada para as empresas farmacêuticas sem uma patente, porque ele acreditava que esse milagre salvador de vidas estaria disponível a todos que dela precisassem. Entretanto, estima-se que a insulina, hoje oferecida em muitas formulações diferentes, tenha custado ao sistema público de saúde dos Estados Unidos 6 bilhões de dólares em 2012[4], em parte impulsionados pelos preços inflacionados. Entre 2010 e 2015, as novas insulinas ficaram entre 168% e 325% mais caras. Em 2013, a Lantus, uma forma de insulina de longa duração, faturou 7,6 bilhões de dólares como a droga mais vendida para o diabetes. Outros tipos ocuparam seis dos dez postos na lista das drogas campeãs de vendas.

Entre 2004 e 2013, nada menos que trinta novas medicações para o diabetes entraram no mercado. Depois de algumas oscilações, em 2015, as drogas para o diabetes faturaram 23 bilhões de dólares, mais do que a receita conjunta da Liga de Futebol Americano e da Associação Nacional de Basquete[5].

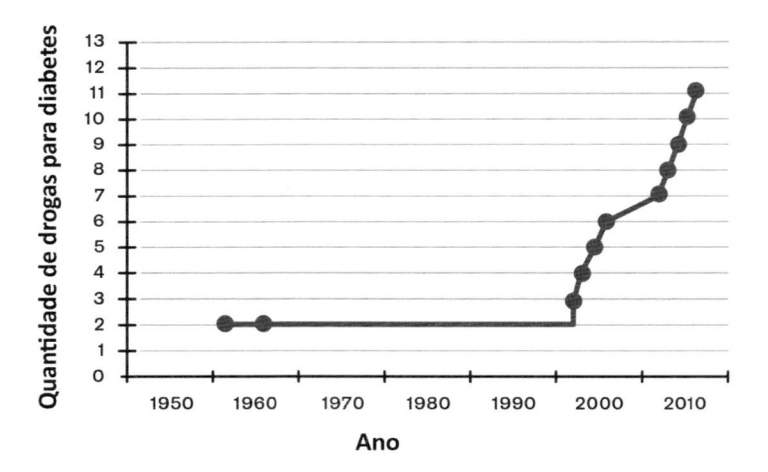

Figura 11.1 Variedade crescente de medicamentos para diabetes[6]

O foco do tratamento do diabetes tipo 2 é sempre baixar a glicose no sangue, pois isso está *associado* a melhores resultados para a saúde. Cada 1% de aumento da hemoglobina A1C está associado a uma ameaça 18% maior de eventos cardiovasculares, um risco de vida entre 12% e 14% mais alto e um risco de doenças renais e dos olhos 37% maior[7].

Mas não é uma correlação de causalidade. Baixar a glicose no sangue com medicação, e não com dieta e estilo de vida, não é necessariamente benéfico. Consideremos dois pacientes diabéticos do tipo 2 com A1C idênticos de 6,5%. Um deles não toma remédios e o outro usa 200 unidades diárias de insulina. As situações parecem idênticas, porém não são. A primeira reflete um diabetes leve, enquanto a outra é um diabetes severo. O uso da insulina não transforma o diabetes tipo 2 severo em tipo 2 leve. Os riscos cardiovasculares são completamente diferentes. A insulina não deve ter exercido nenhum efeito.

Não se tem evidências de que as insulinas mais recentes sejam mais eficientes que a original. As consequências do diabetes tipo 2 para a saúde pioraram desde que as novas opções passaram a ser receitadas. E as injeções exógenas não são mais somente para o diabetes tipo 1. Quase um terço dos diabéticos nos Estados Unidos está usando alguma forma de insulina[8]. Essa estatística assusta um pouco, considerando-se que 90% a 95% dos diabéticos norte-americanos são do tipo 2, para os quais os benefícios da insulina são altamente questionáveis.

Na verdade, existem outras medicações disponíveis para o diabetes tipo 2. Várias classes de drogas foram disponibilizadas ao longo de tantos anos e ainda são receitadas para grupos cada vez maiores de pacientes. Apesar de as pílulas redutoras da glicose no sangue – para os médicos, os hipoglicemiantes orais – serem muito receitadas, em longo prazo não solucionam o diabetes. Costumo dividir esses medicamentos em três categorias, com base no efeito que exercem sobre a insulina e, portanto, no peso corporal. Em geral, quanto mais eles aumentam as taxas de insulina, maiores são o ganho de peso e as variadas complicações associadas ao diabetes.

Medicamentos que engordam

Sulfonilureias (SUs)

As sulfonilureias estimulam o pâncreas a produzir mais insulina e reduzem efetivamente os açúcares no sangue. Essa classe de drogas foi descoberta em 1942, e desde então, tem sido muito receitada. Em 1984, uma segunda e mais eficiente geração de SUs foi introduzida nos Estados Unidos. As drogas mais usadas dessa categoria são a gliburida, a glipizida e a glicizida.

Em uma pesquisa sobre o diabetes tipo 2, realizada durante o Estudo Prospectivo do Diabetes no Reino Unido (UKPDS; ver Capítulo 10), ficou demonstrado que o tratamento intensivo com a classe de drogas SU quase não obteve resultados positivos no controle de longo prazo das complicações causadas pelo diabetes. O mais interessante é que o ganho de peso exacerbado em pacientes já obesos em algum momento criava problemas cardiovasculares. Um seguimento posterior do estudo original UKPDS demonstrou benefícios cardiovasculares apenas leves: as taxas de mortalidade foram reduzidas em 13%[9]. O paradigma da glicotoxicidade foi estabelecido para o diabetes tipo 2, mas muito pouco. Os efeitos dos medicamentos para baixar a glicose no sangue apresentaram benefícios marginais que levaram vinte anos para aparecer. Os riscos associados ao aumento de insulina e, consequentemente do ganho de peso, mal compensaram os benefícios da glicose mais baixa.

Estudos posteriores confirmaram essas questões. Uma revisão em 2012, de mais de 240 mil diabéticos recém-diagnosticados no banco de dados do Veterans Affairs em todos os Estados Unidos mostrou que iniciar o tratamento com SUs e não com metforminas aumentava em 21% o risco de doenças cardiovasculares[10]. Estudos realizados na Grã-Bretanha e em outras partes do mundo estimaram que o uso de SUs aumenta entre 40% e 60% o risco de infarto e de morte[11]. Além disso, os riscos são proporcionais à dose administrada[12]. Ou seja, quanto mais alta é a dose de SU, maior é o risco cardiovascular.

Um ensaio randômico e controlado realizado em 2012, padrão-ouro da medicina baseada em evidência, confirmou que iniciar a terapia com as SUs e não com metformina aumenta em 40% o risco de doença vascular[13], *apesar da glicose no sangue igualmente controlada*. A importância desse estudo não pode ser subestimada. Duas drogas que controlam a glicose no sangue da mesma maneira podem ter efeitos diferentes na saúde cardiovascular. A principal diferença? Uma estimula a insulina e o ganho de peso, a outra não. Se a glicotoxicidade é a mesma, a diferença deve estar na toxicidade da insulina das SUs.

Tiazolidinedionas (TZDs)

Nas décadas de 1980-90, a indústria farmacêutica não desenvolveu nem um único agente hipoglicemiante oral, porque a quantidade de pacientes que faziam uso deles era muito pequena e os benefícios questionáveis. Mas o número crescente de diabéticos e pré-diabéticos mudou completamente a política de medicação. Em 1999, a agência Federal de Departamento de Saúde e Serviços dos Estados Unidos (FDA), aprovou a primeira nova classe de drogas, as tiazolidinedionas (TZDs), em mais de uma década. Essas drogas interligavam os receptores das células de gordura, tornando-as mais sensíveis à insulina e amplificavam seus efeitos. Assim, a rosiglitazona, uma TZDs vendida sob o nome comercial de Avandia, e a pioglitazona, vendida como Actos, baixavam a glicose no sangue sem aumentar os níveis de insulina; em vez disso, ajudavam o corpo a usar melhor a insulina disponível.

Como se previa, a pesquisa apontou efeitos amplificadores das TZDs, tanto positivos quanto negativos. A glicose abaixava, porém, os pacientes ganhavam de 3 a 4 quilos de gordura, porque a insulina é o principal agente de ganho de peso. Também retinham líquidos, tipicamente em volta dos quadris, mas também nos pulmões, o que causava encurtamento da respiração e insuficiência congestiva no coração. Eram problemas leves, todavia, o pior ainda estava por vir.

Por volta de 2007, o influente *New England Journal of Medicine* publicou que a rosiglitazona aumentava inesperadamente o risco de infartos[14]. Rapidamente, a FDA convocou um conselho consultivo de especialistas independentes[15]; deliberações similares aconteceram na Europa. Foi investigada uma possível manipulação de dados no estudo Ambiente Residencial e Doenças Coronárias (RECORD, na sigla em inglês), um dos principais experimentos já realizados para "provar" a segurança da rosiglitazona, e concluiu-se que as questões relacionadas às doenças cardíacas estavam bem identificadas[16]. A rosiglitazona estava associada a um risco 25% mais alto de infartos.

Em 2011, Europa, Reino Unido, Índia, Nova Zelândia e África do Sul proibiram o uso de rosiglitazona, embora a FDA ainda permitisse a venda nos Estados Unidos, mas com um aviso de advertência aos pacientes. Isso interferiu drasticamente nas vendas. Os médicos pararam de receitar a medicação, as pessoas se recusaram a tomá-la e, em 2012, as vendas despencaram para insignificantes 9,5 milhões de dólares.

O fiasco deixou em sua esteira mudanças políticas positivas. Daí em diante todos os medicamentos para o diabetes tiveram que passar por experimentos de segurança em larga escala a fim de salvaguardar os interesses públicos. O Dr. Clifford Rosen, presidente do conselho da FDA, identificou o problema-chave. As novas drogas eram aprovadas com base unicamente na capacidade de baixar a glicose no sangue, sob a hipótese não comprovada de que esse efeito reduzia a carga cardiovascular. Entretanto, até agora as evidências, aí incluídos os estudos **UKDS, ACCORD, ADVANCE, CADT e ORIGIN**, não conseguiram confirmar esses benefícios teóricos. Baixar a glicose no sangue tem pouca relação com proteger a lesão nos órgãos causada pelo diabetes tipo 2.

Outra TZD, a pioglitazona, teve problemas com câncer na bexiga. Comparada a outros medicamentos para o diabetes, a pioglitazona foi associada a um risco 63% maior de câncer de bexiga[17]. O risco é maior com o uso prolongado e em doses mais altas.

Os efeitos colaterais conhecidos, como ganho de peso e retenção de líquido, foram suficientes para os médicos suspenderem temporariamente a prescrição, mas as novas suspeitas de riscos cardiovasculares e de câncer selaram definitivamente o destino da classe de drogas TZD. Na América do Norte, elas são raramente prescritas e as pessoas pararam de usá-las.

Medicamentos neutros quanto ao ganho de peso

Metformina

A metformina, o mais potente dos medicamentos da classe das biguanidas, foi descoberta pouco depois da insulina e descrita na literatura científica em 1922. No ano de 1929, notou-se o efeito redutor de açúcar em estudos feitos com animais, mas só em 1957 a droga foi usada pela primeira vez em humanos para tratar o diabetes. As biguanidas bloqueiam a gliconeogênese, impedindo que o fígado produza glicose. Esse efeito reduz o risco da hipoglicemia e do ganho de peso porque a metformina não aumenta os níveis de insulina no organismo.

A metformina foi incluída no Formulário Nacional Britânico em 1958 e introduzida no Canadá no ano de 1972. A FDA só aprovou a droga nos Estados Unidos em 1994, pois um efeito colateral muito raro, a acidose láctica, era preocupante. Contudo, devido seu potente efeito salvador de vidas, demonstrado pelo UKPDS, na comparação a outras drogas para o tratamento do diabetes, sentiu-se que os benefícios compensavam os riscos, e a metformina passou a ser a droga mais receitada em todo o mundo.

Como não aumenta a insulina, ela não causa obesidade e, portanto, não piora o diabetes. Parece uma boa coisa. O problema é que a metformina (e outras biguanidas) não elimina a causa raiz da doença, ou seja, não retira do corpo o excesso de açúcar. Lembre-se de que a hiperinsulinemia causa diabetes tipo 2. Embora essas drogas tenham como alvo a glicose sanguínea, pouco fazem para aliviar a hiperinsulinemia subjacente. Elas cuidam do sintoma, mas, por não eliminarem a causa, a resistência à insulina continua aumentando; o diabetes é controlado, porém não é eliminado.

Clinicamente, isso fica muito claro. Uma vez iniciado o tratamento com metformina, é improvável que se possa parar de tomá-la sem fazer uma mudança intensiva no estilo de vida. Por isso, ela administra a doença durante um tempo, mas em algum momento o paciente precisará de doses mais altas. O processo intrínseco da doença continuará em evolução.

Inibidores da dipeptidil peptidase-4 (DPP-4)

Em 2006, o FDA aprovou uma nova classe de medicamentos chamados inibidores da dipeptidil peptidase-4 (DPP-4). Essas drogas visam baixar a glicose no sangue bloqueando a quebra das incretinas, que são os hormônios liberados pelo estômago para aumentar a secreção de insulina em reação aos alimentos. Níveis altos de incretina estimulam a liberação de insulina; entretanto, como a reação da insulina não é constante, esses medicamentos não causam ganho de peso. O risco de hipoglicemia também é baixo.

Esperava-se muito dessa nova classe de medicamentos, mas um estudo concluído em 2013, chamado estudo SAVOR[18] (Saxagliptin Assessment Of Vascular Outcomes Recorded In Patients With Diabetes Mellitus), e outro estudo de 2015, o Trial Evaluating Cardiovascular Outcomes with Sitagliptin (TECOS)[19], frustraram essas expectativas. A FDA autorizou experimentos randômicos controlados em ambos os casos após o fracasso da rosiglitazona, e nenhum deles demonstrou evidências benéficas claras com o uso em longo prazo. Também não houve efeitos protetivos contra doenças cardiovasculares. Os medicamentos baixam a glicose no sangue, mas não reduzem infartos e AVCs. Novamente, o paradigma da glicotoxicidade provou ser falso. Sim, é possível reduzir a glicose no sangue, porém não, ninguém fica mais saudável por isso.

Apesar disso, o fato de esses medicamentos não estarem matando ninguém foi um bom motivo para receitá-los. Em 2015, o inibidor DPP-4, sitagliptina, arrecadou 3,86 bilhões de dólares e passou a ser a segunda droga para diabetes mais vendida em todo o mundo, só se igualando ao Lantus, uma forma de insulina de efeito em longo prazo[20].

Medicamentos que ajudam a perder peso

Inibidores do cotransportador de sódio/glicose 2 (SGLT2)

A mais nova classe de medicamentos, os chamados inibidores do cotransportador de sódio-glicose 2 (SGLT2), bloqueia a reabsorção da glicose nos rins para que a glicose vaze para a urina, reproduzindo o mecanismo de proteção do organismo no caso de hiperglicemia severa. O que acontece se não bloqueamos esse mecanismo de proteção, mas o intensificamos?

Onde as drogas clássicas do diabetes aumentam a insulina, os inibidores SGLT2 abaixam[21], forçando o organismo a eliminar a glicose. O resultado é glicose mais baixa no sangue, mas também menos peso, menos pressão sanguínea e indicadores mais baixos de enrijecimento arterial[22]. Como a causa raiz da diabesidade é a hiperinsulinemia, finalmente temos uma droga que abaixa a insulina com sucesso. Seria esse um benefício cardiovascular comprovado?

Não seria um mero chute, mas um gol de placa. O estudo EMPA-REG de 2015 (Empaglifozina: Resultados Cardiovasculares (CV) e Mortalidade em Pacientes com Diabetes *Mellitus* Tipo 2)[23] revelou que os SLGT2s reduzem o risco de vida em incríveis 38%. A boa notícia não para por aí. Diminuem também em quase 40% o risco de as doenças renais progredirem e em surpreendentes 55% a necessidade de diálise[24]. Os imprecisos benefícios cardiovasculares e renais que os estudos anteriores não tinham detectado foram finalmente comprovados.

Notavelmente, o efeito diminuidor de glicose sanguínea foi muito modesto. O A1C caiu apenas 0,47%, muito abaixo de todos os outros medicamentos mais utilizados, mas os benefícios foram bem maiores. Esse resultado também reforçou que a glicotoxicidade é um agente menos importante. Os inibidores SGLT2 baixaram simultaneamente tanto a toxicidade da insulina quanto a glicotoxicidade, com resultados incríveis.

Ajudar a perder peso é um dos benefícios mais notáveis dessas drogas. Os pacientes não só emagrecem, diferentemente de todos os outros experimentos dietéticos, como mantêm a perda de peso nos dois anos seguintes. Com a canagliflozina, por exemplo, os pacientes perderam mais 3 quilos e não engordaram mais[25].

O principal efeito colateral dessa classe de medicamentos é o maior risco de infecções no trato urinário e infecção por fungos devido à maior concentração de glicose na urina. Mas são infecções leves e tratáveis. O efeito colateral mais grave é o risco de cetoacidose. A comprovada combinação de proteger os órgãos, baixar a glicose sanguínea, baixar a insulina e perder peso é um forte incentivo para os médicos prescreverem essas novas drogas. As vendas têm aumentado rapidamente, com alguns analistas prevendo um faturamento de até 6 bilhões de dólares em 2020[26].

Inibidores alfa-glicosidase

Apesar do estardalhaço, o SGLT2 não foi o primeiro agente hipoglicemiante a apresentar benefícios cardiovasculares comprovados. Outra droga esquecida hoje em dia já tinha demonstrado os mesmos benefícios. O Acarbose é uma medicação oral para o diabetes introduzida nos Estados Unidos em 1996. Ele bloqueia as enzimas alfa-glicosidase e alfa-amilase, que são necessárias para a digestão adequada dos carboidratos. Bloquear essas enzimas impede que os carboidratos mais complexos, que são cadeias de glicose, se subdividam em moléculas de glicose e reduzam a sua capacidade de absorção. O Acarbose equivale, basicamente, a uma dieta de baixo carboidrato.

O Estudo para Prevenir o Diabetes *Mellitus* em Não Insulinodependentes (Stop-NIDDM, na sigla em inglês)[27] de 2003, mostrou que o Acarbose, apesar do rebaixamento relativamente inexpressivo da glicose no sangue, reduzia em notáveis 49% o risco de eventos cardiovasculares e em 34% a hipertensão. Além desses benefícios sem precedentes, também diminuía o peso corporal em 1,41 quilos e a circunferência da cintura em 0,79 cm. Esses resultados já eram previstos, porque se espera que bloquear a absorção dos carboidratos dietéticos diminua os níveis de insulina.

Na época da publicação, os benefícios foram atribuídos ao efeito rebaixador da glicose no sangue e esperava-se que medicações redutoras da glicose no sangue mais potentes trariam ganhos ainda maiores. Por volta de 2008, os experimentos ACCORD, ADVANCE, VADT e ORIGIN demonstraram de forma conclusiva que o Acarbose não baixava a glicose no sangue, todavia, funcionava muito bem onde outros medicamentos falhavam, pois reduzia tanto a glicotoxicidade quanto a toxicidade da insulina, em vez de trocar uma pela outra.

O Acarbose continua sendo muito usado na China e em partes da Ásia porque custa pouco, mas muito menos na América do Norte, pois o efeito rebaixador da glicose no sangue não é tão forte e a distensão abdominal é um efeito colateral desagradável.

Análogos do peptídeo-1 semelhantes ao glucagon (GLP-1)

Esses análogos são medicações para o diabetes que imitam o efeito dos hormônios incretinas. Normalmente, as incretinas secretadas pelo estômago têm vários papéis fisiológicos quando comemos. Elas ajudam a liberar a insulina, mas também diminuem a mobilidade do estômago e a saciedade. Os inibidores DPP-4 aumentam os níveis de incretina e os análogos GLP-1 alcançam níveis que muitas vezes estão acima do normal.

As incretinas aumentam a reação da insulina à comida, por isso, as taxas de glicose no sangue caem após as refeições. O aumento transitório da insulina não é suficiente para causar ganho de peso, porém, as incretinas movimentam a comida mais lentamente no estômago, dando sensação de saciedade, diminuindo o consumo e ajudando a perder peso. Mas também respondem pelos principais efeitos colaterais, que são náusea e vômito. O Liraglutide, o experimento líder do análogo GLP-1, de 2016, mostrou que a náusea ocorria com quatro vezes mais frequência no grupo que recebia a droga do que no grupo do placebo[28]. Os pacientes sob medicação perderam em média 2,3 quilos de peso comparados aos de placebo e baixaram o A1C em 0,4%.

O efeito rebaixador da glicose no sangue era bem mais modesto, mas não os benefícios cardiovasculares. O Liraglutide reduziu doenças cardiovasculares e morte em aproximadamente 15%. Embora menos potente que a classe de inibidores SGLT2 ou o Acarbose, era muito eficaz e prometia benefícios clínicos. Porém o paradigma da glicotoxicidade foi inadequado para explicar o que estava acontecendo. Os benefícios clínicos só apareciam quando a glicotoxicidade e a toxicidade da insulina caíam.

Apenas uma troca, não a solução

Os medicamentos padrão para o diabetes tipo 2 representam uma troca entre a glicotoxicidade e a toxicidade da insulina. A insulina, as TZDs e as SUs aumentam a insulina, porque reduzem a hiperglicemia. O efeito dessa elevação é clinicamente óbvio no ganho de peso. O preço do melhor controle da glicose tem sido aumentar a dose de insulina, portanto, não há custo-benefício. Esses medicamentos apenas trocam a glicosidade mais baixa pela toxicidade da insulina mais alta.

Os medicamentos metformina e DPP-4 usam mecanismos diferentes de aumentar o hormônio para baixar a glicose no sangue. Mas também não abaixam as taxas de insulina, de modo que o resultado não é ganho de peso nem perda de peso. Os efeitos da redução da glicotoxicidade enquanto a insulina se mantém neutra são mínimos. Clinicamente, essas medicações são neutras em relação ao peso, todavia também são neutras quanto aos riscos e aos benefícios cardiovasculares.

O Acarbose, os inibidores SGLT2 e os análogos GLP-1 baixam a glicose, mas também diminuem a insulina e causam perda de peso. Como o diabetes tipo 2 é uma doença caracterizada pelos níveis altos no sangue tanto de glicose quanto de insulina, espera-se que esses medicamentos apresentem os melhores resultados. E, sem dúvida, apresentam. No caso de uma doença com excesso de insulina, abaixá-la só poderá fazer bem. Essas três categorias de medicamentos podem ser boas (abaixam a insulina, diminuem o peso e as complicações), ruins (são neutras) e péssimas (aumentam a insulina, o peso e as complicações).

	Perda de peso	Peso neutro	Ganho de peso
Drogas	Acarbose Inibidores SGLT 2 Análogos GLP-1	Metformina Inibidores DPP-4	Insulina Sulfonilureias TZDs
Níveis de insulina	Baixa insulina	Neutro	Alta insulina
Resultados cardiovasculares comparados com a metformina	Diminui infartos e morte	Neutro	Aumenta infartos e morte
Veredicto?	Boa	Ruim	Péssima

Tabela 11.1 Hipoglicemiantes orais no diabetes tipo 2: Uma comparação

Os clássicos hipoglicemiantes orais eram os agentes neutros para a insulina ou os que aumentavam seus níveis. Isso explica por que a revisão das meta-análises disponíveis na literatura até 2016, aí incluídos os testes randômicos controlados, concluiu que "não há evidência importante da eficácia da insulina a longo prazo em qualquer resultado clínico do diabetes tipo 2. Há, porém, uma tendência a efeitos adversos clinicamente perigosos, como hipoglicemia e ganho de peso"[29]. Em outras palavras, o tratamento com insulina, aí incluídos os medicamentos que apenas simulam a propriedade desse hormônio de baixar a glicose no sangue, não traz benefícios perceptíveis nem riscos importantes. A insulina é "bem mais perigosa que outros tratamentos ativos".

Uma revisão similar publicada no *Journal of the American Medical Association* de todos os testes relevantes até março de 2016 concluiu que nenhuma das classes de drogas consideradas, inclusive metformina e os inibidores SUS, TZDs e DPP-4, reduziu as doenças cardiovasculares e outras complicações[30]. O mais importante é que as medicações mais antigas não reduziram a hiperinsulinemia, que é a raiz do problema, mas a aumentaram. Insistimos: o diabetes vai persistir a menos que tratemos sua causa.

Se a evidência científica é cristalina, as diretrizes do diabetes demoram a refletir essa realidade. O Dr. Victor Montori, da Clínica Mayo, descobriu que 95% das diretrizes publicadas recomendavam o uso das drogas para o diabetes, apesar de inexistirem benefícios[31]. Por que a pessoa toma medicamentos que não trazem benefícios? Pior que isso, por que usa medicamentos que não beneficiam *e* engordam?

O tratamento clássico, que usa exclusivamente fármacos redutores da glicose no sangue, seria mais bem descrito como *não* tratar o diabetes tipo 2. Em comparação, os agentes mais novos que reduzem a glicose no sangue e os níveis de insulina demonstram benefícios, reduzindo as complicações cardíacas e renais do diabetes tipo 2. Ainda assim, esses medicamentos, embora sejam um importante passo à frente, não são a resposta; eles não revertem a causa raiz do diabetes tipo 2, que é a dieta. Seguir uma dieta de baixa gordura, restrita em calorias e exercitar-se são há muito tempo um estilo de vida recomendado para o tratamento do diabetes tipo 2. Mas há um problema nesse conselho aparentemente de bom senso: ele também não funciona.

CAPÍTULO 12

DIETAS DE BAIXA CALORIA E EXERCÍCIOS: NÃO SÃO A SOLUÇÃO

Em 2015, quando a Dra. Sarah Hallberg subiu no pódio da Universidade de Purdue para uma *TEDx talk*[1] sobre a reversão do diabetes, poucas pessoas na plateia esperavam ouvir o que ela disse: a reversão do diabetes tipo 2 começa por se ignorar as diretrizes.

A Dra. Hallberg, que dirige o programa de emagrecimento da Universidade de Indiana, disse com todas as letras que a dieta de baixa gordura recomendada pela Associação Americana de Diabetes (ADA) e por inúmeras outras organizações médicas não funciona. Os especialistas estavam prejudicando os pacientes ao invés de ajudá-los. Mas uma simples troca de dieta tinha o potencial de melhorar o diabetes e ajudar a perder peso.

Sua palestra tornou-se a sensação da internet, ela foi convidada a se apresentar no rádio e na televisão, e foi capa da *New York Times Sunday Review*[2]. A mensagem de esperança tocava em um ponto nevrálgico. Por quê? Porque *fazia sentido*. Quais seriam essas diretrizes que deveríamos ignorar?

A era da baixa gordura

No início dos anos 2000, a tarefa monumental de recomendar uma dieta adequada para os diabéticos do tipo 2 foi assumida pelo Dr. Richard Kahn, então médico-chefe do setor científico da ADA. Como bom cientista, ele fez uma revisão dos dados já publicados. "Quando se recorre à literatura, percebe-se que é muito fraca", disse ele[3]. Mas não era uma resposta que a ADA devesse dar. As pessoas queriam ouvir conselhos sobre dietas. Então, sem se basear em nenhuma evidência, o Dr. Khan deu um conselho genérico para todo mundo: a dieta tem que ter pouca gordura e muito carboidrato. "É a dieta dos os norte-americanos", concluiu. E se servia para os americanos, serviria também para os diabéticos do tipo 2.

De onde vinha isso? O Comitê de Nutrição e Necessidades Humanas do Senado dos Estados Unidos publicou o primeiro *Dietary Guidelines for*

Americans em 1977. A partir de 1980, o Departamento de Agricultura (USDA) e o Departamento de Saúde e Serviço Social dos EUA passaram a publicar em conjunto orientações dietéticas a cada cinco anos. E no Canadá o governo federal atualiza e publica regularmente um guia de alimentação desde 1942.

Desde então, as pirâmides alimentares publicadas nesses manuais passaram a informar os alimentos que deviam ser escolhidos e recomendados pelos médicos. E os alimentos que estavam na base da pirâmide, que deviam ser consumidos preferencialmente, eram os grãos e carboidratos refinados. O grupo "pão, arroz, cereais e massas", que devia ser consumido de seis a onze porções diárias é exatamente o que causa o maior aumento de glicose no sangue. E é justamente a dieta que não conseguiu interromper a obesidade e a epidemia de diabetes tipo 2 ao justapor dois fatos indiscutíveis:

1. o diabetes tipo 2 se caracteriza pela glicose alta no sangue;
2. os carboidratos refinados aumentam os níveis de glicose no sangue mais do que qualquer outro alimento.

Então, quem tinha diabetes tipo 2 devia consumir os mesmos alimentos que aumentavam a glicose no sangue? "Não faz sentido", pensamos. Por outro lado, não só o USDA, mas a Associação Europeia para o Estudo do Diabetes (EASD, na sigla em inglês), a Associação Canadense do Diabetes, a Associação Americana do Coração e o Painel Nacional de Educação do Colesterol recomendaram dietas semelhantes. Todas essas associações recomendaram manter os carboidratos em elevados 50% a 60% do total de calorias e a gordura dietética em menos de 30%.

A posição sobre nutrição da Associação Americana do Diabetes foi: "Estratégias alimentares que incluem a redução de calorias e do consumo de gordura dietética reduzem o risco de desenvolver diabetes, portanto são recomendadas"[4]. Uma lógica difícil de se entender. A gordura da dieta não aumenta a glicose no sangue. Reduzir a gordura para enfatizar os carboidratos que *aumentam* a glicose no sangue pode *proteger* contra o diabetes? Como foi que eles acharam que isso funcionaria? Recomendou-se, então, contrariando o senso comum, que "o consumo de sacarose e de alimentos contendo sacarose por diabéticos não deve ser restringido". Tudo bem que os diabéticos do tipo 2 consumissem açúcar? Ninguém em sã consciência espera que isso abaixe a glicose no sangue, e a prova veio logo em seguida.

A era da baixa gordura foi um tiro que saiu pela culatra

O estudo randômico de 2012 sobre as Opções de Tratamento para o Diabetes Tipo 2 em Adolescentes e Jovens Adultos (TODAY, na sigla em inglês)[5] reduziu o consumo calórico para minúsculas 1.200 a 1.500 calorias diárias em uma dieta de baixa gordura, aliada a exercícios físicos. Eram exatamente as mesmas recomendações das diretrizes da ADA de 2008. Ofereceu-se um aconselhamento dietético intensivo para motivar a adesão de um grupo de adolescentes. Os esforços tanto dos pacientes quanto da equipe responsável pelo estudo não conseguiram baixar a glicose no sangue – e o índice de fracasso foi muito alto. Quase 50% dos pacientes precisaram de mais medicamentos em doses ainda maiores. Se eles adotaram ou não o estilo de vida recomendado *não importa*. Independentemente disso, o diabetes nos jovens piorou ao invés de melhorar. O que assusta nesse estudo é que se não funcionou para os adolescentes, o que esperar de pessoas de meia-idade e idosas?

A clássica estratégia "Coma Menos, Movimente-se Mais" também não funcionou. Mas estava claro desde o princípio que não funcionaria. Reduzir a gordura da dieta significa aumentar os carboidratos, porque é muito difícil consumir só proteínas. No mundo ocidental, os carboidratos não são folhas verdes, mas grãos e açúcares refinados que aumentam ao máximo a glicose e a insulina no sangue.

O que certamente existia por trás dessa recomendação de dieta de baixa gordura era a crença de que baixando a gordura dietética nos protegemos contra infartos e AVCs. As causas mais comuns de morte no diabetes tipo 2 são as doenças cardiovasculares, falsamente atribuídas à gordura dietética. Certamente, estava previsto que o diabetes pioraria sob um regime de baixa gordura e alto carboidrato, mas presumia-se que os benefícios compensariam o risco. Bastou uma inspeção mais cuidadosa para que esses benefícios ilusórios explodissem como um abscesso maduro.

Por volta de 1997, o Nurses' Health Study (ver Capítulo 4), um grande estudo observacional da Universidade de Harvard, não encontrou nenhuma relação entre gordura ou colesterol dietéticos e doenças cardíacas[6]. Cerca de 50 mil mulheres seguiram a dieta de baixa gordura e calorias reduzidas por mais de oito anos[8], e os índices de cardiopatias e AVCs não diminuíram. Apesar da boa adesão com anos de restrições calóricas, as mulheres perderam menos de um quarto de quilo.

Não há, definitivamente, nenhum benefício tangível de uma dieta de baixa gordura no longo prazo[9]. Outros estudos chegaram rapidamente a essa conclusão. Em quarenta anos de pesquisas para tentar interligar a gordura e o colesterol dietéticos às cardiopatias, não foi encontrada nenhuma evidência[10].

O mesmo se deu com pacientes diabéticos. O estudo clínico Ação pela Saúde no Diabetes (LookAHEAD) acompanhou mais de 5 mil pacientes obesos com diabetes tipo 2 em dezesseis cidades dos Estados Unidos. Os pesquisadores compararam um grupo de controle que recebia a intervenção padrão para o diabetes com um segundo grupo que consumia apenas 1.200 a 1.800 calorias diárias, menos de 30% delas oriundas de gorduras, e faziam 175 minutos diários de atividade física de intensidade moderada[11]. Essa era a recomendação das associações de diabetes do mundo todo, de uma "intervenção intensiva no estilo de vida". Mas cumpriu a promessa de reduzir as doenças cardíacas? Não.

Em 2012, o experimento foi encerrado após 9,6 anos de esperanças frustradas. Era inútil continuar porque os dados indicavam que não havia chance de os pacientes terem benefícios cardiovasculares. Os pesquisadores jogaram a toalha. A dieta de baixa gordura e calorias reduzidas falhou mais uma vez.

As evidências científicas têm refutado consistentemente a crença segundo a qual diminuir a gordura dietética emagrece e reduz as doenças cardíacas[12]. Por fim, o *Dietary Guidelines for Americans* de 2015 (o mais recente) retirou os limites de consumo da gordura dietética e reconheceu que existem gorduras saudáveis, como as do azeite de oliva, das castanhas e dos abacates. E a dieta de baixa gordura e calorias reduzidas rolou ladeira abaixo.

O método dos exercícios

As intervenções no estilo de vida, tipicamente uma combinação de dieta e exercícios, são um sustentáculo universalmente reconhecido dos tratamentos do diabetes tipo 2. Ambos são considerados igualmente benéficos. E por que não seriam?

Os exercícios ajudam nos esforços de perda de peso, embora os efeitos sejam muito mais modestos do que se imagina. Ainda assim, a inatividade física é um fator de risco independente para mais de vinte e cinco doenças crônicas, entre elas as cardiovasculares e o diabetes tipo 2[13]. Baixos níveis de atividade física em sujeitos obesos são um indicador de morte mais seguro do que os níveis de colesterol, o tabagismo e a alta pressão sanguínea[14].

Os benefícios dos exercícios vão muito além da perda de peso. Programas de exercícios melhoram a força e o equilíbrio, a pressão sanguínea, o colesterol, a glicose no sangue e a sensibilidade à insulina, sem envolver medicamentos e seus potenciais efeitos colaterais. Atletas treinados têm níveis de insulina consistentemente baixos, benefícios que podem ser mantidos por toda a vida, como demonstram estudos feitos com atletas idosos. É um bom retorno para um investimento tão baixo.

Porém os resultados tanto de exercícios aeróbicos quanto de resistência no diabetes tipo 2 variam[15 16]. Meta-análises mostram que o exercício consegue reduzir de maneira significativa o A1A sem mudar a massa corporal. Isso sugere que a atividade física não precisa reduzir o peso para oferecer benefícios, refletindo a experiência clínica em pacientes. Entretanto, o corolário é que os programas de exercícios têm efeito mínimo para a perda de peso.

Apesar de todos os benefícios oferecidos pela prática de atividades físicas, não se surpreenda se eu disser que *não* considero essa uma informação útil. Por que não? *Porque todo mundo sabe disso.* As vantagens decorrentes dos exercícios são exaltadas há quarenta anos. Ainda não encontrei uma só pessoa que não tenha entendido que eles ajudam o diabetes tipo 2 e as doenças cardíacas. Se todo mundo já sabe, para que repetir?

O maior problema é a não adesão. Muita coisa impede alguém de adotar um programa de exercícios: a própria obesidade, dores nas articulações, neuropatias, doença vascular periférica, dor nas costas e doenças cardíacas combinam-se para que o exercitar-se seja algo difícil e até inseguro. Sobretudo, suspeito que a principal causa sejam os resultados não visíveis. Os benefícios são supervalorizados e os exercícios nem sequer se aproximam das vantagens tão apregoadas. A perda de peso é sempre mínima. A ausência de resultados, apesar dos imensos esforços, é decepcionante.

O impacto decepcionante dos exercícios

Conceitualmente, os exercícios são a forma ideal de queimar o excesso de calorias da glicose. As recomendações são exercitar-se 30 minutos diários, cinco dias na semana, em um total de 150 minutos semanais. A um ritmo modesto, o resultado é um gasto energético extra de 150 a 200 calorias por dia, ou de 700 a 1000 calorias por semana. Quantidades pálidas se comparadas a um consumo total de energia de 14 mil calorias semanais.

De acordo com estudos, os programas de atividades físicas produzem substancialmente menos benefícios do que o esperado. Por duas razões principais: em primeiro lugar, elas estimulam o apetite. Tende-se a comer mais após exercitar-se e a expectativa de perder de peso é reduzida. Em segundo lugar, um programa de exercícios normal tende a diminuir atividades que não envolvam exercitar-se. Por exemplo, se a pessoa faz um trabalho físico pesado durante todo o dia, é improvável que ela volte para casa e corra 10 quilômetros só por prazer. Por outro lado, se ela ficar sentada na frente do computador o dia inteiro, correr 10 quilômetros lhe fará muito bem. Esses efeitos compensatórios são um fenômeno muito bem descrito nos estudos dos exercícios. À medida que aumentamos a intensidade ou a duração deles, descobrimos que estamos comendo mais ou fazendo menos outras atividades que não envolvam exercitar-se. São compensações que reduzem diretamente os efeitos benéficos do programa de atividades.

Por fim, o grande problema é que o diabetes tipo 2 *não é causado pela falta de exercícios*. O problema subjacente é o excesso de glicose e frutose dietéticas causando a hiperinsulinemia. As atividades físicas só são capazes de melhorar a resistência muscular à insulina, mas não melhoram a resistência hepática. A gordura no fígado é o primeiro passo para desenvolver o diabetes tipo 2 e não se pode exercitar o órgão para torná-lo mais saudável. Para reverter a doença é preciso tratar a causa raiz, que é dietética.

Imagine que você abriu a torneira da pia até o final, então ela enche de água rapidamente, porque o escoamento é mais lento. Alargar um pouco mais o ralo não é solução, pois não resolverá o problema anterior. A solução mais óbvia é fechar a torneira. No diabetes tipo 2, uma dieta repleta de carboidratos e açúcares refinados está enchendo seu corpo rapidamente de glicose e frutose. Ampliar o ralo com exercícios terá um efeito mínimo. A solução óbvia é fechar a torneira. E isso nos leva à próxima seção, que é como tratar efetivamente o diabetes tipo 2.

Elena

Elena, 63 anos, foi diagnosticada com diabetes tipo 2 três anos antes de nos conhecermos. Ela contou que tinha um histórico de pressão alta, colesterol alto e obesidade – as manifestações clássicas da síndrome metabólica – e evidência de gordura no fígado. Ela tomava metformina para o diabetes e outras medicações para baixar a pressão e o colesterol. Seu A1C era de 6,2%.

Quando Elena aderiu ao programa IDM, conversamos sobre as dietas de baixos carboidratos e gorduras saudáveis, e ela começou a fazer um regime de jejum de 36 horas, três vezes por semana. Como lhe haviam dito para comer pequenas porções durante todo o dia, jejuar exigiu dela uma nova mentalidade. Duas semanas após iniciar o programa, Elena conseguiu parar de tomar a metformina. Um ano depois, ela parou de tomar medicação para a hipertensão e a pressão sanguínea se normalizou. Em nosso último encontro, seu A1C era de 5,2%, bem dentro da faixa normal.

Atualmente, Elena é considerada não diabética. Os marcadores no sangue que indicam dano no fígado se normalizaram e ela não tinha mais gordura no fígado, que é a causa de doença hepática crônica. Além disso, ela perdeu 27 quilos, 24 cm de cintura e reverteu completamente a síndrome metabólica.

Richard

Richard, 76 anos, foi diagnosticado com diabetes tipo 2 há dez anos. Além disso, tinha pressão alta, sofreu um AVC, tinha doença vascular periférica, batimentos cardíacos irregulares (fibrilação atrial) e doença renal crônica. Há seis anos ele tomava insulina (36 unidades diárias) e dois hipoglicemiantes orais, e seu A1C permanecia alto, em 8,4%.

Conheci Richard depois que ele começou a tomar insulina. No programa IDM, ele começou a dieta de baixos carboidratos e gorduras saudáveis, além de um jejum de 24 horas três vezes por semana. Em um mês, ele não precisou mais da insulina e, em seis meses, livrou-se de todos os medicamentos orais. A proporção da sua albumina-creatina, medida de um rim diabético, caiu para dois terços; ele perdeu 5 quilos e a cintura encolheu 12 cm. No momento presente, o A1C de Richard é de 5,4% sem medicamentos, o que o classifica como não diabético.

PARTE 5
COMO TRATAR EFETIVAMENTE O DIABETES TIPO 2

CAPÍTULO 13

LIÇÕES DA CIRURGIA BARIÁTRICA

Adrian pesava 203 quilos, era obeso mórbido e tinha diabetes tipo 2. Clinicamente impedido de trabalhar em razão de todas as doenças associadas, aposentou-se em 2014. Adrian finalmente optou por uma cirurgia de perda de peso, conhecida como bariátrica e, em cinco semanas, seu diabetes desapareceu por completo[1]. O mais interessante é que a reversão do diabetes tipo 2 não é exceção e sim a regra geral após o procedimento.

Quantas vezes já nos disseram que o diabetes tipo 2 é uma doença crônica e progressiva? Essa ideia só é aceita como fato porque há muitos anos tratamos os sintomas (hiperglicemia) e não a causa. A cirurgia bariátrica prova que fomos todos enganados: o diabetes tipo 2 é uma doença reversível e passível de prevenção. Se tratamos a causa (hiperinsulinemia), revertemos o diabetes. Lembre-se do conselho do Dr. Hallberg no capítulo anterior: ignorar diretrizes. O que a bariátrica tem a nos ensinar sobre o diabetes tipo 2? Muito, como se pôde perceber.

As primeiras tentativas cirúrgicas para perda de peso

A primeira tentativa de curar a obesidade cirurgicamente foi literalmente fechar a boca. A lógica tinha sentido, embora não fosse muito criativa, mas esse tratamento restritivo não deu bons resultados, pois os pacientes se alimentavam só de líquidos e as bebidas açucaradas muito calóricas inviabilizavam o emagrecimento. Os severos efeitos colaterais foram os grandes responsáveis. As infecções dentárias e o vômito eram insuportáveis e progrediam com o tempo. Frequentemente, esses problemas levavam à reversão da cirurgia[2].

Em 1925, a revista *Lancet* publicou que a remoção parcial do estômago no caso de uma úlcera péptica causava perda de peso e a total resolução do açúcar na urina, hoje chamada diabetes[3]. O estômago diminuído reduzia efetivamente a quantidade que a pessoa podia comer. Matérias similares foram publicadas periodicamente entre os anos de 1950 e 1960. Foi uma descoberta interessante, mas os resultados não se sustentaram. Com o passar do tempo, o estômago se expandia e os pacientes voltavam a comer normalmente. Recuperavam o peso e com ele o diabetes tipo 2.

Cirurgia de derivação jejunocólica

A fase atual da cirurgia bariátrica começou em 1963, quando se observou que a remoção do intestino delgado, que absorve a maior parte dos nutrientes ingeridos, causava uma perda de peso importante. A partir disso, desenvolveu-se a cirurgia de derivação (ou bypass) jejunocólica, em que o intestino delgado é desviado e o alimento é reorientado do estômago direto para o cólon. Sucesso! Com esse método mal-absortivo os pacientes perdiam bastante peso.

Porém os efeitos colaterais logo apareceram. A derivação, ou desvio, no intestino delgado impedia que os alimentos passassem pelo processo digestivo normal. Realmente um problema: ao passar direto, o alimento não ficava no organismo tempo suficiente para ser absorvido e armazenado como gordura corporal, e a energia dietética era imediatamente eliminada pelas fezes. Assim, a passagem direta impedia que os nutrientes essenciais dos alimentos fossem apropriadamente absorvidos, ou nem fossem. E os pacientes desenvolviam cegueira noturna por deficiência de vitamina A e osteoporose por falta de vitamina D. Outros problemas muito comuns eram diarreia severa e aumento exagerado de bactérias, insuficiência hepática e cálculos renais. A diarreia constante causada pela má absorção da gordura criava escoriações anais e hemorroidas. Não é pouca coisa. Esse procedimento também foi logo abandonado.

Derivação jejunoileal

Tantas complicações forçaram a adoção da derivação jejunoileal, menos intensiva, em que a maior parte do intestino delgado, mas não todo, era desviada para conduzir o alimento do estômago direto para uma seção muito curta do próprio intestino delgado. Embora a absorção melhorasse um pouco, as complicações continuaram inaceitáveis e a cirurgia foi relegada a uma nota de rodapé histórica. Mas os avanços adicionais permitiram que outros se baseassem nessas experiências iniciais.

Em 1967, plantou-se a semente da moderna cirurgia bariátrica por meio de uma combinação de componentes restritivos e mal-absortivos. Esse método limita fisicamente o consumo de alimento com a remoção da maior parte do estômago e a redução da absorção de tudo o que passa por ali. Além da derivação parcial do intestino delgado, removia-se também uma parte do estômago. Definida a ideia básica, refinamentos foram acrescentados com o tempo.

A cirurgia de perda de peso hoje

Dado o grande número de pessoas obesas nos Estados Unidos, a quantidade de cirurgias bariátricas realizadas ainda é pequena. Em 2005, foram realizadas 200 mil cirurgias de perda de peso no país[4]. Outros países realizaram menos ainda, embora essas estatísticas sejam pouco confiáveis.

Derivação gástrica em Y de Roux

Atualmente, a forma padronizada de cirurgia bariátrica é a derivação gástrica em Y de Roux, que leva esse nome devido a um fundo cego em forma de Y que existe no intestino delgado. A maior parte do estômago sadio é removida, de modo que a porção restante fique mais ou menos do tamanho de uma noz, o que restringe severamente o consumo de comida. Essa cirurgia é uma solução de curto prazo; o segundo passo implica redirecionar o intestino delgado de modo a impedir a absorção da maior parte da comida ingerida, mas não toda.

Esse procedimento restritivo e mal-absortivo faz da derivação em Y de Roux a atual campeã das cirurgias bariátricas, que resulta em maior perda de peso, mas também em mais complicações. Além dos riscos usuais de sangramento e infecções comuns a qualquer cirurgia, a deficiência de nutrientes, inclusive de proteínas, vitaminas e minerais, causa má nutrição por toda a vida após o desvio. A síndrome do esvaziamento rápido, que ocorre porque o alimento passa muito rápido pelo estômago alterado cirurgicamente e vai para o intestino delgado, causa náusea, diarreia e enrubescimento facial após as refeições. Pode ocorrer estenose (estreitamento anormal) do tecido cicatricial no local da cirurgia, bloqueando a passagem para o estômago.

A cirurgia em Y de Roux é reservada aos casos severos de obesidade, tipicamente em pacientes com IMC superior a 40. Os efeitos colaterais levaram ao desenvolvimento de formas mais suaves de cirurgia bariátrica com ótimos resultados, sem a complexidade e as complicações da derivação em Y de Roux.

Gastrectomia em manga

A gastrectomia em manga remove uma grande parte do estômago sadio sem mexer nos intestinos; é uma cirurgia de perda de peso puramente restritiva porque reduz drasticamente a capacidade de reter alimento. Um dedal de comida a mais causa distensão gástrica grave, distensão do estômago reduzido além de náusea e vômitos persistentes. Com o tempo, o que restar do estômago vai se dilatar para permitir a ingestão de pequenas refeições.

Como esse procedimento pode ser feito por laparoscopia – através de uma série de pequenas incisões –, a tendência é que haja menos complicações cirúrgicas agudas, como sangramento e infecção. A síndrome do esvaziamento gástrico é rara após esse procedimento, mas as estenoses são comuns. Talvez o mais importante, se compararmos com a cirurgia em Y de Roux, é que se perde menos peso e os resultados duram menos.

Cinta gástrica laparoscópica

Uma cirurgia mais simples é a cinta gástrica laparoscópica, que é implantada em volta do estômago. Como se fosse um cinto apertado, ela restringe a entrada de alimentos. Nada é removido do estômago, a cinta é apertada gradualmente, e se for necessário ela poderá ser solta. Por ser relativamente simples, esse procedimento apresenta o menor número de complicações e serve para qualquer pessoa que precise emagrecer. O problema é que com o tempo o peso pode ser recuperado. Um colega cirurgião observou que hoje a cirurgia mais comum é a remoção da cinta.

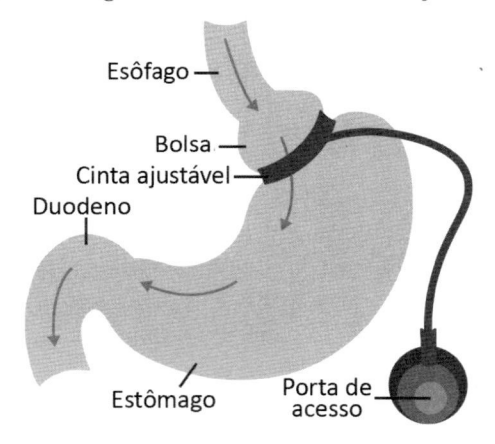

Figura 13.1 Cinta gástrica laparoscópica

No curto prazo, todos os tipos de cirurgia bariátrica funcionam para perder peso e para o diabetes. Estudos sobre o longo prazo mostram que elas têm eficácia variada[5]. Prefiro não exaltar nem condenar nenhuma delas. Como tudo na medicina, cada coisa tem sua hora e seu lugar. Estou mais interessado em saber o que acontece com o diabetes tipo 2 após a cirurgia bariátrica. O que ela tem a nos ensinar?

Por que a cirurgia bariátrica funciona?

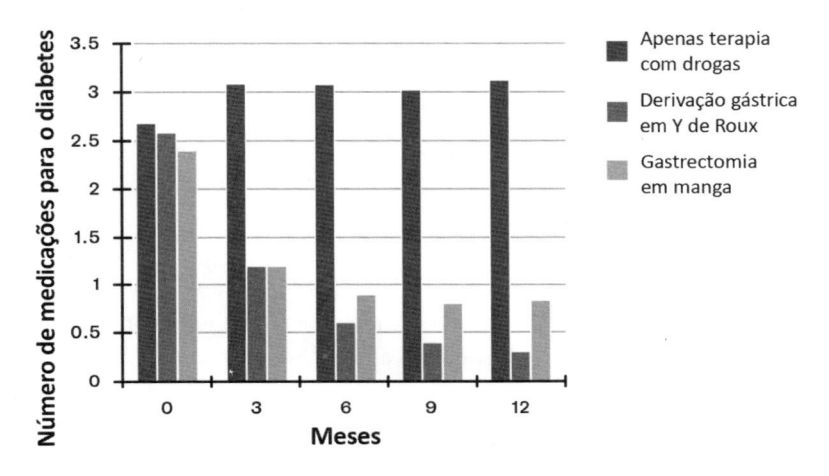

Figura 13.2 A cirurgia cura diabetes[6]

Realizado em 2012, o experimento chamado de Terapia Sistêmica do Câncer de Próstata Avançado ou Metastásico: Avaliação da Eficiência da Droga (sigla em inglês, STAMPEDE)[7] comparou os efeitos da cirurgia de derivação gástrica com a terapia médica intensiva (tratamentos com drogas) em diabéticos obesos do tipo 2 com níveis muito altos de glicose no sangue. Os pacientes cirúrgicos foram bastante bem. Em três meses, a maioria deles parou de tomar as medicações para o diabetes porque estavam com a glicose no sangue normalizada, muito antes de se notar uma perda de peso substancial. Tecnicamente, essas pessoas não tinham mais diabetes. Ou seja, a doença é reversível e até curável.

Já os pacientes do grupo de terapia médica intensiva não apresentaram nenhuma melhora e continuaram tomando doses cada vez maiores de medicamentos para o diabetes tipo 2.

Adolescentes obesos (com IMC 53, em média) submetidos à cirurgia bariátrica também foram bem-sucedidos[8], mantendo a perda de 90 quilos ao longo de três anos. A pressão sanguínea alta foi resolvida em 74% deles e os lipídios anormais em 65%. E o diabetes tipo 2? Inacreditáveis *95%* do diabetes tipo 2 foram revertidos. No fim do experimento, esses pacientes estavam com um

A1C médio de apenas 5,3%, sem medicação. Também foram classificados como não diabéticos.

Sabe-se que a cirurgia reverte o diabetes tipo 2 desde 1992[9], quando um estudo concluiu que pessoas submetidas à cirurgia bariátrica tiveram a glicose no sangue normalizada em dois meses se mantiveram por maisdez anos. Os benefícios se estenderam muito além do peso corporal. Muitas das anomalias metabólicas se regularam. Níveis altíssimos de insulina voltaram a patamares normais. A glicose no sangue caiu pela metade. A insulina em jejum, um marcador da resistência à insulina, despencou 73%.

Que lição podemos tirar disso? Que o problema *não* é a doença crônica e progressiva, mas sim que o tratamento não funciona. Já conhecemos o inimigo e somos nós mesmos.

O sucesso assombroso da cirurgia bariátrica resultou em uma declaração conjunta em 2016, apoiada por 45 organizações do diabetes, entre elas grupos influentes como a Associação Americana de Diabetes, a Federação Internacional de Diabetes e Diabetes Reino Unido, recomendando a cirurgia como primeira opção de tratamento em pacientes com diabetes tipo 2 e IMC superior a 40, independentemente de outras intervenções no estilo de vida[10]. Sugeriu-se ainda que se o IMC fosse entre 35 e 40, a cirurgia só seria recomendada se outras opções de estilo de vida não surtissem efeito. Com esse endosso, esses grupos admitiram tacitamente que a medicação padrão e os tratamentos voltados para o estilo de vida (dietas de baixa gordura e baixa caloria) não tratavam a doença de modo efetivo.

Por que a cirurgia nem sempre é a melhor solução?

Apesar do sucesso das cirurgias, não costumo recomendá-las indiscriminadamente a qualquer pessoa. Ela tem um preço alto, tanto financeiro quanto psicológico, em razão das muitas complicações que podem surgir. O que mais importa é que é possível *obter todos esses benefícios extraordinários sem cirurgia*. Basta entender por que ela funciona enquanto outros métodos falham e como melhorar esses resultados.

Muitas teorias já tentaram explicar. A hipótese do intestino anterior sugeria que a remoção de uma parte do estômago saudável seria responsável por uma miríade de benefícios. O estômago secreta muitos hormônios, entre eles incretina, peptídeo YY e grelina. A remoção do estômago reduziria todos esses hormônios e outros ainda não identificados. Mas, logo ficou evidente que essa explicação talvez não fosse correta.

A banda gástrica é menos invasiva e não remove nenhuma parte do estômago, mas em pouco tempo reverte o diabetes tipo 2 tanto quanto o procedimento em Y de Roux. Realmente, as cirurgias não diferem muito entre si quanto à capacidade de reduzir a resistência à insulina, apesar de variarem muito quanto à remoção do estômago e ao redirecionamento do intestino delgado. Porém a única variável que importa é quanto peso se perde.

A hipótese do intestino anterior também não explica porque o diabetes tipo 2 ressurge em alguns anos, uma vez que o estômago não recupera a sua capacidade de secretar hormônios. Esse raciocínio prova um aspecto que é indiscutível: interferir na saúde do estômago não traz qualquer benefício.

A hipótese "massa gorda" sugere que a perda de tecido gorduroso tem suas vantagens. Os adipócitos secretam ativamente muitos hormônios diferentes e um ou vários podem estar causando problema. Por exemplo, os adipócitos convertem a testosterona em estrogênio, produzindo o fenômeno conhecido como "seios masculinos" em obesos. Portanto, os adipócitos não são metabolicamente inertes, mas agentes hormonais ativos. Isso levanta dois problemas: primeiro, o diabetes tipos 2 desaparece em poucas semanas após a cirurgia, muito antes de qualquer perda de massa gorda. E segundo, a lipoaspiração remove a gordura, porém não traz nenhum benefício metabólico: não melhora a leitura da glicose no sangue nem qualquer outro marcador metabólico mensurável. São benefícios meramente cosméticos[11].

Não existe mágica. O mecanismo dos benefícios é simples e óbvio: todas as cirurgias bariátricas são eficientes por criarem *uma súbita e severa redução calórica*. A explicação mais simples é sempre a mais correta.

Lembre-se de que a resistência à insulina é um fenômeno de transbordamento. Nossas células hepáticas estão repletas de açúcar e gordura como um balão superinflado. A insulina sinaliza para a célula que os portões devem ser abertos para a entrada da glicose. As células hepáticas transbordam e desviam a glicose para o sangue, desencadeando o fenômeno da resistência à insulina. Para descomprimir o fígado congestionado, a gordura recém-criada é exportada para outros órgãos, obstruindo o pâncreas e reduzindo a secreção de insulina.

Com a súbita e severa restrição calórica, o corpo esgota os estoques de glicogênio hepático em vinte e quatro horas. Quando esgotados, temos que queimar gordura para obter energia. O corpo queima a gordura, preferencialmente do fígado e de outros órgãos, porque é mais acessível que a outra armazenada nos adipócitos.

Recorde-se de que essa gordura, contida no interior e ao redor dos órgãos abdominais, é a causadora da síndrome metabólica. Portanto, remover essa gordura visceral, ectópica, reverte o diabetes tipo 2 muito antes de se notar uma redução substancial da massa gorda. A reversão acontece em poucas semanas após a cirurgia, embora os pacientes continuem muitos quilos acima do peso.

A remoção da gordura dos órgãos produz uma rápida melhora metabólica. A eliminação do excesso de gordura do pâncreas resolve a disfunção das células beta. Quando a secreção de insulina volta ao normal, a glicose no sangue começa a cair. A extração do excedente de gordura do fígado é como se um balão superinflado murchasse, e a resistência à insulina é revertida. Assim, o defeito duplo causado pelo diabetes tipo 2 desaparece.

O que essas histórias de sucesso cirúrgico demonstram é que o diabetes tipo 2 é plenamente reversível. Fomos levados a acreditar que a doença progride inevitavelmente, assim como a idade, mas não é verdade. Juntemos dois fatos:

- o diabetes tipo 2 é, em grande parte, uma doença reversível;
- o tratamento padrão com dieta de baixa caloria, redução de gordura e medicamentos (insulina, inclusive) faz o diabetes tipo 2 progredir.

A única conclusão possível, estranhamente, é que a maioria dos casos de diabetes tipo 2 está sendo tratada *da maneira errada*. E só por isso tornou-se uma epidemia. O problema não é a doença, mas o tratamento e a forma de entendê-la.

A súbita e severa restrição calórica reverte o diabetes tipo 2 porque obriga o corpo a queimar a gordura das células gordas do fígado e do pâncreas. O corpo queima o excesso de açúcar e de gordura que causam o diabetes tipo 2, que entra em remissão. Existiria outra forma de queimar toda essa gordura ectópica sem os custos e as complicações da cirurgia? Sim, existe. Como a Dra. Sarah Hallberg e o Dr. Osama Nandy escreveram no *The New York Times*: "Antes de gastar 26 mil dólares em cirurgia de perda de peso, experimente fazer isso"[12]. De que solução eles estão falando? Da dieta de baixo carboidrato.

CAPÍTULO 14

DIETAS REDUTORAS DE CARBOIDRATOS

Minha casa está sendo inundada...
Eu não passo meus dias, semanas e anos
comprando baldes, esfregões e toalhas.
Não fico procurando baldes e esfregões mais modernos nem sistemas
de drenagem que escoem a água rapidamente.
Eu procuro ver de onde ela sai e fecho a torneira!
DR. VERNER WHEELOCK

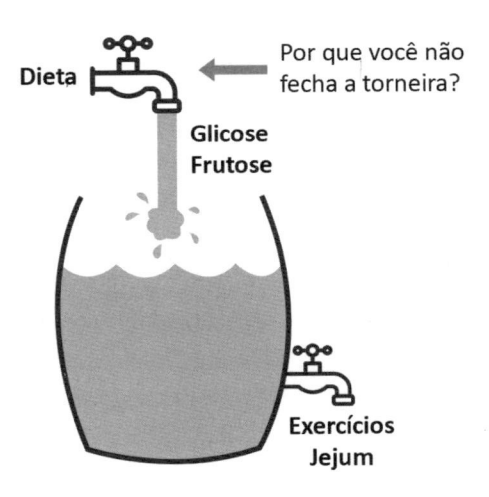

Em 2015, um jornal publicou que uma garotinha de três anos de idade era a pessoa mais jovem a desenvolver o diabetes tipo 2[1]. Sim, apenas três anos de idade. Ao nascer, ela pesava 3,2 quilos. Aos três anos e meio, com 35 quilos, deu entrada no hospital com os sintomas clássicos de diabetes: micção frequente e muita sede.

Pela idade, os médicos logo pensaram em diabetes tipo 1, conhecida como diabetes precoce ou juvenil. No entanto, a obesidade sugeria diabetes tipo 2, o que foi confirmado pelos exames. A família não tinha histórico de diabetes. O problema era a alimentação da menina, que consistia principalmente em balas e doces, bebidas açucaradas e *fast food*. A princípio a criança foi colocada sob medicação, mas a dieta apropriada a ajudou a perder 25% do peso original e foi possível suspender os medicamentos quando os níveis de glicose no sangue voltaram ao normal. Em dois anos, o diabetes da menina estava curado.

Outra história animadora: aos 27 anos, minha amiga Betsy era médica pesquisadora em um hospital universitário. No seu primeiro *checkup*, ela estava acima do peso, porém, sentia-se bem. Ficou surpresa ao saber que os exames de sangue revelaram 10,4 de hemoglobina A1C, ou seja, ela tinha diabetes tipo 2 grave. O médico imediatamente prescreveu três tipos diferentes de medicamento de acordo com as diretrizes da Associação Canadense de Diabetes. Mais adiante, Betsy foi avisada de que provavelmente teria que se medicar para o resto da vida e, se necessário, usar insulina. Ela sabia que a doença era crônica e progressiva, sem esperança de cura.

Preocupada, Betsy não aceitou essa previsão terrível e não tomou remédio nenhum. Fez algumas pesquisas, começou uma dieta de baixíssimo carboidrato, a chamada dieta cetogênica e, imediatamente, notou diferença: o peso estava diminuindo, a cintura encolhendo. Três meses depois, o nível do A1C era de 5,5% sem qualquer medicação. Betsy estava mais bonita e se sentia melhor do que nunca. Por definição, ela não tinha mais diabetes tipo 2 – a doença crônica e progressiva estava curada!

Em ambos os casos, as mudanças dietéticas resolveram a causa na raiz e reverteram o diabetes. Nenhuma novidade. Todas as associações de diabetes do mundo recomendam iniciar o tratamento com dieta e mudanças no estilo de vida antes de se prescrever medicação. Mas qual é a melhor alimentação a ser seguida para o diabetes tipo 2? Infelizmente, a resposta é mais difícil.

O fiasco da dieta de baixa gordura

A Organização Mundial da Saúde (OMS) lançou seu primeiro *Global Report on Diabetes* em 2016, mas só com diretrizes vagas e gerais sobre o tratamento[2]. Diz que os açúcares adicionados devem ser reduzidos a menos de 10% do total de calorias e mais nada sobre a composição ideal dos macronutrientes. Não há nenhuma orientação sobre dietas de baixo ou alto carboidrato, baixa ou alta gordura, baixa ou alta proteína. Similarmente, o documento *Diabetes*

Care[3] de 2016, da Associação Americana de Diabetes, não recomenda nenhuma dieta em particular. As duas organizações voltaram atrás quanto à eficácia da dieta de baixa gordura e restrição calórica, apoiada durante 40 anos e tacitamente reconheceram sua inutilidade.

Quanto aos alimentos gordurosos e deliciosos, como manteiga, queijos amarelos e cremes de leite, famosos por "entupir artérias" e causar doenças cardíacas, o *Dietary Guidelines for Americans* de 1977 recomendou que fossem consumidos entre 50% e 60% do total das calorias diárias como carboidratos para baixar a gordura. Mais recentemente, em 2008, a Associação Americana de Diabetes recomendou uma ingestão mínima de 130 g de carboidratos diariamente[4]. Na América do Norte, esses carboidratos tendem a ser produtos do trigo e do milho altamente refinados, como doces, pães e massas.

Em 1999, no auge da onda da baixa gordura, o histórico estudo Lyon Diet Heart abalou a comunidade médica[5]. Pacientes infartados foram selecionados randomicamente para fazer a dieta de baixa gordura, recomendada pela Associação Americana do Coração ou a mediterrânea de alta gordura, com muito azeite, castanhas e abacates. Os resultados foram inacreditáveis. A dieta mediterrânea reduziu infartos e morte em incríveis 75%. Mas isso não deveria causar tanta surpresa, pois só confirmava o que se costumava chamar de paradoxo francês.

Nas décadas de 1980-90, os franceses estavam consumindo loucamente gorduras saturadas e o índice de morte por doenças cardiovasculares era menos da metade do que nos Estados Unidos. Se a gordura saturada entupia artérias e levava inexoravelmente ao infarto, como os franceses conseguiam comer tanta gordura e infartar menos? A resposta, em retrospecto, é bastante óbvia. O consumo de gordura saturada *não* é a causa das doenças cardiovasculares[6].

Os benefícios cardiovasculares da dieta mediterrânea com gordura relativamente alta já se reproduziram. Mais recentemente, em 2013, o estudo PREDIMED confirmou uma redução nos índices de doenças cardíacas e morte em pacientes adeptos dessa dieta[7]. Outra comparação feita em 2012 entre os diferentes hábitos dietéticos nos países europeus demonstrou que o consumo de gorduras saturadas está associado a *menor incidência* de doenças cardíacas[8]. Em 2009, uma meta-análise[9] demonstrou que a gordura saturada não tem correlação com doenças cardíacas e oferece alguma proteção contra o AVC. No Japão, essa proteção também foi notada[10]. Lenta, mas consistentemente, vem ganhando terreno a certeza de que as dietas ricas em gorduras naturais são intrinsecamente saudáveis.

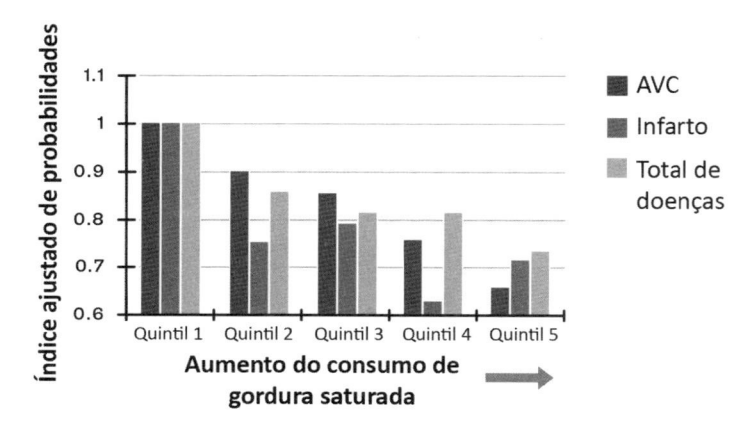

Figura 14.1 Gordura dietética mais alta = risco mais baixo de AVC e infarto[11]

Por que consumir gordura saudável?

O cenário nutricional começou a mudar na segunda metade dos anos 2000, quando alimentos ricos em gordura monoinsaturada passaram a ser recomendados para a saúde do coração. Os abacates, antes considerados perigosos devido à alta concentração de gordura, são hoje valorizados como um superalimento saudável. De modo similar, comer mais castanhas é sempre vinculado à boa saúde. O consumo diário de castanhas está associado a 35% de diminuição dos riscos de infarto[12].

Os peixes gordurosos de águas frias, ricos em óleo ômega 3, também são considerados uma excelente proteção contra as doenças cardíacas. As comunidades do Polo Norte, onde os nativos têm uma dieta tradicional com muita gordura de baleia e de foca, bem como de peixes gordurosos, basicamente não têm doenças cardiovasculares nem diabetes tipo 2[13]. A cidade de Upernavik, na Groenlândia, por exemplo, teve um único caso de diabetes tipo 2 entre 1950 e 1974; em comparação, quase 13% dos americanos têm essa doença atualmente.

As altas taxas no sangue de ácido *trans*-palmitoleico, presente nos laticínios integrais, estão associadas à redução de 60% na incidência do diabetes tipo 2. Eles também melhoram os níveis de triglicerídeos HDL e reduzem os marcadores de inflamação, como a alta sensibilidade à proteína C reativa[14]. A gema de ovo, antes tão condenada por ser rica em colesterol, foi absolvida. Estudos atualizados concluíram que o consumo de ovos, mesmo diário, *não* aumenta o risco de doenças cardíacas[15]. Na verdade, consumi-los reduz em 42% o risco de diabetes[16].

Por que a gordura ajuda a prevenir e tratar o diabetes tipo 2? Lembre-se de que dos três macronutrientes, a gordura alimentar é o que menos estimula a insulina. As gorduras puras, como manteiga e azeite de oliva quase não estimulam a liberação do hormônio. Portanto, substituir os carboidratos refinados por gorduras naturais é um método simples e fácil de se reduzir a insulina[17].

Por que reduzir os carboidratos refinados?

Em 2001, em uma revisão crítica da relação entre gordura dietética e doenças cardiovasculares, o Dr. Walter Willett, da Escola de Saúde Pública da Universidade de Harvard, observou: "Hoje, é amplamente reconhecido que a campanha da baixa gordura se baseia em pouca evidência científica e pode ter sido a causa de consequências indesejáveis à saúde"[18]. Além disso, como mostra a Figura 14.2 sobre o estudo Nurses' Health, há uma clara correlação entre uma alta carga glicêmica na dieta e o risco de doenças cardíacas[19].

O açúcar e os carboidratos refinados têm alta carga glicêmica, o que aumenta a glicose no sangue e o risco de diabetes tipo 2. Isso, por sua vez, aumenta muito o perigo de doenças cardíacas.

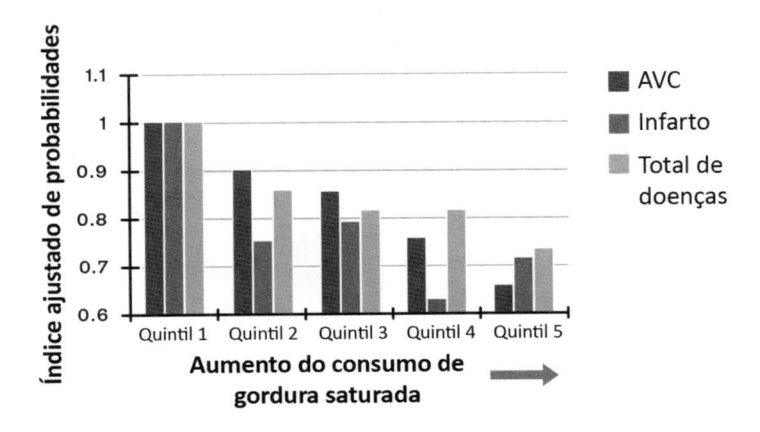

Figura 14.2 Alta carga glicêmica = maior risco de doenças cardíacas[20]

Uma revisão abrangente feita em 2013 concluiu que algumas dietas permitiam um controle glicêmico ainda maior[21]. Especificamente, quatro delas eram benéficas: a dieta de baixo carboidrato, a de baixo índice glicêmico, a mediterrânea e a de alta proteína. Elas têm uma característica em comum: reduzem os carboidratos dietéticos em graus variados. A dieta de baixo carboidrato é a que mais reduz o peso corporal, a circunferência da cintura e a glicose no sangue[22].

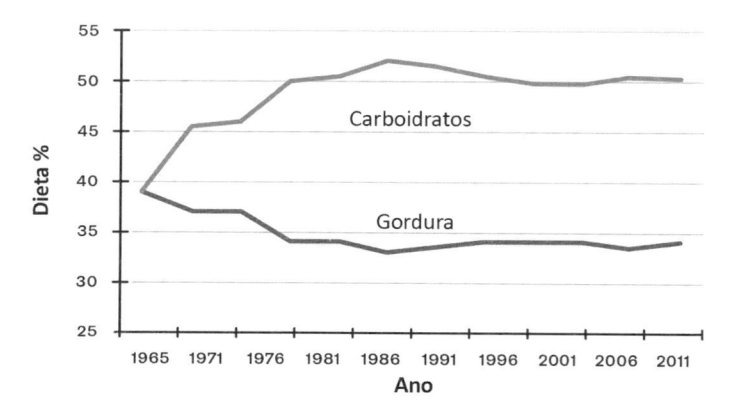

Figura 14.3. Consumo de macronutrientes nos EUA, 1965-2011[23]

Os dados levantados pela Pesquisa Nacional de Saúde e Nutrição (NHANES, na sigla em inglês) mostram que entre 1965 e 2000, período de ocorrência das epidemias gêmeas de obesidade e diabetes tipo 2, os norte-americanos, principalmente, consumiam mais carboidratos e menos gordura na dieta, de acordo com as recomendações das diretrizes alimentares[24].

Os grãos e os açúcares refinados são as principais fontes de carboidratos e devem ser restringidos em qualquer dieta de baixo carboidrato. Ao mesmo tempo, é preciso fazer uma outra distinção entre os carboidratos não refinados, como as batatas e as frutas, e os refinados, como os açúcares adicionados e as farinhas, porque quanto mais consumidos forem, mais alto será o risco de diabetes[25]. A razão disso é que os refinados aumentam muito mais depressa a glicose no sangue do que os não refinados. Esse efeito fica muito claro quando se olha a carga glicêmica. Os alimentos não refinados, apesar de terem uma quantidade similar de carboidratos dietéticos, pontuam para baixo na escala.

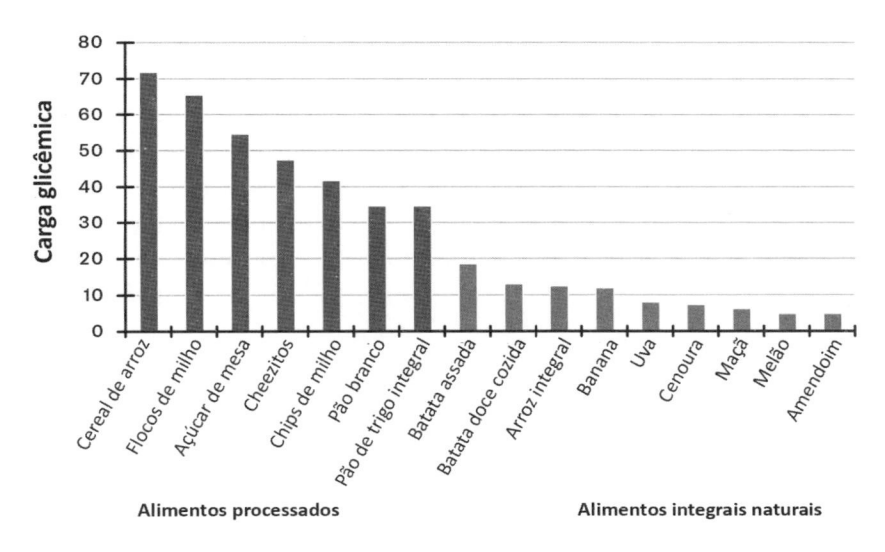

Figura 14.4 Carga glicêmica de vários carboidratos[26]

Essa diferença explica por que muitas sociedades tradicionais consomem dietas baseadas em carboidratos e não apresentam a doença. Por exemplo, os Tukisenta, uma tribo da Nova Guiné, retira 94,6% do seu consumo de energia dos carboidratos integrais não processados; e os habitantes de Okinawa, no Japão, têm uma dieta tradicional que é quase 85% amido. Ambos os grupos comem principalmente batata-doce. Com baixíssimo consumo de açúcar e farinhas de grãos refinados[27], o diabetes tipo 2 praticamente não existe. A dieta nativa de Kitava, uma pequena ilha da Nova Guiné, consiste em 69% de carboidratos, principalmente tubérculos (batata, mandioca e inhame), coco e frutas, e seus níveis médios de insulina estão abaixo dos 90% dos suecos[28].

Em outras palavras, o alto consumo de carboidratos, por si só, não aumenta necessariamente os níveis de insulina. O refino e o processamento intensificam o efeito desse hormônio. Ao retirar as fibras naturais, as gorduras e as proteínas, o que resta é uma concentração de puro carboidrato, algo que não existe naturalmente. A moagem desses carboidratos em um pó muito fino (as farinhas) facilita a digestão e o resultado são altos picos de glicose no sangue. Ao mesmo tempo, tendemos a comer mais carboidratos refinados porque não encontramos mais o efeito de saciedade presente nas proteínas, nas fibras e nas gorduras. A frutose tem papel dominante no desenvolvimento da gordura no fígado, da resistência à insulina e da hiperinsulinemia.

A anomalia básica do diabetes tipo 2 é a hiperinsulinemia, que pode resultar ou não do excesso de carboidrato. Reverter ou prevenir a doença significa baixar a insulina e isso até as dietas de alto carboidrato conseguem fazer. Entretanto, evitar açúcar e carboidratos refinados continua sendo a pedra angular do sucesso. Os estudos comprovam que a dieta mediterrânea, com menos carboidratos e mais azeite de oliva, reduz a necessidade de medicamentos em surpreendentes 59%[29]. Ao reconhecer os benefícios potenciais das gorduras naturais e diminuir o consumo de açúcares adicionados e carboidratos processados e refinados, estamos no caminho de reverter e reduzir o diabetes tipo 2.

Livre-se do açúcar... e fique longe do diabetes

Sabemos que a essência do diabetes tipo 2 é o excesso de açúcar no organismo e não só no sangue. Uma vez entendido esse paradigma básico, a solução é imediata. Se o problema é o excesso de açúcar (glicose e frutose), dois tratamentos resolvem. Felizmente, nenhum deles implica cirurgia ou medicamentos:

1. pare de ingerir açúcar (dietas de baixo carboidratos, jejuns intermitentes);
2. queime o açúcar restante (jejum intermitente).

Resumindo, temos ao nosso alcance uma solução natural, sem uso de drogas, para o diabetes tipo 2. A dieta desarma o curto-circuito causado pelo açúcar, o círculo vicioso criado pelo excesso dele, que leva à resistência e à toxicidade da insulina e finalmente, à doença. Lembre-se de que comer estimula a insulina, pois cada macronutriente precisa de uma quantidade diferente. A gordura se decompõe em ácidos graxos, que não precisam do hormônio para serem metabolizados da forma apropriada. As proteínas se decompõem em aminoácidos, que precisam de um pouco de insulina para serem processados pelo fígado. Os carboidratos são os grandes comilões de insulina. Eles se decompõem em glicose, que precisa do hormônio para penetrar nas células. A frutose, presente no açúcar e no xarope de milho, é a causa direta da resistência à insulina, que por sua vez conduz de volta à hiperinsulinemia. Devido a esses caminhos metabólicos próprios, é mais provável que a frutose cause resistência a esse hormônio do que a glicose.

São muitas as razões para se recomendar uma dieta de baixo carboidratos para o diabetes tipo 2[30]. Não sou só eu que digo isso; as dietas de baixo carboidratos têm sido praticadas de várias formas há muitos séculos, desde os escritos de William Banting em 1863[31]. Médicos de todo o mundo aos poucos estão reconhecendo a imensa eficiência da mudança dietética no tratamento do diabetes.

Pedi ao Dr. David Unwin, vencedor em 2016 do prestigiado Prêmio Inovador do Ano do Serviço de Saúde Nacional da Grã-Bretanha, que desse a sua contribuição a uma seção deste livro. Ele enviou por e-mail a seguinte descrição da sua experiência como médico de família no norte da Inglaterra:

> "Atendi a um chamado de emergência do laboratório sobre um resultado de glicose no sangue "nas alturas". Corri para a casa da minha paciente e a encontrei sentada prestes a começar a comer, a colher erguida sobre duas taças, uma com sorvete de baunilha e a outra com pudim de arroz e um saco de pastilhas de chocolate. Dei a ela um ultimato: ou comia menos açúcar ou tomaria insulina pelo resto da vida. Uma semana depois de ela ter escolhido a melhor dieta, o açúcar no sangue estava estabilizado em uma faixa normal. O caso dela não deixou dúvidas, mas eu me pergunto se todas as nossas escolhas serão sempre tão óbvias.
>
> Nos primeiros dois terços da minha carreira como médico, eu não conhecia os surpreendentes resultados de simplesmente cortar o açúcar. Na verdade, foram meus pacientes que me ensinaram essa lição tão importante. Um deles parou de usar açúcar e rapidamente perdeu 23 kg. A minha paciente conseguiu normalizar a glicose no sangue e a pressão sanguínea, e não precisou mais de quatro medicamentos diferentes 'pelo resto da vida'. Hoje, já com 70 anos, ela está saudável, forte e se movimenta para todo lado em sua bicicleta.
>
> Outra paciente parou de tomar os remédios para o diabetes. Essa me deixou preocupado. Ela perdeu tanto peso e estava tão jovem que eu achei que fosse outra pessoa. Ela começou a fazer uma dieta de baixo carboidrato em que foram drasticamente reduzidas todas as fontes de glicose, não só o açúcar. Os exames de sangue confirmaram que o diabetes estava em plena remissão.
>
> Uma semana depois, um artigo no *British Medical Journal* chamou a minha atenção. O pão aumentava mais a glicose do que o açúcar. Para a minha grande surpresa, era verdade. Os alimentos

ricos em amido, como pães, cereais, arroz e batata, são puro açúcar "concentrado" digerido e convertido em imensas quantidades de glicose. O índice glicêmico mede como os alimentos ricos em carboidratos afetam a glicose sanguínea. Mudando a escala para colheres de chá de açúcar os resultados são surpreendentes. (Observação: isso é apenas ilustrativo. Os alimentos listados abaixo não têm o mesmo teor de açúcar, porque ele contém tanto frutose quanto glicose.)

Item alimentar	Índice glicêmico	Tamanho da porção (g)	Como cada alimento afeta a glicose sanguínea comparados com uma colher de chá (4 g) de açúcar de mesa?
Arroz cozido	69	150	10.1
Batata cozida	96	150	9.1
Batatas fritas	64	150	7.5
Espaguete cozido	39	180	6.6
Milho doce cozido	60	80	4.0
Ervilhas cozidas	51	80	1.3
Banana	62	120	5.7
Maçã	39	120	2.3
Pão integral, fatia pequena	74	30	3.0
Brócolis	54	80	0.2
Ovos	0	60	0

Figura 14.5 Como os alimentos afetam a glicose no sangue: uma comparação[32].

Munido desse novo conhecimento, comecei a tratar pacientes diabéticos dispostos a começar uma dieta de baixo carboidrato. Até agora, após quatro anos, 160 pacientes experimentaram, e os resultados foram surpreendentes:

- média de perda de peso: 9 quilos;
- média de melhora no HbA1C de 18 mmol/mol no diabetes tipo 2.

Em vez de dar conselhos aos pacientes, demos as informações e perguntamos se eles estavam dispostos a mudar. Os novos diagnósticos de diabetes são uma oportunidade estratégica de oferecer terapia dietética como alternativa à medicação para o resto da vida.

Outra ocasião importante é quando iniciar a insulina. Dadas a possibilidade de escolher e as informações, nenhum paciente escolheu medicamentos em lugar da terapia dietética. Isso não significa apenas devolver a saúde a ele, mas ajudá-lo a fazer uma boa economia. Atualmente, estamos economizando 50 mil libras em remédios para o diabetes em comparação à média do Reino Unido. Uma saúde melhor por menos dinheiro.

Em 2016, colaboramos com o pessoal do *Diabetes.co.uk* para produzir um módulo educacional *on-line* e gratuito. Ali, dávamos conselhos corriqueiros:

- substituir carboidratos por vegetais e leguminosas;
- abusar do azeite de oliva, das castanhas e de outras gorduras saturadas saudáveis;
- evitar açúcar.

No primeiro ano, o *site* teve 170 mil acessos em resposta à orientação dietética oficial do Serviço Nacional de Saúde. Depois de adotar esse método de baixo carboidrato, os pacientes perderam em média 8 quilos. Mais de 70% deles melhoraram os níveis de glicose no sangue e um em cinco pacientes não precisa mais de medicação para diabetes. Todos esses benefícios foram alcançados em apenas dez semanas. E de graça![33]"

O Dr. Osama Handy, diretor do Programa de Obesidade Clínica do famoso Joslin Diabetes Center da Universidade de Harvard, receita extensamente desde 2005 as dietas de baixo carboidrato no tratamento do diabetes tipo 2[34]. Ele escreve: "É evidente que cometemos um grande erro ao recomendar maiores quantidades de carboidratos". Aumentar os carboidratos dietéticos refinados naturalmente aumenta a glicose sanguínea quando ela já está toxicamente alta. O próprio Dr. Elliott Joslin tratou com muito sucesso o que é chamado diabetes de gordos (diabetes tipo 2) com uma dieta de apenas 2% de carboidratos.

Por mais de uma década, as diretrizes do programa de acompanhamento de peso do Joslin Center aconselharam os clientes a reduzir o consumo de carboidratos refinados a menos de 40% do total de calorias. Ao todo, os clientes perderam mais de 4.500 quilos de peso, o diabetes melhorou e o consumo de medicamentos diminuiu.

Três regras para reverter o diabetes tipo 2

Uma vez entendido como o diabetes tipo 2 e a resistência à insulina se desenvolvem, é possível aplicar estratégias que apresentem boas chances de revertê-los. A seguir, as três principais "regras" alimentares para reduzir a glicose e a insulina no sangue, além de reverter o diabetes tipo 2.

Regra nº 1: evitar frutose

A regra mais importante, sem exceção, é eliminar da dieta todos os açúcares adicionados. Lembre-se de que a resistência à insulina é resultado de um fígado repleto de gordura que não aceita mais glicose. Os determinantes mais importantes da gordura no fígado não são só os carboidratos, mas a frutose contida na sacarose (açúcar de mesa) e o xarope de milho com alta concentração de frutose.

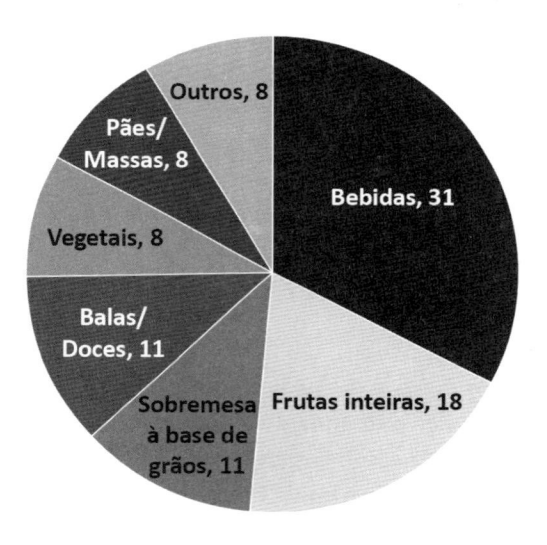

Figura 14.6 As principais fontes dietéticas de frutose[35]

Recorde-se de que todas as células do organismo ajudam a dispersar a glicose, mas só o fígado metaboliza a frutose. Portanto, é muito mais provável que a frutose e não a glicose cause gordura no órgão. Como a sacarose é composta de iguais quantidades de glicose e frutose, ela é a principal causa de gordura no fígado, sem exceção. A frutose pura não está presente em toda parte, porém, está sempre presente nos alimentos processados.

Alguns alimentos óbvios a serem eliminados são as bebidas doces, entre elas os refrigerantes, os chás, as bebidas isotônicas, as bebidas alcoólicas, os sucos, os purês de frutas, os drinques de café e a água "temperada". Todos esses líquidos são carregados de açúcar. Biscoitos, bolos, sobremesas, *muffins*, *cupcakes* e sorvetes também são fontes de muito açúcar.

Basicamente todos os alimentos processados contêm açúcar, porque o sabor e a textura melhoram e sem custo adicional. Leia os selos dos produtos à base de carne, em que o açúcar é acrescentado no molho ou durante o processamento. Ele também está oculto nos condimentos (*ketchup*, molhos prontos), nos molhos de tomate, nos iogurtes com sabores, nos molhos para salada e para churrasco, nos molhos de maçã e de pimenta. Barras de cereais e granolas também têm muito açúcar. Quanto aos pratos servidos em restaurantes, ele está presente em todos, pois é a forma mais barata de incrementar-lhes sabor.

E as frutas? Na verdade, não existe diferença química entre a frutose que existe naturalmente nas frutas e a da sacarose. Como qualquer outra coisa, *a dose é o veneno*. Meu conselho é evitar comer quantidades exageradas de frutas, especialmente agora que as variedades estão disponíveis o ano inteiro e são cultivadas para serem mais doces do que no passado. As frutas secas costumam ter mais açúcar, então, evite uvas-passas, *cranberry* desidratado, damasco e outras.

E os adoçantes artificiais? Aconselho meus pacientes a evitar todos eles, contendo calorias ou não. A lógica é simples. Se os adoçantes não calóricos reduzissem realmente o diabetes e a obesidade, não teríamos uma epidemia. Há décadas temos usado esses químicos extensamente em nossos alimentos e a evidência empírica é muito clara: os adoçantes artificiais não são melhores do que o açúcar. Evite todos eles.

Regra nº 2: reduza os carboidratos refinados e use gorduras naturais

A hiperinsulina e a gordura no fígado são os problemas-chave da síndrome metabólica, entre eles a obesidade. Desde que os carboidratos refinados, de todos os grupos alimentares, são responsáveis pelos maiores aumentos dos níveis de insulina, faz todo o sentido consumi-los menor quantidade. Os produtos processados de milho, arroz e batatas pertencem a esse grupo.

Reduza ou evite os produtos refinados de trigo como pães, massas, *waffles*, *muffins*, *cupcakes* e *donuts*. Limite os produtos processados de milho, como pipoca, flocos de milho, tortilhas e especialmente batatas fritas. E coma pequenas quantidades de arroz branco, que também é um carboidrato refinado. O xarope de milho com alta concentração de frutose contém 55% de frutose, ou seja, é puro açúcar e não milho. A frutose está presente em muitos produtos processados e deve ser evitada.

Lembre-se de que os carboidratos não são intrinsecamente alimentos ruins. Muitos grupos sociais comem dietas ricas em carboidratos e sobrevivem. O problema é o processo de refinamento. Não é natural remover as gorduras e proteínas naturais e deixar apenas o carboidrato; nosso organismo não está preparado para isso. Muitos outros produtos feitos com trigo e grãos integrais também são altamente refinados. A questão é saber como a insulina reage a esses produtos; os carboidratos integrais e não refinados nem de longe provocam a reação da insulina que é causada pela farinha branca.

Substitua os carboidratos refinados por peixes gordurosos, azeite de oliva, abacate e castanhas. Gorduras saturadas naturais presentes nas carnes vermelhas, na carne de porco, no bacon, na manteiga, no creme de leite e no coco também são saudáveis. Os ovos são excelente opção, bem como a maioria dos frutos do mar.

Mas nem todas as gorduras são benignas. Os óleos de sementes refinados e processados industrialmente têm muita gordura ômega 6 e não são recomendados por afetarem de forma adversa a saúde humana e causarem inflamações. São os óleos de girassol, milho, canola, açafrão e os óleos vegetais. Principalmente, não use óleos vegetais em alta temperatura, porque quando aquecidos eles liberam elementos químicos prejudiciais, os chamados aldeídos. Fique longe das frituras e de todas as gorduras hidrogenadas (*trans*).

A dieta que recomendo é uma dieta de baixo carboidrato e gordura saudável. Ela mantém baixa a glicose no sangue, diminui a insulina e, portanto, queima mais gordura. O resultado é perda de peso e melhora do diabetes.

Regra nº 3: coma comida de verdade

Como venho dizendo, existem gorduras boas e gorduras ruins. Existem carboidratos bons e carboidratos ruins. Quais são os fatores-chave que os diferenciam? O refino e o processamento.

Nosso organismo levou milênios para se adaptar aos alimentos em estado natural. Então, em algumas sociedades tradicionais como aquela do Polo Norte cuja dieta é praticamente só de carne, ou como a outra que vive na ilha de Okinawa, no Japão, cuja dieta é de alto carboidrato, jamais houve casos glicose alta no sangue, de obesidade ou de diabetes tipo 2, porque ninguém consome alimentos refinados nem processados e com pouco ou nenhum açúcar. Quando essas sociedades tradicionais começam a comer alimentos processados e açúcar, a obesidade e o diabetes tipo 2 logo aparecem[36].

Afinal, não apanhamos em árvores bolinhos de carne fritos nem cultivamos garrafas de óleo vegetal. A regra mais importante é comer comida de verdade. Se o que você come se parece com o que você vê na natureza, tenha certeza de que vai lhe fazer bem.

Uma quarta regra, se as três não foram suficientes

Certamente que evitar frutose, adotar uma dieta BCGS (baixo carboidrato-gordura saudável) e comer comida de verdade são um excelente começo, mas nem sempre isso é suficiente para interromper ou reverter um diabetes tipo 2 severo. A doença leva décadas para se desenvolver e por isso o círculo vicioso de hiperinsulinemia e resistência à insulina continuará, mesmo que todas as regras dietéticas sejam seguidas. E se essas mudanças dietéticas não forem suficientes?

Como sempre, a resposta não é novidade. Trata-se da intervenção dietética mais antiga da humanidade, uma limpeza natural praticada por todas as religiões do mundo, que não custa nada e que pode ser praticada em qualquer lugar. É do poder do jejum que eu estou falando.

CAPÍTULO 15

JEJUM INTERMITENTE

E aqui retomamos o solene jejum
Um ato de fé de eras passadas
ATRIBUÍDO A GREGÓRIO, O GRANDE, C. 540-604

Jejuar, ou abster-se voluntariamente de alimento, é a reconhecida cura para o diabetes há uns 100 anos. O Dr. Elliott Joslin, um dos especialistas na doença mais famosos da história, já escrevia sobre a experiência do jejum em 1916. Para ele, era tão evidente a eficiência do ato que os estudos podiam ser dispensados. É óbvio que se a pessoa não comer, os níveis de glicose no sangue despencarão e a pessoa perderá peso. Perdendo peso, o diabetes tipo 2 será revertido.

Como vimos, o foco nas terapias dietéticas para o diabetes mudou com a descoberta da insulina. Se ela era uma cura milagrosa para o tipo 1, não era nenhuma panaceia para o tipo 2. No século seguinte, o interesse no jejum diminuiu quando os médicos se concentraram no que seria o mantra dos tratamentos: drogas, drogas e mais drogas. Quando a Associação Americana de Diabetes disse que o diabetes tipo 2 não tinha cura, quis dizer que as *drogas* não estavam funcionando. Mas são afirmações completamente diferentes.

Sabe-se há muito tempo que a cirurgia bariátrica reverte o diabetes tipo 2 ao induzir um déficit calórico súbito e severo que derruba as taxas de insulina. Em outras palavras, *a bariátrica é um jejum forçado cirurgicamente.* Um estudo comparando os dois métodos mostrou que o jejum é bem melhor que a cirurgia para baixar o peso e reduzir a glicose no sangue[1]. Jejuar emagrece *duas vezes mais* que a cirurgia bariátrica.

O racionamento de comida na Europa durante os anos de guerra restringiu todos os alimentos, não só o açúcar. As medidas de austeridade funcionaram como um jejum forçado que reduziu calorias de forma súbita e severa. Durante esse período, os índices de mortalidade por diabetes diminuíram muito. Entre as duas guerras mundiais, quando as pessoas retomaram seus hábitos alimentares, a mortalidade retornou às altas taxas usuais. Se o racionamento de comida é hoje coisa do passado, a questão é: reduzir rigidamente o consumo de alimentos tem o potencial de reverter por completo o diabetes. Eu digo e repito: emagrecendo, o diabetes desaparece.

Mas a cirurgia e o racionamento de guerra não são as únicas formas de se criar uma privação calórica imediata e severa. Basta fechar a boca. Jejuar é uma tradição de cura ancestral e comprovada.

Lembre-se de que em essência o diabetes tipo 2 nada mais é que açúcar em excesso no organismo. Portanto, a reversão depende de duas coisas:

1. parar de adoçar os alimentos;
2. queimar o açúcar que restou.

Uma dieta de baixo carboidrato e gordura saudável reduz a carga de glicose, mas não ajuda a queimá-la. Os exercícios ajudam, porem apenas em parte. As atividades físicas beneficiam os músculos esqueléticos, mas não eliminam a gordura no fígado, que é a pedra angular dessa doença.

O jejum intermitente ajuda simultaneamente as duas faces da reversão do diabetes. Em outras palavras, é a melhor terapia natural para o diabetes tipo 2. Mas se reduzirmos o consumo de calorias diárias não obteremos o mesmo resultado? A resposta é não. A restrição *contínua* e moderada de calorias não é a mesma coisa que uma restrição severa e *intermitente*. Vou explicar.

Jejum intermitente *versus* redução calórica contínua

O Vale da Morte, na Califórnia, tem uma temperatura média de 25 °C. Muito agradável. Mas não é o que dizem os seus moradores. No verão é terrivelmente quente e no inverno as noites são geladas. Saltar uma mureta é muito diferente de saltar um muro de três metros de altura. A diferença entre uma coisa e outra é literalmente viver ou morrer. O que é melhor: uma semana de dias cinza e chuvosos ou dias ensolarados intercalados por fortes pancadas de chuva?

A questão, como vemos na Figura 15.1, é que as médias não contam toda a história.

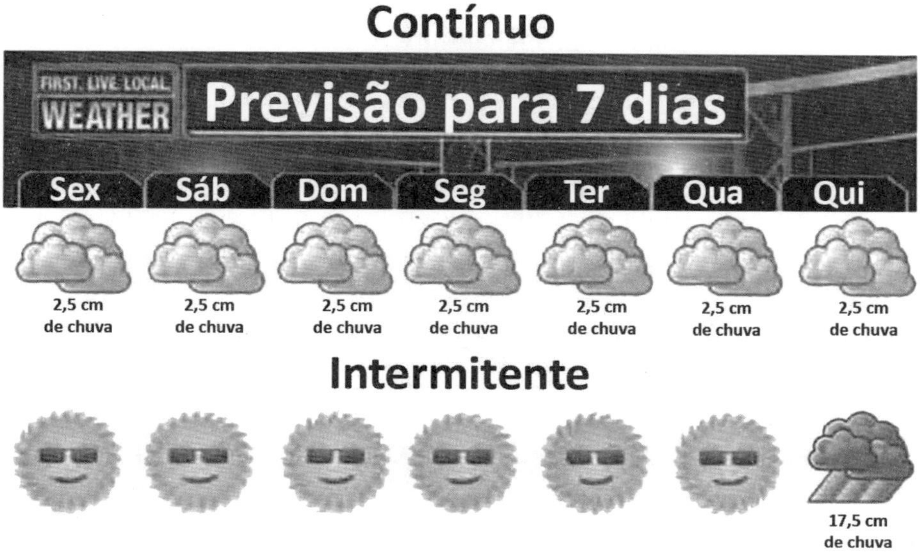

Figura 15.1 As médias não contam toda a história

Esses exemplos mostram que as médias representam apenas uma parte da história. A frequência em que o fato acontece é o que mais importa. Por que então achamos que reduzir 300 calorias diárias durante sete dias é a mesma coisa que reduzir 2.100 calorias em um único dia? A restrição calórica constante não é a mesma coisa que um jejum intermitente. Cada situação provoca respostas hormonais completamente diferentes em nosso organismo. A diferença entre um e outro é literalmente a diferença entre fracasso e sucesso.

A estratégia de controle da porção para a redução calórica constante é o método dietético mais recomendado tanto para a perda de peso quanto para o diabetes tipo 2. Por exemplo, a principal recomendação dietética da Associação Americana de Diabetes é "focar no diabetes, na atividade física e nas estratégias comportamentais para alcançar um déficit energético entre 500 e 750 kcal/dia"[2]. E aconselha os pacientes a distribuir essa redução de forma consistente ao longo do dia e não toda de uma vez; os nutricionistas que aplicam esse método aconselham as pessoas a comer quatro, cinco ou seis vezes ao dia em pequenas porções. Para ajudar essa estratégia reducionista, os selos de calorias estão por toda parte: nos cardápios dos restaurantes, nas embalagens de comida e nos rótulos de bebida. E como se não bastasse, existem tabelas, aplicativos e centenas de livros que nos ajudam a contar calorias. Apesar disso, raramente alguém emagrece por esse método.

Afinal, quem ainda *não tentou* a estratégia de controle das porções? Funcionou? Dificilmente. Dados ingleses indicam que a recomendação convencional deu certo para apenas um de 210 obesos e para uma entre 124 obesas[3]. E a diferença é ainda maior entre os obesos mórbidos. Então, o controle da porção *não* funciona. É um fato comprovado empiricamente. Pior que isso, só as lágrimas decepcionadas de milhões de crentes.

Mas por que não funciona? Porque restringir calorias provoca um aumento compensatório da fome e queda no índice metabólico. Esse efeito descarrila os esforços de perda de peso e sempre acaba em fracasso. O jejum intermitente funciona, pois produz mudanças hormonais benéficas que a privação calórica crônica não produz. E o mais importante é que reduz a insulina e a resistência à ela.

Lembra do garoto que gritava "olha o lobo"? Quando ele passou um tempo sem gritar, os aldeões começaram a ouvir. Continuar gritando "olha o lobo", mesmo que seja mais baixo, também não funciona. A resistência depende não só dos altos níveis de insulina, mas também da persistência dos níveis elevados. O jejum intermitente evita a resistência à insulina criando períodos extensos de baixa do hormônio, para manter a sensibilidade do organismo à insulina. Essa é a chave para reverter o pré-diabetes e o diabetes tipo 2.

Estudos compararam a restrição calórica diária e o jejum intermitente mantendo um consumo similar de calorias semanais[4]. Os sujeitos foram submetidos a uma dieta mediterrânea com 30% de gordura; alguns tiveram restringida a sua porção de calorias diárias, enquanto outros foram privados de calorias durante dois dias, recebendo nos outros dias da semana a dieta plena. Ou seja, a diferença entre os grupos era apenas a frequência do consumo, mas não o total de calorias consumidas na semana nem o tipo de comida que comiam.

Após seis semanas, os dois grupos não apresentaram nenhuma diferença de peso ou de perda de gordura corporal, sim uma diferença importante nas taxas de insulina e de sensibilidade ao hormônio. Recorde de que em longo prazo as taxas de insulina são o principal fator da resistência à insulina e da obesidade.

Os sujeitos que estavam em dieta de restrição de calorias viram suas taxas de insulina caírem, mas rapidamente se estabilizarem. No grupo de jejum intermitente, os níveis de insulina em jejum continuaram caindo, um marcador-chave de maior resistência à ela, apesar do consumo calórico similar. Como o diabetes tipo 2 é uma doença causada pela hiperinsulinemia e pela resistência à insulina, a estratégia do jejum intermitente funcionou com quem a restrição calórica não funcionou. O que ajudou foi a *intermitência* da dieta.

Um experimento recente de 32 semanas comparou diretamente a estratégia da porção controlada com o jejum intermitente em adultos obesos[6]. A estratégia de redução calórica tinha como objetivo subtrair 400 calorias diárias das necessidades energéticas dos participantes. O grupo de jejum comeu normalmente nos dias permitidos, mas consumiu zero calorias em todos os outros dias.

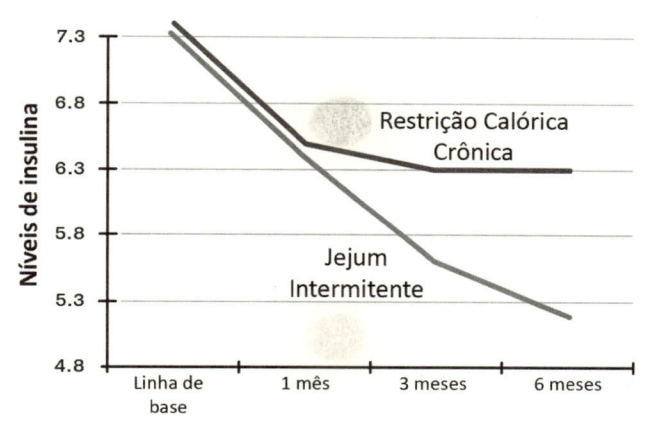

Figura 15.2 O impacto do jejum sobre a resistência à insulina[5]

A conclusão mais importante é que o jejum é uma terapia segura e eficiente. O grupo do jejum não só perdeu peso, como também eliminou o dobro da gordura visceral, muito mais perigosa. O grupo de controle da porção perdeu gordura, mas também massa magra, o que não aconteceu com o grupo do jejum. A massa magra aumentou 2,2% entre os que jejuaram, comparados com apenas 0,5% dos que tiveram a porção controlada. Em outras palavras, jejuar preserva a massa magra quatro vezes mais.

Por que, então, o método do jejum não é mais difundido, apesar do sucesso comprovado? Um dos principais empecilhos é o mito da fome.

Como vencer o mito da fome

The Biggest Loser é um *reality show* da TV no qual competidores obesos que disputam quem perde mais peso. O regime de emagrecimento tem dois componentes: uma dieta com restrição de calorias, calculadas em 70% das necessidades energéticas de cada competidor, mas entre 1.200 a 1.500 calorias diárias; e uma intensa rotina de exercícios por mais de duas horas diárias[7].

É o clássico método "Coma Menos, Movimente-se Mais", aprovado por todas as autoridades nutricionais, e só por isso a dieta de emagrecimento de *The Biggest Loser* está muito bem posicionada na classificação do *U.S News & World Report* de 2015[8]. Funciona, mas a curto prazo. Na época do estudo, foram perdidos em média 30 quilos em seis meses. Em longo prazo, uma concorrente da segunda temporada, Suzanne Mendonça, disse bem ao afirmar que não haveria um encontro dos participantes porque "estamos todos gordos outra vez"[9].

O índice metabólico basal dos concorrentes – a energia necessária para manter o coração batendo, os pulmões respirando, o cérebro pensando, os rins desintoxicando etc. – caiu feito um piano jogado do vigésimo andar. Em seis meses, o metabolismo basal dos concorrentes caiu em média 789 calorias. Ou seja, os competidores queimaram 789 calorias por dia. É uma barreira quase intransponível para um emagrecimento contínuo.

Quando o metabolismo cai, a perda de peso se estabiliza. A redução calórica crônica força o organismo a parar a fim de se adequar ao baixo consumo calórico. Essa compensação é o que se chama de "regime de fome". Quando o dispêndio cai abaixo do consumo, começa a recuperação de peso tão familiar. Quanto aos participantes do *reality show*, seis anos se passaram e o índice metabólico de nenhum deles foi recuperado[10].

Porém isso não é nenhuma novidade. A desaceleração metabólica em reação à restrição calórica foi provada cientificamente há mais de 50 anos. Na década de 1950, o famoso Minnesota Starvation Experiment[11], do Dr. Ancel Keys, reuniu voluntários para uma dieta de 1.500 calorias diárias. Apesar do título do experimento, a dieta restringia em 30% as calorias das dietas usuais dos sujeitos – um grau de restrição de calorias próximo das muitas dietas de emagrecimento que são recomendadas hoje em dia. A reação foi o índice metabólico basal dos sujeitos cair em média 30%. Eles sentiam frio, cansaço e fome. Quando retornaram às suas dietas típicas, retomaram também os respectivos pesos. A reversão do diabetes tipo 2 depende de queimar o excesso de glicose, caso contrário uma dieta diária restrita em calorias não vai funcionar.

O segredo da perda de peso em longo prazo é manter o metabolismo basal. Por que, então, *não* entrar em um regime de fome? *Sinta fome!* Ou ao menos adote a versão controlada, que é o jejum intermitente. Jejuar requer uma série de adaptações hormonais que *não* acontecem só com a redução calórica. A insulina cai subitamente, evitando a resistência à insulina. A noradrenalina sobe, mantendo o metabolismo alto. O hormônio do crescimento também aumenta para manter a massa magra.

Experimentos controlados comprovam isso. Após quatro dias de jejum contínuo, o metabolismo basal (medido como a energia gasta em repouso, REE, na sigla em inglês) não cai. Na verdade, sobe 12%. O VO_2, outra medida do metabolismo basal da quantidade de oxigênio usada por minuto, também sobe[12]. Muitos estudos confirmam isso. Vinte e dois dias de jejum em dias alternados não reduzem o índice basal metabólico[13].

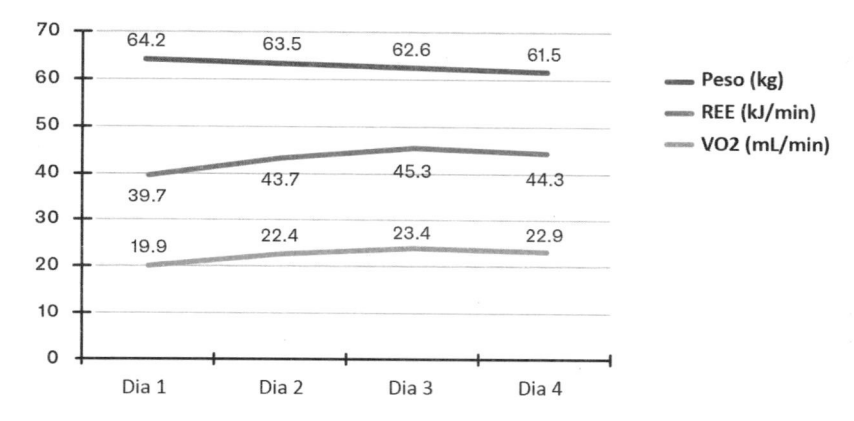

Figura 15.3. Mudanças metabólicas em quatro dias de jejum[14]

Lembram-se do estudo descrito na seção anterior sobre o controle da porção *versus* jejum? A estratégia de controle da porção fez o metabolismo basal cair cerca de 76 calorias diárias. Em compensação, o jejum não foi associado a nenhuma queda estatisticamente significativa em termos de dispêndio de energia. Em outras palavras, a redução calórica diária causa o regime de fome, o que o jejum não faz.

O estudo concluiu: "Vale dizer que o jejum em dias alternados não está associado ao risco de recuperação do peso". Quem já tentou emagrecer sabe como isso é importante. É possível perder peso com qualquer dieta, mas *manter* os pesos perdidos é a grande batalha.

O jejum funciona porque mantém o metabolismo basal alto. Por quê? Porque é um mecanismo de sobrevivência. Imagine-se vivendo em uma caverna na Idade da Pedra. É inverno e a comida é escassa. Se o seu corpo entra em regime de fome, você não terá energia para sair e encontrar comida. A cada dia a situação piora até você morrer. A espécie humana teria desaparecido há muito tempo se o corpo desacelerasse toda vez que ficássemos sem comer por um período.

Durante o jejum, o corpo abre seus amplos suprimentos alimentares – a gordura corporal. O metabolismo basal se mantém alto e em vez de usar a comida como combustível, usamos o alimento que o nosso corpo armazenou como gordura. Afinal, é exatamente por isso que ela está lá. E teremos energia suficiente para sair da gruta e caçar aquele mamute.

É também durante o jejum que queimamos primeiro o glicogênio armazenado no fígado. Quando ele termina, recorremos à gordura corporal. Veja quanta gordura está guardada dentro de nós. Podemos queimá-la à vontade. E, por termos combustíveis de sobra, o metabolismo basal não precisa desacelerar. Essa é diferença entre a perda de peso em longo prazo e uma vida inteira de desespero tentando. É o fio da navalha entre o sucesso e o fracasso. Em outras palavras, jejuar traz alterações hormonais benéficas que são totalmente evitadas pelo constante consumo de alimento, mesmo quando ele tem poucas calorias. É a *intermitência* que faz do jejum um método tão eficaz.

Se queremos que o nosso corpo queime o açúcar que está causando o diabetes tipo 2, temos que usar o fogo do nosso metabolismo basal para permanecermos abastecidos. E forjar o nosso novo corpo livre do diabetes nas chamas do jejum.

O que é melhor: jejuar ou reduzir carboidratos?

Tanto o jejum intermitente quanto a dieta de baixo carboidrato e gordura saudável (BCGS) reduzem a insulina e ajudam a emagrecer, bem como a reverter o diabetes tipo 2. O jejum é o método mais eficiente e mais rápido para baixar a insulina. A dieta de baixo carboidrato também funciona: oferece 70% dos benefícios do jejum sem precisar fazê-lo[15]. Comparada com a dieta padrão de 55% de carboidrato, a dieta de baixo carboidrato reduz a insulina pela metade, apesar do consumo similar de calorias. O jejum reduz os outros 50%. Esse é o seu poder.

Esses estudos demonstram que os benefícios da restrição de carboidratos na glicose sanguínea *não* se devem apenas à restrição calórica. É uma informação útil, considerando-se o grande número de profissionais de saúde que vivem repetindo que a culpa é das calorias. Não é, não. Se fosse, uma fatia de *brownie* engordaria tanto e teria tanta probabilidade de causar o diabetes tipo 2 quanto uma salada de repolho em azeite de oliva e salmão grelhado, pois as calorias de ambos são iguais. Mas essa ideia é ridícula.

Quanto mais comermos alimentos ultraprocessados que estimulam a insulina, mais teremos que jejuar para trazê-lo a insulina de volta às taxas normais. E *nada* é melhor que o jejum para baixar a insulina. Mas o que é melhor: fazer jejum ou uma dieta BCGS? Não se trata de ou essa/ou aquela. Podemos incorporar o jejum *e* a BCGS para maximizar os benefícios.

Se as intervenções alimentares reduzem tanto a glicose no sangue quanto a insulina no diabetes tipo 2, por que então precisamos tomar remédios? *Não precisamos.* O diabetes tipo 2 é uma doença alimentar e corrigir a dieta o reverterá.

Jejum para diabéticos do tipo 2

Jejuar nos permite retirar naturalmente o açúcar do nosso corpo (a tigela de açúcar). Uma vez esvaziado, qualquer quantidade dele que entrar não vazará para o sangue e não estaremos mais preenchendo os critérios para o diabetes. Nós teremos revertido a doença.

Em 1916 o Dr. Joslin relatava os benefícios do jejum para o diabetes. Mais recentemente, relatórios de 1969 confirmaram isso. Treze pacientes obesos foram hospitalizados para tratar do excesso de peso e por acaso descobriu-se que eles tinham diabetes tipo 2. Eles jejuaram de 17 a 99 dias e perderam 19 quilos em média. O diabetes reverteu completamente, sem exceção. O mais interessante é que a reversão não dependeu da perda de peso[16], confirmando mais uma vez que ela não é o que importa, mas sim a perda da gordura ectópica.

Alguns princípios gerais se aplicam ao jejum com o diabetes tipo 2. O tempo que a doença leva para reverter depende da intensidade do jejum e de desde quando a pessoa é portadora. Um jejum mais intensivo trará resultados mais rápidos, mas se o paciente tiver diabetes tipo 2 há vinte anos é improvável que ele reverta em alguns meses. Levará mais tempo, embora isso varie de um paciente para outro.

Fazer jejum tomando medicamentos

Caso você esteja tomando medicamentos, converse com seu médico antes de começar a fazer jejum. A medicação para o diabetes é receitada com base na dieta diária. Se ela mudar sem que a medicação seja ajustada, o risco de provocar reações hipoglicêmicas existe e elas são muito perigosas. O paciente começa a tremer, suar e sentir-se nauseado. Nos casos mais graves, pode perder a consciência e até morrer. É essencial que a medicação seja monitorada e devidamente ajustada.

Alguns medicamentos para o diabetes costumam causar hipoglicemia, especialmente a insulina e as sulfonilureias. A metformina, os inibidores DPP-4 e os inibidores SGLT2 são as preferidas porque oferecem o menor risco de hipoglicemia. A pessoa que toma remédios para o diabetes tem que usar um medidor doméstico para monitorar com frequência a glicose no sangue. O açúcar no sangue deve ser aferido pelo menos duas vezes ao dia, se possível, quatro vezes, o paciente, em dias de jejum e não jejum. Se a pessoa não toma remédios, isso não é necessário. A glicose no sangue cairá um pouco, mas permanecerá em uma faixa normal.

O médico pode orientar como reduzir ou manter a medicação para o diabetes em dias de jejum, especialmente a insulina. Os medicamentos podem ser tomados nas doses recomendadas se a glicose no sangue estiver muito alta. A glicose no sangue modestamente elevada não é problema, desde que caia durante o jejum. Em meu programa Controle Dietético Intensivo (IDM, na sigla em inglês), por exemplo, a meta para a glicose no sangue é de 8,0 a 10,0 mmol/L durante o jejum, se a pessoa tomar medicação. Essa faixa é mais alta que a normal em caso de não jejum. Níveis de glicose no sangue moderadamente elevados não oferecem perigo imediato por criarem uma margem de segurança para evitar reações hipoglicêmicas, que são muito mais perigosas. Considero isso um equilíbrio aceitável. A meta em longo prazo é reduzir e então suspender todos os medicamentos, e ainda assim manter os açúcares em uma faixa normal.

Se você tiver dúvidas sobre tomar ou não remédios, é sempre melhor usar menos medicação durante o jejum. Caso a glicose suba demais, você pode tomar remédios para compensar. Porém se você já tiver tomado e ainda assim a hipoglicemia se desenvolver, coma um pouco de açúcar. Isso vai quebrar o jejum e é contraproducente na reversão do diabetes. Novamente, consulte seu médico.

Os remédios não relacionados ao diabetes podem ser tomados normalmente durante o jejum, mas fale antes com o especialista. Algumas medicações porém precisam ser tomadas com alimento para evitar efeitos colaterais. Quando tomados com o estômago vazio, a metformina e os suplementos de ferro causam diarreia e problemas estomacais. Os suplementos de magnésio causam diarreia. Aspirina dá dor de estômago e úlcera. Muitos comprimidos de aspirina recebem uma cobertura para evitar esses efeitos colaterais, mas ainda assim eles podem ocorrer.

Como escolher um regime de jejum

Nenhum regime de jejum é o mais ou menos correto; escolha o que for melhor para você. Algumas pessoas se dão bem com um longo, enquanto outas obtêm resultados melhores com os mais curtos e frequentes. Talvez você deva experimentar alguns para saber o que melhor funciona.

Em meu programa de Controle Dietético Intensivo, nós começamos com um período de 36 horas de jejum três vezes por semana para os diabéticos do tipo 2. Para os períodos em que a pessoa se alimenta, recomendamos uma dieta de baixo carboidrato e rica em gorduras. Oferecemos aos pacientes supervisão médica rigorosa e acompanhamento frequente. Quando eles começam, vamos ajustando o cronograma do jejum a cada um deles de acordo com suas reações.

Alguns farão o clássico jejum somente de água, outros, um de gordura modificada, e outros, só com caldo claro. É importante beber líquidos para manter-se hidratado e fazer um autocontrole. Se você se sentir mal em algum momento, pare tudo e procure um profissional. Seja qual for o regime que você escolher, monitore o seu peso, a circunferência da cintura, os medicamentos e a glicose sanguínea. Caso tudo esteja bem, continue o regime. Se os seus resultados estagnarem ou piorarem, é preciso mudar a dieta. Converse com seu médico sobre outras opções.

Cada um reage ao jejum a sua maneira. Alguns pacientes com diabetes há muito tempo o revertem completamente em algumas semanas. Outros terão um progresso bem mais lento mesmo com jejum intensivo. Não é porque os seus resultados não são os que você esperava que alguma coisa está errada ou que o jejum não está funcionando. Talvez você ainda não tenha encontrado o regime que melhor lhe sirva.

Aumentar a duração ou intensificar a frequência do regime de jejum melhora as chances de se alcançar bons resultados. Faça jejuns mais curtos e frequentes. Amplie o tempo de jejum. Às vezes é melhor fazer jejuns mais longos com mais regularidade, talvez a cada a seis meses. Ou então, fazer jejuns mais rigorosos, quem sabe trocando o caldo ralo só por água. Se você tem dificuldade de fazer jejum, cuide melhor da sua dieta e tente diminuir os carboidratos.

O que esperar quando se inicia um jejum: livrar-se da carga tóxica

Leva tempo adaptar-se a um jejum. Não raro sente-se muita fome, dores de cabeça e até cãibras musculares, bem como, irritações na pele. Esses efeitos colaterais são sinais de que o corpo está se livrando da carga tóxica de açúcar. Em geral os sintomas vão diminuindo e desaparecem em poucas semanas, mas não deixe de relatá-los ao seu médico. Outro sinal de que o corpo está se livrando do excesso de açúcar é o chamado fenômeno matinal.

O que esperar depois de um período de jejum: o fenômeno matinal

Após um período de jejum, e especialmente pela manhã, algumas pessoas experimentam um aumento de glicose no sangue, o chamado fenômeno matinal (FM), descrito já há trinta anos. O FM é produzido pelo ritmo cardíaco, pouco antes de acordar (uns 4 minutos), o corpo secreta adrenalina, hormônio do crescimento, glicagina e cortisol em níveis mais altos, preparando-se para um novo dia. A adrenalina fornece energia, o hormônio do crescimento ajuda a reparar e a sintetizar novas proteínas, a glicagina auxilia na retirada glicose armazenada levando-se para o sangue para ser usada como energia, e o cortisol, o hormônio do estresse, nos prepara para a atividade. Afinal, nunca estamos mais relaxados do que quando dormimos. Essa onda hormonal circadiana é normal e avisa ao fígado que é hora de expulsar a glicose e ativar o organismo.

Os hormônios são secretados em modo pulsátil, atingindo um pico nas primeiras horas da manhã e chegando a níveis mais baixos durante o dia. Em situações não diabéticas, em que não há necessidade de controlar a glicose sanguínea artificialmente, esse fenômeno matinal é uma ocorrência normal e quase imperceptível, pois a magnitude da subida é muito pequena.

Em 75% dos diabéticos do tipo 2, porém, ele se manifesta como um pico perceptível na glicose sanguínea nas primeiras horas da manhã. O grau é muito variável e só ocorre em pacientes que estão sendo tratados com insulina, e não porque o fígado cheio de gordura quer desesperadamente se esvaziar. Assim que o fígado recebe o sinal, o açúcar sai zunindo de seu interior e vai para o sangue. Tal como um balão superinflado, o fígado expulsa quantidades prodigiosas de açúcar para se aliviar da carga tóxica. A título de analogia, imagine que você precisa urinar urgentemente. Bebeu muita água e não há banheiro à vista. Quando você consegue urinar, não há o que faça parar o fluxo, que é forte e muito rápido. Esse é o fenômeno matinal.

O mesmo fenômeno acontece nos jejuns extensos, que induzem as mesmas mudanças hormonais dos jejuns noturnos, que são muito mais curtos. A insulina cai e o fígado libera parte de seus açúcares e gorduras. Isso é natural. No diabetes tipo 2, todo o açúcar represado na gordura do fígado é ejetado dali e reaparece, tal como um convidado incômodo, como glicose no sangue.

Mesmo que a pessoa fique sem comer por um tempo, o corpo sempre vai liberar o estoque de açúcar.

Qual é o problema, então? Não há nenhum. Só estamos retirando o açúcar armazenado no fígado, onde não podia ser visto, e mandando-o para o sangue, onde ele se torna visível. O fenômeno matinal, ou a glicose alta no sangue durante o jejum, não quer dizer você esteja fazendo alguma coisa errada. É uma ocorrência normal. Ele indica que você terá mais trabalho para queimar todo o açúcar estocado em seu organismo.

Se a glicose no sangue sobe durante o jejum, pergunte a si mesmo de onde ela vem. A única possibilidade é que tenha vindo do seu próprio organismo. Você apenas retirou parte da energia dos alimentos armazenada em seu corpo para colocá-la no sangue, para o seu próprio uso.

Rumo à cura: prevenção, tratamento, erradicação

Imagine um mundo sem obesidade, diabetes tipo 2, ou síndrome metabólica, sem rins diabéticos, sem olhos diabéticos, sem nervos diabéticos, sem úlceras diabéticas nos pés, sem infecções diabéticas. Com menos infartos, menos AVCs, menos cânceres. Sem necessidade de medicamentos para o diabetes. Será que podemos sonhar com isso? *Sim, podemos.*

Com uma nova e mais profunda compreensão do diabetes tipo 2 e com tratamentos mais eficientes, ele poderá ser erradicado. É possível reverter o diabetes tipo 2 naturalmente, sem custos, sem cirurgias... *completamente*. E agora, igualmente importante, é possível também evitá-lo.

A cidade de Da Qing, no norte da China, ganhou importância nacional por ter os campos de petróleo mais produtivos e ser uma das cidades mais ricas do país. Mas em se tratando de poluição do ar, Da Qing passou a ser conhecida em todo o mundo por uma razão totalmente diferente: a *prevenção* do diabetes tipo 2.

Em 1986, a Organização Mundial da Saúde (OMS) patrocinou em Da Qing o estudo Diabetes Prevention Outcomes[17], um experimento randômico controlado com 577 chineses adultos portadores de diabetes. A principal intervenção dietética foi aumentar o consumo de vegetais e reduzir o de álcool e o de açúcar. Os orientadores também incentivaram medidas de estilo de vida, como atividades físicas.

A intervenção ativa durante seis anos reduziu a incidência do diabetes em incríveis 43%, benefício que se sustentou por vinte anos. O surgimento do diabetes tipo 2 foi adiado por 3,6 anos em média. O índice de mortes por doenças cardiovasculares caiu de 20% para apenas 1%. O professor Nicholas Wareham, da Universidade de Cambridge, considerou o estudo revolucionário por mostrar que a intervenção no estilo de vida reduz o risco das consequências cardiovasculares do diabetes[18].

Inúmeros estudos de intervenções similares no estilo de vida como as de Da Qing apresentaram os mesmos benefícios. Embora a intervenção dietética varie em cada estudo, a maioria se concentra na perda de peso. Nos Estados Unidos, o Programa de Prevenção ao Diabetes reduziu a incidência do diabetes tipo 2 em 58%[19] e os benefícios foram mantidos por dez anos[20]. O Programa de Prevenção do Diabetes da Índia reduziu a incidência do diabetes tipo 2 em 30%[21]. A Finlândia reportou uma redução de 58%[22]. Um experimento feito no Japão reduziu a progressão em 67%[23].

Todos esses experimentos bem-sucedidos tiveram um fator comum extremamente importante. Todos eles se concentraram no estilo de vida e *não em medicamentos*. Portanto, o diabetes tipo 2 não é só tratável, é uma doença que pode ser prevenida.

Reversão e prevenção natural do diabetes tipo 2: um novo mundo

Obesidade, gordura no fígado, síndrome metabólica e diabetes tipo 2 são os equivalentes do século XXI da peste bubônica que matou 50 milhões de pessoas na Ásia, Europa e África no século XIV. Apesar dos avanços da tecnologia dos computadores, da engenharia genética e da biologia molecular, o problema não para de crescer, já se espalhou pelo mundo todo e atravessou todas as fronteiras genéticas. É hora de parar de fingir que o diabetes é uma doença crônica e progressiva e tratá-la como tal. Ele é uma enfermidade dietética e do estilo de vida. Acreditar que não seja é querer enganar a si próprio.

Mas o que importa é que é *uma doença dietética que requer tratamento dietético*. E como o ganho de peso tem um papel de suma importância no desenvolvimento do diabetes tipo 2, a perda de peso tem papel de igual importância na sua reversão. Sabemos que a cirurgia bariátrica, as dietas de baixíssimo carboidrato e o jejum são tratamentos reconhecidos para o diabetes tipo 2 e já provaram que podem curá-lo. Também sabemos que a insulina, os hipoglicemiantes orais e as dietas de baixa gordura diminuem a glicose no sangue, mas não curam o diabetes tipo 2.

Não cura
Insulina
Drogas
Dietas de baixa gordura

Diabetes tipo 2

Cura
Cirurgia bariátrica
Jejum
Dietas de baixo carboidrato

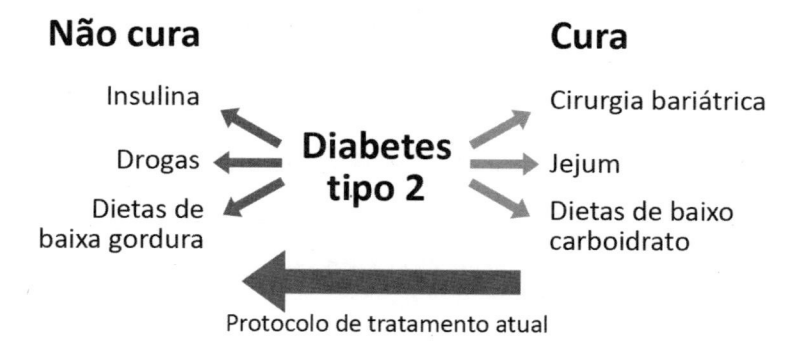

Protocolo de tratamento atual

Figura 15.4 Doença alimentar; tratamento alimentar

Os tratamentos que curam têm todos uma característica em comum: eles baixam a insulina. Desde que o diabetes tipo 2 é uma doença da hiperinsulinemia, a lógica é que esses métodos sejam benéficos. E o que os demais tratamentos que *não* curam o diabetes tipo 2 têm em comum? Eles aumentam a insulina. O fato é que, com o tempo, esses tratamentos *pioram* o diabetes tipo 2.

Mais uma vez, vamos justapor dois fatos indiscutíveis:

Fato nº 1: o diabetes tipo 2 é uma doença reversível.

Fato nº 2: todos os pacientes tratados de forma convencional pioram.

Infelizmente, só há uma conclusão a se chegar. O tratamento convencional recomendado pela maioria dos médicos não funciona. Esta é uma notícia ótima! Por quê? Porque significa que podemos mudar essa história. Significa que acaba de se abrir uma porta para um mundo livre do diabetes.

É possível evitar e curar não só o diabetes tipo 2, mas a síndrome metabólica como um todo, definitivamente, através do conhecimento. Não com a última e mais incrível invenção, mas com a segurança da experiência e as mais antigas intervenções no estilo de vida de um ser humano: a dieta com baixo carboidrato e rica em gordura (BCAG), além do jejum intermitente. Um mundo liberto das correntes do diabetes tipo 2 nos espera. Como em sonho, uma cura acena para nós. Basta dar os primeiros passos corajosos e cruzar o limiar. O caminho para a boa saúde, sem obesidade e diabetes tipo 2, começa aqui.

Alberto

Alberto, 70 anos, tem um histórico de 17 anos de diabetes tipo 2. Tomava insulina em doses cada vez maiores havia quase dez anos. Seu A1C era de 7,7%, e ele tomava 160 unidades diárias de insulina, além de sitagliptina.

Alberto também tinha uma história de doença renal crônica, hipertensão e apneia do sono.

Quando ele entrou para o programa de Controle Intensivo do Diabetes (CID; IDM na sigla em inglês), começou a fazer uma dieta de baixo carboidrato e gordura saudável com 24 a 42 horas de jejum, cinco dias por semana. Em um mês ele parou completamente com todos os medicamentos, inclusive a insulina; a glicose no sangue estava melhor do que nunca, com seu A1C em 7,3%. Com apenas seis meses de programa, Alberto já tinha perdido 10 quilos e está recuperando totalmente a saúde.

Lana

Lana tinha apenas 18 anos quando foi diagnosticada com diabetes tipo 2. Há 13 anos ela tomava medicamentos para baixar a glicose no sangue. Então, começou a tomar insulina quando engravidou, aos 31 anos. Depois da gravidez, seu A1C era de 7,2%, e o médico continuou o tratamento com 82 unidades de insulina diárias, além da metformina.

Quando Lana aderiu ao programa de Controle Intensivo do Diabetes, começou um jejum de sete dias. No final da semana, os açúcares tinham se normalizado e ela pôde parar de tomar todos os medicamentos, não voltando a tomá-los desde então. Lana estabeleceu uma rotina de jejum por 42 horas, de duas a três vezes por semana. Após um ano no programa, Lana já perdeu 25 quilos e 33 cm de cintura, além disso, seu A1C caiu para 6,1%.

POSFÁCIO

Apesar do título deste livro e da exploração em profundidade do diabetes tipo 2, talvez você se surpreenda se eu disser que não considero este um livro sobre o diabetes. "Por quê? Se praticamente tudo o que está escrito aqui é sobre a doença?", você argumentaria. Não, querido leitor, na verdade este livro é sobre *esperança*.

Eu espero que possamos erradicar o diabetes tipo 2 antes da próxima geração, que possamos pagar todas as doenças associadas à síndrome metabólica. Espero que possamos recuperar todos os gastos associados, seja em moedas correntes seja em sofrimento humano. Espero que atinjamos essas metas sem o uso de medicamentos ou cirurgia, usando apenas o conhecimento.

Como tudo começou: a minha jornada rumo à esperança

Em certo sentido este livro acompanha a minha própria jornada. Ingressei na Escola de Medicina da Universidade de Toronto quando fiz dezenove anos. Quando terminei a faculdade, passei por uma residência em um hospital e dois anos depois completei minha especialização em doenças renais (nefrologia) no Cedars-Sinai Medical Center de Los Angeles. Desde 2001, exerço a nefrologia clínica em Toronto. Portanto, passei metade da minha vida envolvido com a medicina. Durante todo esse tempo, recebi pouquíssimo treinamento em nutrição e, certamente, não vi uma área de especialização.

Como médico nefrologista, sei que o diabetes tipo 2 é, de longe, a principal causa das doenças renais. Tenho visto muitos pacientes com formas mais brandas da doença e tratei deles exatamente como eu e muitos outros colegas aprendemos. Receitei medicamentos para baixar-lhes a glicose no sangue. Se não funcionasse, receitava insulina. Quando nem isso dava certo, eu imediatamente aumentava a dose. Todas as escolas de medicina e associações médicas ensinavam, e ainda ensinam, que o estreito controle da glicose sanguínea é a chave para controlar o diabetes tipo 2.

Após tratar inúmeros pacientes ao longo de décadas, comecei a desconfiar que nenhum desses medicamentos para o diabetes fazia alguma diferença na saúde deles. É claro que as escolas de medicina *diziam* que as drogas melhoravam a vida dos pacientes, mas os benefícios eram imperceptíveis. Tomassem ou não os remédios, o fato é que a doença progredia de forma cada vez mais severa. Os rins falhavam, sofria infarto, AVC, amputações e ficavam cegos.

Se os rins começassem a falhar, eu recomendava diálise. Vi mais infecções do pé diabético, mais úlceras diabéticas, mais infartos e AVCs do que conseguiria enumerar. Mesmo que fizessem diferenças estatísticas, os remédios que eu receitava não faziam uma diferença clínica real. E comecei a suspeitar que *pensávamos* que esses medicamentos só fizessem alguma diferença porque *nos disseram* que faziam.

Os estudos clínicos finalmente chegaram à experiência no mundo real em 2008. Nesse ano, foram divulgados os resultados revolucionários dos estudos ACCORD e ADVANCE, seguidos de perto pelos estudos ORIGIN e VADT. Confirmando as minhas experiências com pacientes, todos eles comprovaram conclusivamente que era inútil usar medicamentos para baixar a glicose no sangue no diabetes tipo 2.

Assim como eu, outros médicos prescreviam, o tempo todo, montanhas de medicamentos que não ofereciam nenhuma proteção contra infarto, AVC, morte, doenças dos olhos ou dos rins. Quando nada, a insulina parecia piorar ainda mais as coisas. Hoje, isso é fato comprovado. O princípio básico do tratamento do diabetes tipo 2 – ensinado em todas as escolas de medicina do mundo – acabava de ser reprovado.

O paradigma do tratamento do diabetes tipo 2 precisava mudar. Tínhamos que incorporar esse novo conhecimento para ganhar uma compreensão mais nova e completa. Entretanto, o que aconteceu em seguida foi uma infelicidade, embora fosse totalmente previsível. Em vez de desenvolver os novos paradigmas da resistência à insulina, que poderia levar a outros tratamentos efetivos, nós nos agarramos aos velhos e falsos paradigmas, porque era muito mais fácil ignorar uma verdade inconveniente do que aceitá-la. E continuamos receitando exatamente os mesmos medicamentos, usando os mesmos tratamentos e obtendo os mesmos resultados desfavoráveis. O mesmo pensamento de sempre, os mesmos resultados de sempre. Uma insanidade, como diria Albert Einstein. Os pacientes continuavam piorando e morrendo.

Quebrar paradigmas não é uma tarefa fácil. Estávamos tão focados no tratamento da glicose alta no sangue que nos esquecemos de tratar o diabetes. Considerando que emagrecer era a chave para reverter o diabetes, por que a insulina poderia ser benéfica, se era responsável pelo ganho de peso? Não nos esforçamos para encontrar explicações. Diante de uma realidade tão perturbadora, era mais fácil que médicos e pesquisadores vivessem em um mundo de fantasia, onde esses remédios eram considerados o tratamento certo para o diabetes.

Os novos paradigmas da obesidade

Embora os pesquisadores do diabetes não buscassem alternativas, novos paradigmas se formavam no campo da medicina da obesidade. Estudos interessantes eram publicados sobre a eficácia e os perigos das dietas de baixo carboidratos. No fim dos anos 1990, as dietas de baixo carboidrato do tipo Atkins ganharam imensa popularidade. Profissionais da saúde como eu e muitos outros especialistas ficamos perplexos, porque sabíamos que essas dietas com muita gordura do tipo Atkins causavam doenças cardíacas. Foram feitos inúmeros experimentos no início dos anos 2000 que comprovaram exatamente isso.

Então, aconteceu uma coisa engraçada, ou melhor, não aconteceu. As previsões de que a dieta com muita gordura aumentaria os níveis de colesterol e entupiria as artérias estavam erradas. Na verdade, o oposto é que se mostrou o certo. Os pacientes não só emagreciam como seu perfil metabólico melhorava e o colesterol baixava. Experimentos comprovaram que essas dietas de baixo carboidrato e muita gordura eram seguras e funcionavam. Alguns anos depois, em 2006, o maior experimento dietético jamais realizado, o Womens' Health Initiative, provou sem sombra de dúvida que as dietas com baixo teor de gordura não protegiam contra doenças cardíacas, AVC ou câncer. Pior, a restrição calórica não causava perda de peso, tampouco reduzia o diabetes tipo 2. As bases das orientações nutricionais modernas estavam abaladas.

O paradigma do tratamento da obesidade precisava mudar. E, novamente, os médicos de todo o mundo continuaram sua prática como se nada tivesse mudado. Nós nos agarramos aos paradigmas antigos e falhos como se cruzássemos o oceano em uma jangada. Continuamos pregando a dieta de baixa gordura. Aconselhando pessoas a "Comer Menos, Movimentar-se Mais". Obtivemos os mesmos resultados fracos, e os pacientes continuaram obesos e doentes. A velha forma de pensar, os mesmos resultados de sempre. Sim, pura insanidade.

Insatisfeito com esses dois paradoxos, comecei a buscar respostas partindo do zero. Não levantei hipóteses sobre as causas da obesidade ou do diabetes tipo 2. Esse foi o passo mais importante. Libertar-me dos antigos conceitos permitiu-me ver, em um dado momento, que alguns fatos, que estavam à vista de todos, tornaram-se óbvios.

Minha busca por respostas sempre começa perguntando "por quê?"

A questão da causalidade sempre me intrigou. Gosto de entender o mecanismo da doença, o porquê das coisas. A obesidade não é diferente. "Por que as pessoas engordam?" Essa é uma pergunta absolutamente crítica, pois se eu não entender isso não posso saber como tratar efetivamente a doença.

Na verdade, nunca dei muita importância a essa pergunta, ninguém deu. Pensávamos que já sabíamos a resposta. O excesso de calorias é a causa da obesidade. Se fosse verdade, bastava reduzir as calorias para emagrecer. *Mas isso não funciona*. O índice de fracasso das dietas de redução calórica é astronômico. A minha busca me fez reconhecer que um desequilíbrio hormonal, predominantemente da insulina, é a causa da obesidade. Discuto em detalhes esse processo no meu primeiro livro, *O Código da Obesidade*.

O que me levou a um outro paradoxo. Se o excesso de esse hormônio é a causa da obesidade, por que eu, médico, estava prescrevendo insulina para diabéticos do tipo 2 com sobrepeso? Isso só iria piorar as coisas. A insulina é o *problema*, não a solução.

O mais interessante é que meus pacientes já sabiam a resposta. "Doutor, o senhor diz que eu tenho que emagrecer e me receita insulina, que me fez ganhar 23 quilos?" A resposta é: isso não é bom, é um absurdo.

Pergunto, então: "por que o diabetes tipo 2 se desenvolve?". Novamente, começo perguntando por quê. Todos concordam que a resistência à insulina elevada é a causa da glicose alta no sangue, que por sua vez é a marca registrada do diabetes tipo 2. Mas o que causa a resistência à insulina elevada? Essa era a verdadeira pergunta que eu tanto tentava responder.

Tive o *insight* quando entendi a obesidade. Considerando que o excesso de insulina causa obesidade, é lógico que o excesso dela também gera resistência à insulina e diabetes tipo 2. Se a obesidade e o diabetes tipo 2 são manifestações da mesma doença, simplesmente o outro lado da mesma moeda, isso explica por que as duas são tão intimamente relacionadas.

Albert Einstein disse: "Uma vez eliminado o impossível, o que resta, por mais improvável que seja, só pode ser a verdade". Se o problema era insulina em excesso, então a resposta era muito simples: baixar esse hormônio. Mas como? Até então, não existia uma droga que fizesse isso. A solução era retornar às bases. Uma doença dietética exigia uma solução dietética e não farmacêutica. Como os carboidratos refinados estimulam ao máximo a insulina e muito pouco a gordura dietética, a solução óbvia era fazer uma dieta com pouco carboidrato e muita gordura.

Controle dietético intensivo: espalhe isso

Em 2011 criei o programa Controle Dietético Intensivo em Scarborough, Ontário, juntamente com a Dra. Megan Ramos, médica pesquisadora interessada exatamente nesse problema. Juntos, aconselhamos pacientes, muitos deles com diabetes tipo 2, a seguir a dieta de baixo carboidrato e muita gordura. Eu acreditava e esperava que a saúde deles fosse melhorar.

Os resultados foram desastrosos. Ninguém emagreceu. Ninguém melhorou. Uma revisão dos itens da dieta deles revelou que deles comiam muito pão, muito macarrão e muito arroz. Eles tinham entendido erroneamente que esses produtos faziam parte da dieta de baixo carboidrato. Por terem feito dietas de pouca gordura durante toda a vida, esse novo regime era completamente estranho para eles e ninguém sabia o que comer. Eu tinha que encontrar uma solução mais simples.

Um dia, uma amiga contou-me sobre as "limpezas" que fazia e eu não de importância. Como a grande maioria, a minha reação foi dizer que jejum não servia para nada. Porém o que haveria de errado em jejuar? Fiquei tão intrigado que comecei a investigar a literatura médica, a maioria de décadas anteriores. Quanto mais eu compreendia a fisiologia, mais convencido ficava de que não havia razão para que o jejum não fosse aplicado com sucesso como intervenção terapêutica. Afinal, era a solução mais simples e a mais antiga. Comecei a orientar pacientes em regimes de dieta e jejum. Dessa vez, os resultados foram completamente diferentes.

Algumas histórias de sucesso eram quase inacreditáveis. Pessoas que tinham tomado altas doses de insulina durante anos eliminaram todos os medicamentos em questão de semanas. Meus pacientes perderam peso e conseguiram mantê-lo. Muitos reportaram que era muito, muito mais fácil seguir o programa do que imaginavam. Esperavam sentir uma fome insuportável, o que não aconteceu. À medida que seguiam jejuando, a fome e a vontade de comer se dissipavam como neblina. Alguns achavam que o estômago tinha encolhido. Esperavam sentir-se fracos e incapazes de se concentrar, mas acontecia o oposto. Mulheres que mal tinham energia para abrir a porta entravam na sala correndo. Seus parceiros não conseguiam mais acompanhá-las.

Quando pude juntar as peças, comecei a dar palestras para pacientes e médicos em toda Toronto. Postei a minha palestra "A Etiologia da Obesidade" no YouTube e comecei a publicar o blog "Controle Dietético Intensivo[2]" para compartilhar minhas descobertas com o público. Uma noite, dei uma palestra sobre obesidade para um grupo de médicos especialistas. Uma hora depois, eles estavam tão interessados nos novos paradigmas que acabei fazendo uma segunda palestra. Um dos médicos presentes entrou em contato com Rob Sanders, da Greystone Books, que me encomendou um livro sobre obesidade e diabetes tipo 2. Rob tem sido um grande apoio desde o início e a quem sou muito grato.

Havia muito material para um livro só. Para transmitir de maneira apropriada os equívocos sobre a obesidade, o diabetes tipo 2, como estabelecer as bases do tratamento, o livro deveria ter 800 páginas – muito grande! A solução foi dividir o material em dois volumes. *O Código da Obesidade*, publicado em 2016, abriu caminho para uma compreensão mais profunda do diabetes tipo 2 neste livro. Juntos, eles permitem que os leitores revertam naturalmente a obesidade e o diabetes tipo 2.

Todos os dias, encontro pacientes com diabetes tipo 2 em reversão, pessoas que estão emagrecendo e se tornando mais saudáveis. Foi por essa razão que me tornei médico. Para ajudar a recuperação de todos, dar às pessoas a esperança de derrotar a obesidade e o diabetes tipo 2 de modo natural. Isso é perfeito, porque os pacientes não querem adoecer nem tomar remédios a vida toda. É uma situação em que todos ganham.

Esperança no futuro

O diabetes tipo 2 é hoje a principal causa de cegueira, insuficiência renal, amputações, infartos, AVC e câncer. Mas esse não tem que ser o nosso futuro. Os livros: *O Código da Obesidade* e *O Código do Diabetes* trazem informações para reverter essas doenças. Porém, a história não acaba aqui, é só um começo. Novas esperanças estão surgindo. Um novo dia está por vir.

APÊNDICE: DOIS EXEMPLOS DE CARDÁPIOS SEMANAIS

Estes cardápios, organizados pela colega Megan Ramos para o Controle Dietético Intensivo (www.IDMprogram.com), consiste em três jejuns de 30 a 36 horas feitos em três dias da semana alternados. Durante o período de jejum não se deve comer nada, exceto líquidos como água, chá verde, chá de ervas e café.

No Exemplo 1, se você começar o jejum de 36 horas no domingo à noite após o jantar (às 19h30), só voltará a comer terça-feira no café da manhã (às 7h30). Em outras palavras, você não terá café da manhã, almoço ou jantar e nem consumirá nenhum tipo de tira-gosto durante os dias de jejum. Nos dias de não jejum poderá comer normalmente.

No Exemplo 2, se você começar o jejum no domingo após o almoço (às 12h30), não voltará a comer até o jantar de segunda-feira (às 18h30). Novamente, você não consumirá nenhum alimento durante o período de jejum, mas deverá manter-se hidratado bebendo os líquidos mencionados acima. Este programa incorpora períodos de jejum um pouco mais curtos, com a vantagem de comer ao menos uma refeição por dia. Se você estiver tomando medicamentos que precisam ser ingeridos com alimento, este programa é o melhor.

Os seguintes planos de refeição oferecem dois exemplos de programas para um regime de jejum de 30 a 36 horas complementado por uma dieta de baixo carboidrato e gordura saudável. Lembre-se de consultar o seu médico antes de começar este ou qualquer outro regime. Água mineral ou com gás, chá verde ou chá de ervas são excelentes bebidas para acompanhar estas refeições.

Exemplo 1
Cardápio para um jejum de 36 horas

Refeição	Domingo	Segunda	Terça	Quarta	Quinta	Sexta	Sábado
Café da manhã	Minifritada de ovo embrulhada em bacon	Jejum	Omelete com salsicha	Jejum	Bacon, ovos mexidos e abacate	Jejum	Panquecas de farinha de coco com creme batido e uvas
Almoço	Salada de rúcula e presunto	Jejum	Espetinho de frango enrolado em bacon com fatias de salsão e cenoura	Jejum	Pimentões recheados com frango	Jejum	Salada de pera e rúcula com pinhões
Janta	Costeleta de porco/peito de frango empanado em farinha de amêndoa	Jejum	Carne vermelha refogada	Jejum	Camarões grelhados no espeto	Jejum	Carne de porco desfiada em pãozinho de farinha de amêndoa

Apêndice: dois exemplos de cardápios semanais

Exemplo 2
Cardápio para um jejum de 30 horas

Refeição	Domingo	Segunda	Terça	Quarta	Quinta	Sexta	Sábado
Café da manhã	Ovos mexidos, salmão defumado e abacate	Jejum	Ovos cozidos, couve-flor, pão de batata-doce e aspargos	Jejum	Omelete de cogumelos	Jejum	Pudim de chia
Almoço	Asas de frango na manteiga com limão e pimenta, salsão e cenouras	Jejum	Frango "desfiado" em costela de porco com ervilhas	Jejum	Fajitas de carne	Jejum	Salada de tomate, pepino e abacate
Janta	Jejum	Salmão grelhado com salada verde	Jejum	Macarrão de abobrinha em *pesto* de abacate com legumes refogados	Jejum	Cones de frango, gengibre e alface com acelga	Jejum

NOTAS

Prefácio

1. A partir daqui até o final do prefácio nos referimos ao diabetes tipo 2.

2. Phinney S., Volek J. The art and science of low carbohydrate living: an expert guide to making the life-saving benefits of carbohydrate restriction sustainable and enjoyable. Miami: Beyond Obesity llc, 2011; Bernstein R, Diabetes type II: Living a long, healthy life through blood sugar normalization, 1ª ed. New Jersey: Prentice Hall Trade, 1990, e publicações subsequentes.

3. O cuidado à distância incentiva a aderência à dieta de baixo carboidrato e controle glicêmico, permitindo a redução da medicação no diabetes tipo 2 – resumo. Blog Virta Health. 14 de jun. 2017. Disponível em: http://blog.virtahealth.com/remote-care-promotes-low-carbohydrate-diet-adherence-and-glycemic-control-allowing-medication-reduction-in-type-2-diabetes-abstract/. Acessado em 20 de junho de 2017. Seis meses de resultados estão publicados em: McKenzie L et al. A novel intervention including individualized nutritional recommendations reduces hemoglobin a1c level, medication use, and weight in type 2 diabetes. jMIr Diabetes. 2017; 2(1): e5. doi:10.2196/diabetes.6981.

4. Hallberg S., Hamdy O. Before you spend $26,000 on weight-loss surgery, do this. *New York Times.* 2016, 10 de set. Disponível em: https://www.nytimes.com/2016/09/11/opinion/sunday/before-you-spend-26000-on-weight-loss-surgery-do-this.html?_r=0. Acessado em 20 de junho de 2017; Advice on diabetes. *New York Times.* 20 de set. de 2017. Disponível em: https://www.nytimes.com/2016/09/21/opinion/advice-on-diabetes.html. Acessado em 20 de jun. de 2017.

Capítulo 1

1. Sanders L. J. From Thebes to Toronto and the 21st century: an incredible journey. Diabetes Spectrum. 2002 de Jan; 15(1): 56–60.

2. Lakhtakia R. The history of diabetes mellitus. Sultan Qaboos Univ Med J. Ago. 2013 13(3): 368–370.

3. Karamanou M., et al. Apollinaire Bouchardat (1806–1886): founder of modern Dia-betology. Hormones. Abr-Jun. 2014; 13(2): 296–300.

4. Mazur A. Why were "starvation diets" promoted for diabetes in the pre-insulin period? Nutr J. 2011; 10(1): 23. doi: 10.1186/1475-2891-10-23. Acessado em 6 de junho de 2017 .

5. Franz, M. J. The history of diabetes nutrition therapy. Diabetes Voice. Dec. 2004; 49:30–33.

6. Joslin E. P. The treatment of diabetes mellitus. Can Med Assoc J. Ago. 1916; 6(8):673–684.

7. Bliss M. The Discovery of Insulin. Aug. 2015 19. Historica Canada Disponível em: http://www.thecanadianencyclopedia.ca/en/article/the-discovery-of-insulin/. Acessado em 6 de jun de 2017.

8. Furdell E. L. Fatal thirst: diabetes in Britain until insulin. Boston: Brill; 2009. p. 147.

9. Himsworth H. P. Diabetes mellitus: its differentiation into insulin-sensitive and insulin-insensitive types. Lancet. 1936; 1: 127–130.

10. Joslin E. P. The unknown diabetic. Postgraduate Medicine. 1948; 4(4): 302–306.

11. Departamento de Saúde e Serviço Social dos EUA e Departamento de Agricultura dos EUA. Resumo executivo. 2015–2020. Diretrizes Dietéticas para Norte-Americanos. Disponível em: http://health.gov/dietaryguidelines/2015/guidelines/executive-summary/. Acessado em 6 de junho de 2017.

12. Siri-Tarino P. W., et al. Meta-analysis of prospective cohort studies evaluating the association of saturated fat with cardiovascular disease. Am J Clin Nutr. 2010; 91(3): 535–546, doi: 10.3945/ajcn.2009.27725. Acessado em 6 de junho de 2017; Mente A, et al. A systematic review of the evidence supporting a causal link between dietary factors and coronary heart disease. Arch Intern Med. 2009; 169(7): 659–669.

13. Centers for Disease Control and Prevention. Prevalence of overweight, obesity, and extreme obesity among adults: United States, trends 1960–1962 through 2007–2008. 6 de junho de 2011. Disponível em: http://www.cdc.gov/nchs/data/hestat/obesity_adult_07_08/obesity_adult_07_08.htm. Acessado em 26 de abril de 2015 e usado sob permissão.

14. Organização Mundial da Saúde. Global report on diabetes. 2016. Disponível em: http://apps.who.int/iris/bitstream/10665/204871/1/9789241565257_eng.pdf. Acessado em 6 de junho de 2017.

15. Pinhas-Hamiel O., Zeitler P. The global spread of type 2 diabetes mellitus in children and adolescents. J Pediatr. 2005; 146(5): 693–700. doi: 10.1016/j.jpeds.2004.12.042. Acessado em 6 de junho de 2017.

16. Centers for Disease Control and Prevention. Number (in Millions) of Civilian, Non-Institutionalized Persons with Diagnosed Diabetes, United States, 1980-2014. Disponível em: https://www.cdc.gov/diabetes/statistics/prev/national/figpersons.htm. Acessaso em 6 de junho de 2017. Usado sob permissão.

17. Tabish S. A. Is diabetes becoming the biggest epidemic of the twenty-first century? Int J Health Sci. 2007; 1(2): 5–8.

18. Xu Y., et al. Prevalence and control of diabetes in Chinese adults. JAMA. 2013; 310(9): 948–958.

19. Federação Internacional do Diabetes. IDf diabetes atlas, 7ª ed. 2015. p. 14. Disponível em: www.idf.org/diabetesatlas. Acessado em 15 de janeiro de 2017.

20. Menke A., et al. Prevalence of and trends in diabetes among adults in the United States, 1988–2012. jaMa. 2015; 314(10): 1021–1029.

21. Polonsky K. S. The past 200 years in diabetes. N. Engl. J. Med 2012; 367(14):1332–1340.

Capítulo 2

1. Associação Americana de Diabetes. Standards of medical care in diabetes–2016. Diabetes Care. 2016; 39(Suppl. 1): S13–S22.

2. Zhang X, et al. A1C level and future risk of diabetes: a systematic review. Diabetes Care. 2010; 33(7): 1665–1673.

3. Van Bell T. L., et al. Type 1 diabetes: etiology, immunology, and therapeutic strategies. Phys Rev 2011; 91(1): 79–118.

4. *Joslin's Diabetes Mellitus*, 14ª ed. Boston: Lippincott Williams & Wilkins; 2005. p. 399.

5. Type 1 diabetes. *New York Times*. 21 jul 2014. Disponível em: http://www.nytimes.com/health/guides/disease/type-1-diabetes/complications html. Acessado em 6 de junho de 2017.

6. Rosenbloom A. L., et al. Type 2 diabetes in children and adolescents. Pediatr Diabetes; 2009; 10(Suppl. 12): 17–32.

7. Haines L. et al. Rising incidence of type 2 diabetes in children in the U.K. Diabetes Care. 2007; 30(5): 1097–1101.

8. Grinstein G., et al. Presentation and 5-year follow-up of type 2 diabetes mellitus in African-American and Caribbean-Hispanic adolescents. Horm Res 2003; 60(3):121–126.

9. Pinhas-Hamiel O., Zeitler P. The global spread of type 2 diabetes mellitus in children and adolescents. J Pediatr. 2005; 146(5): 693–700. doi: 10.1016/j.jpeds.2004.12.042. Acessado em 6 de jun 2017.

Capítulo 3

1. Departamento de Saúde e Serviço Social dos EUA. National Diabetes Fact Sheet, 2011. Disponível em: http://www.cdc.gov/diabetes/pubs/pdf/ndfs_2011.pdf. Acessado em 6 de junho de 2017.

2. Fong D. S., et al. Diabetic retinopathy. Diabetes Care. 2004; 27(10): 2540–2553.

3. Keenan H. A., et al. Clinical factors associated with resistance to microvascular complications in diabetic patients of extreme disease duration: the 50-year medalist study. Diabetes Care. 2007; 30(8):1995–1997.

4. National Institute of Diabetes and Digestive and Kidney Diseases. Diabetic kidney disease. Jul. 2016 Disponível em: http://www.niddk.nih.gov/health-information/health-topics/kidney-disease/kidney-disease-of-diabetes/Pages/facts.aspx. Acessado em 6 de junho de 2017.

5. National Institute of Diabetes and Digestive and Kidney Diseases. Adjusted prevalence rates of ESrD. Disponível em: http://www.niddk.nih.gov/health-information/health-statistics/Pages/kidney-disease-statistics-united-states.aspx. Acessado em 6 de junho de 2017. Usado sob permissão.

6. Adler A. I., et al. Development and progression of nephropathy in type 2 diabetes: The United Kingdom Prospective Diabetes Study (UKPDS 64). Kidney Int. 2003; 63(1): 225–232.

7. National Institute of Diabetes and Digestive and Kidney Diseases. Nerve damage (diabetic neuropathies). Nov. 2013. Disponível em: http://www.niddk.nih.gov/health-information/health-topics/Diabetes/diabetic-neuropathies-nerve--damage-diabetes/Pages/diabetic-neuropathies-nerve-damage.aspx. Acessado em 6 de jun 2017.

8. Fowler M. J. Microvascular and macrovascular complications of diabetes. Clin Diabetes. 2008; 26(2): 77–82.

9. Boulton A. J., et al. Diabetic neuropathies: a statement by the American Diabetes Association. Diabetes Care. 2005; 28(4): 956–962.

10. Maserre, et al. The association between cardiovascular autonomic neuropathy and mortality in individuals with diabetes: a metaanalysis. Diabetes Care. 2003; 26(6): 1895–1901.

11. Kannel W. B., et al. Diabetes and cardiovascular disease: the Framingham Study. JAMA. 1979; 241(19): 2035–2038.

12. Associação Americana do Coração. Cardiovascular disease & diabetes. Aug. 2015. Disponível em: http://www.heart.org/heartorg/Conditions/More/Diabetes/WhyDiabetesMatters/Cardiovascular-Disease-Diabetes_ucM_313865_Article.jsp/#.WzyrWk3Mxe4. Acessado em 6 de junho de 2017.

13. Gu K., et al. Diabetes and decline in heart disease mortality in U.S. adults. JAMA. 1999; 281(14): 1291–1297.

14. Beckman J. A., et al. Diabetes and atherosclerosis: epidemiology, pathophysiology and management. JAMA. 2002; 287(19): 2570–2581.

15. Air E. L., Kissela B. M. Diabetes, the metabolic syndrome, and ischemic stroke: epidemiology and possible mechanisms. Diabetes Care. 2007; 30(12): 3131–3140.

16. Banerjee C., et al. Duration of diabetes and risk of ischemic stroke: The Northern Manhattan Study. Stroke. May. 2012; 43(5): 1212–1217.

17. Associação Americana de Diabetes. Peripheral arterial disease in people with diabetes. Diabetes Care. 2003; 26(12): 3333–3341.

18. 2016 Alzheimer's disease facts and figures. Disponível em: http://www.alz.org/facts/. Acessado em 17 de fevereiro de 2017.

19. De la Monte S.M., Wands Jr. Alzheimer's disease is type 3 diabetes–evidence reviewed. J Diabetes Sci Technol. Nov. 2008 2(6): 1101–1113.

20. Barone B. B., et al. Long-term all-cause mortality in cancer patients with preexist-ing diabetes mellitus: a systematic review and meta-analysis. JAMA. 17 Dez. 2008; 300(23): 2754–2764.

21. Rinella M. E. Nonalcoholic fatty liver disease: a systematic review. JAMA. 9 Jun 2015; 313(22): 2263–2273.

22. Ludwig E. [Urinary tract infections in diabetes mellitus.] Orv Hetil. 2008 Mar 30; 149(13): 597–600.

23. Pemayun T. H. D., et al. Risk factors for lower extremity amputation in patients with diabetic foot ulcers: a hospital-based case control study. Diabetic Foot & Ankle. 2015; 6(1). doi: 10.3402/dfa.v6.29629. Acessado em 6 de junho de 2017.

24. Kahana M., et al. Skin tags: a cutaneous marker for diabetes mellitus. Acta Derm Venereol. 1987; 67(2): 175–177.

25. Lakin M., Wood H. Erectile dysfunction. Cleveland Clinic Center for Continuing Education. 2012 Nov. Disponível em: http://www.clevelandclinicmeded.com//medicalpubs/diseasemanagement/endocrinology/erectile-dysfunction/. Acessado em 17 fevereiro de 2017.

26. Sharpless J. L. Polycystic ovary syndrome and the metabolic syndrome. Clinical Diabetes. Oct.2003. 21(4): 154–161.

Capítulo 4

1. Colditz G. A. et al. Weight as a risk factor for clinical diabetes in women. Am J Epidemiol. Sep. 1990; 132(3): 501–513.

2. Powell A. Obesity? Diabetes? We've been set up. Harvard Gazette. 2012 Mar 7. Disponível em: http://news.harvard.edu/gazette/story/2012/03/the-big-setup/. Acessado em 6 de junho de 2017.

3. Colditz G. A. et al. Weight gain as a risk factor for clinical diabetes mellitus in women. Ann Intern Med. 1 Apr. 1995; 122(7): 481–486.

4. Tobias D. K., et al. Body-mass index and mortality among adults with incident type 2 diabetes. N. Engl. J. Med. 2014; 370(3): 233–244.

5. Hu FB, et al. Diet, lifestyle, and the risk of type 2 diabetes mellitus in women. N.Engl. J. Med. 2001; 345(11): 790–797.

6. Harcombe Z., et al. Evidence from randomised controlled trials did not sup- port the introduction of dietary fat guidelines in 1977 and 1983: a systematic review and

meta-analysis. Open Heart. 2015; 2(1): e000196. doi: 10.1136/openhrt-2014-000196. Acessado 6 junho de 2017.

7. Wei M., et al. Waist circumference as the best predictor of noninsulin dependent diabetes mellitus (NIDDM) compared to body mass index, waist/hip ratio and other anthropometric measurements in Mexican Americans—a 7-year prospective study. Obes. Res. Jan. 1997; 5(1): 16–23.

8. McSweeny L. The devil inside. The Sydney Morning Herald. 2013 Sept 15. Disponível em: http://www.smh.com.au/lifestyle/the-devil-inside-20130910-2thyr.html. Acessado em 6 de junho de 2017.

9. Wildman R. P. Healthy obesity. Curr. Opin. Clin. Nutr. Metab. Care. 2009; 12(4): 438–443.

10. Ruderman N., et al. The metabolically obese, normal-weight individual revisited. Diabetes. 1998; 47(5): 699–713.

11. Taylor R., Holman R.R. Normal-weight individuals who develop type 2 diabetes: the personal fat threshold. Clinical Science. Apr. 2015; 128(7): 405–410.

12. Després J. P. Is visceral obesity the cause of the metabolic syndrome? Ann Med. 2006; 38(1): 52–63.

13. Taylor R., Holman R. R. Normal-weight individuals who develop type 2 diabetes: the personal fat threshold. Clinical Science. Apr. 2015; 128(7): 405–410. Usado sob permissão.

14. Matos L. N., et al. Correlation of anthropometric indicators for identifying insulin sensitivity and resistance. São Paulo Med .J. 2011; 129(1): 30–35.

15. Rexrode K. M., et al. Abdominal adiposity and coronary heart disease in women. JAMA. 1998; 280(21): 1843–1848.

16. Wander P. L, et al. Change in visceral adiposity independently predicts a greater risk of developing type 2 diabetes over 10 years in Japanese Americans. Diabetes Care. 2013; 36(2): 289–293.

17. Fujimoto Wy, et al. Body size and shape changes and the risk of diabetes in the diabetes prevention program. Diabetes. Jun 2007; 56(6): 1680–1685.

18. Klein S., et al. Absence of an effect of liposuction on insulin action and risk factors for coronary heart disease. N. Engl. J. Med. 2004; 350(25): 2549–2557.

19. Ashwell M., et al. Waist-to-height ratio is more predictive of years of life lost than body mass index. PLOS One. 2014; 9(9): e103483. doi: 10.1371/journal.pone.0103483. Acessado em 6 de junho de 2017.

20. Ashwell M, et al. Waist-to-height ratio is more predictive of years of life lost than body mass index. PLOS One. 2014; 9(9): e103483. doi: 10.1371/journal.pone.0103483. Acessado em 6 junho de 2017. Usado sob permissão.

21. Bray G. A., et al. Relation of central adiposity and body mass index to the develop-ment of diabetes in the Diabetes Prevention Program. Am. J. Clin. Nutr. 2008;

87(5): 1212–1218; Fox C. S., et al. Abdominal visceral and subcutaneous adipose tissue compartments: association with metabolic risk factors in the Framingham Heart Study. Circulation. 2007; 116(1): 39–48; Després J. P.. Intra-abdominal obesity: an untreated risk factor for type 2 diabetes and cardiovascular disease. J. Endocrinol Invest. 2006; 2(3 Suppl): 77–82; Jakobsen M.U., et al. Abdominal obesity and fatty liver. Epidemiol Rev. 2007; 29(1): 77–87.

22. Fabbrini E., Tamboli R. A., et al. Surgical removal of omental fat does not improve insulin sensitivity and cardiovascular risk factors in obese adults. Gastroenterology. 2010; 139(2): 448–455.

23. Fabbrini E., et al. Intrahepatic fat, not visceral fat, is linked with metabolic complications of obesity. Proc. Natl. Acad. Sci. USA. 2009; 106(36): 15430–15435; Magkos F., Fabbrini E., et al. Increased whole-body adiposity without a concomitant increase in liver fat is not associated with augmented metabolic dysfunction. Obesity (Silver Spring). 2010; 18(8): 1510–1515.

24. Jakobsen M. U., et al. Abdominal obesity and fatty liver. Epidemiol Rev. 2007; 29(1): 77–87.

25. Howard B. V., et al. Low-fat dietary pattern and weight change over 7 years: the Women's Health Initiative Dietary Modification Trial. JAMA. 4 Jan 2006; 295(1): 39–49.

26. Fildes A., et al. Probability of an obese person attaining normal body weight: cohort study using electronic health records. Am J Public Health. 2015; 105(9): e54–e59.

Capítulo 5

1. Banting W., Letter on Corpulence. Disponível em: http://www.thefitblog.net//ebooks/LetterOnCorpulence/LetteronCorpulence.pdf. Acessado em 6 junho de 2017.

Capítulo 6

1. Pories W. J., et al. Surgical treatment of obesity and its effect on diabetes: 10-y follow-up. Am J Clin Nutr. 1992; 55(Suppl.): 582S–585S.

2. Based on data from Pories W. J., et al. Surgical treatment of obesity and its effect on diabetes: 10-y follow-up. Am J Clin Nutr. Fev 1992; 55(2 Suppl): 582S–585S.

3. Insulinoma symptoms. Insulinoma Support Network. Disponível em: https://insulinoma.co.uk/insulinoma-symptoms. Acessado em 6 de junho de 2017.

4. Tarchouli M., et al. Long-standing insulinoma: two case reports and review of the literature. BMC Res Notes. 2015; 8: 444.

5. Ghosh S., et al. Clearance of acanthosis nigricans associated with insulinoma following surgical resection. qjM. Nov. 2008; 101(11): 899–900. doi: 10.1093/qjmed/hcn098. [Epub 31 Jul 2008.] Acessado em 6 junho de 2017.

6. Rizza R. A. Production of insulin resistance by hyperinsulinemia in man. Diabetologia. 1985; 28(2): 70–75.

7. Del Prato S. Effect of sustained physiologic hyperinsulinemia and hyperglycemia on insulin secretion and insulin sensitivity in man. Diabetologia. Out. 1994; 37(10): 1025–1035.

8. Henry R. R. Intensive conventional insulin therapy for type II diabetes. Diabetes Care. 1993; 16(1): 23–31.

9. Corkey B. E. Banting lecture 2011: hyperinsulinemia: cause or consequence? Diabetes. Jan. 2012; 61(1): 4–13.

Capítulo 7

1. Com base nos dados de Tabák A. G., et al. Trajectories of glycaemia, insulin sensitivity, and insulin secretion before diagnosis of type 2 diabetes: an analysis from the Whitehall II study. Lancet. 27 Jun. 2009; 373(2682): 2215–2221.

2. Tabák A. G., et al. Trajectories of glycaemia, insulin sensitivity, and insulin secretion before diagnosis of type 2 diabetes: an analysis from the Whitehall II study. Lancet. 27 Jun. 2009; 373(2682): 2215–2221.

3. Weiss R., Taksali S. E., et al. Predictors of changes in glucose tolerance status in obese youth. Diabetes Care. 2005; 28(4): 902–909.

4. Taksali S. E., et al. High visceral and low abdominal subcutaneous fat stores in the obese adolescent: a determinant of an adverse metabolic phenotype. Diabetes. 2008; 57(2): 367–371.

5. Bawden S., et al. Increased liver fat and glycogen stores following high compared with low glycaemic index food: a randomized crossover study. Diabetes Obes Metab. Jan. 2017; 19(1): 70–77. doi: 10.1111/dom.12784. [Epub 4 Set. 2016]. Acessado em 6 de junho de 2017.

6. Suzuki A., et al. Chronological development of elevated aminotransferases in a non-alcoholic population. Hepatology. 2005; 41(1): 64–71.

7. Zelman S. The liver in obesity. aMa Arch Intern Med. 1952; 90(2): 141–156.

8. Ludwig J., et al. Nonalcoholic steatohepatitis: Mayo Clinic experiences with a hitherto unnamed disease. Mayo Clin Proc. Jul. 1980; 55(7): 434–438.

9. Leite N. C., et al. Prevalence and associated factors of non-alcoholic fatty liver dis ease in patients with type-2 diabetes mellitus. Liver Int. Jan. 2009; 29(1): 113–119.

10. Seppala-Lindroos A., et al. Fat accumulation in the liver is associated with defects in insulin suppression of glucose production and serum free fatty acids independent of obesity in normal men. J Clin Endocrinol Metab. Jul. 2002; 87(7): 3023–3028.

11. Silverman J. F., et al. Liver pathology in morbidly obese patients with and without diabetes. Am J Gastroenterol. 1990; 85(10): 1349–1355.

12. Fraser A., et al. Prevalence of elevated alanine-aminotransferase (alt) among US adolescents and associated factors: NHANES 1999–2004. Gastroenterology. 2007; 133(6): 1814–1820.

13. Fabbrini E., et al. Intrahepatic fat, not visceral fat, is linked with metabolic complications of obesity. Proc Natl Acad Sci uSa 2009; 106(36): 15430–15435; D'Adamo E., Caprio S. Type 2 diabetes in youth: epidemiology and pathophysiology. Diabetes Care. 2011; 34(Suppl 2): S161–S165.

14. Burgert T. S., et al. Alanine aminotransferase levels and fatty liver in childhood obesity: associations with insulin resistance, adiponectin, and visceral fat. J Clin Endocrinol Metab. 2006; 91(11): 4287–4294.

15. Younossi A. M., et al. Systematic review with meta-analysis: non-alcoholic steatohepatitis. Aliment Pharmacol Ther. 2014; 39(1): 3–14.

16. Angulo P., Nonalcoholic fatty liver disease. N Engl J Med. 2002; 346(16): 1221–1231.

17. Com base em dados de D'Adamo E., Caprio S., Type 2 diabetes in youth: epidemiology and pathophysiology. Diabetes Care. Maio 2011; 34(Suppl 2): S161-S165.

18. Ryysy L., et al. Hepatic fat content and insulin action on free fatty acids and glucose metabolism rather than insulin absorption are associated with insulin requirements during insulin therapy in type 2 diabetic patients. Diabetes. 2000; 49(5): 749–758; 18.

19. Sevastianova K., et al. Effect of short-term carbohydrate overfeeding and long-term weight loss on liver fat in overweight humans. Am J Clin Nutr. 2012; 96(4):727–734.

20. Schwarz J. M., et al. Short-term alterations in carbohydrate energy intake in humans. Striking effects on hepatic glucose production, de novo lipogenesis, lipolysis, and whole-body fuel selection. J Clin Invest. 1995; 96(6): 2735–2743; Softic S., et al. Role of dietary fructose and hepatic de novo lipogenesis in fatty liver disease. Dig Dis Sci. Maio 2016; 61(5): 1282–1293.

21. Chong M. F., et al. Mechanisms for the acute effect of fructose on postprandial lipemia. Am J Clin Nutr. 2007; 85(6): 1511–1520.

22. Perseghin G. Reduced intrahepatic fat content is associated with increased whole-body lipid oxidation in patients with type 1 diabetes. Diabetologia. 2005; 48(12): 2615–2621.

23. Fabbrini E, et al. Intrahepatic fat, not visceral fat, is linked with metabolic complications of obesity. Proc Natl Acad Sci USA 2009; 106(36): 15430–15435.

24. Weiss R., Dufour S., et al. Pre-diabetes in obese youth: a syndrome of impaired glucose tolerance, severe insulin resistance, and altered myocellular and abdominal fat partitioning. Lancet. 2003; 362(9388): 951–957.

25. Kelley D. E., et al. Skeletal muscle fatty acid metabolism in association with insulin resistance, obesity and weight loss. Am. J. Physiol Endocrinol Metab. 1999; 277(6 Pt1): e1130–e1141.

26. Hue L., Taegtmeyer H. The Randle cycle revisited: a new head for an old hat. Am J Physiol Endocrinol Metab. Set 2009; 297(3): e578–e591.

27. Defronzo R. A. Banting Lecture. From the triumvirate to the ominous octet: a new paradigm for the treatment of type 2 diabetes mellitus. Diabetes. 2009; 58(4):773–795.

28. Taylor R. Type 2 diabetes: etiology and reversibility. Diabetes Care. 2013; 36(4): 1047–1055.

29. Mathur A., et al. Nonalcoholic fatty pancreas disease. HPB. 2007; 9(4): 312–318; Lee J.S., et al. Clinical implications of fatty pancreas: Correlations between fatty pancreas and metabolic syndrome. World J Gastroenterol. 2009; 15(15): 1869–1875.

30. Ou H.Y, et al. The association between nonalcoholic fatty pancreas disease and diabetes. PLOS One. 2013; 8(5): e62561.

31. Steven S., et al. Weight loss decreases excess pancreatic triacylglycerol specifically in type 2 diabetes. Diabetes Care. 2016; 39(1): 158-165.

32. Heni M., et al. Pancreatic fat is negatively associated with insulin secretion in individuals with impaired fasting glucose and/or impaired glucose tolerance: a nuclear magnetic resonance study. Diabetes Metab Res Rev. Mar. 2010; 26(3): 200–205. doi: 10.1002/dmrr.1073; Tushuizen M.E., et al. Pancreatic fat content and beta-cell function in men with and without type 2 diabetes. Diabetes Care. 2007; 30(11): 2916–2921.

33. Klein S., et al. Absence of an effect of liposuction on insulin action and risk factors for coronary heart disease. N. Engl. J. Med. 2004; 350(25): 2549–2557.

34. Lim E. L., et al. Reversal of type 2 diabetes: normalisation of beta cell function in association with decreased pancreas and liver triacylglycerol. Diabetologia. 2011; 54(10): 2506–2514.

35. Kim J. Y, et al. Obesity-associated improvements in metabolic profile through expansion of adipose tissue. J. Clin. Invest. 2007; 117(9): 2621–2637.

36. Rasouli N., et al. Ectopic fat accumulation and metabolic syndrome. Diabetes Obes. Metab. 2007; 9(1): 1–10.

37. Vague J., The degree of masculine differentiation of obesities: a factor determining predisposition to diabetes, atherosclerosis, gout and uric calculous disease. Am. J. Clin. Nutr. 1956; 4(1): 20–34.

38. Cao W., et al. Excess exposure to insulin is the primary cause of insulin resistance and its associated atherosclerosis. Curr. Mol. Pharmacol. 2011; 4(3): 154–166.

Capítulo 8

1. Lustig, R., Sugar: the bitter truth. YouTube. Disponível em: https://www.youtube.com/watch?v=dBnniua6-oM. Acessado em 6 junho de 2017.

2. Yudkin J. *Pure, White and Deadly*. London: HarperCollins; 1972.

3. Basu S, et al. The relationship of sugar to population-level diabetes prevalence: an econometric analysis of repeated cross-sectional data. PLOS One. 2013; 8(2): e57873.

4. Ridgeway, L., High fructose corn syrup linked to diabetes. USC News. 28 Nov. 2012. Disponível em: https://news.usc.edu/44415/high-fructose-corn-syrup-linked-to-Diabetes/. Acessado em 6 de junho de 2017.

5. Bizeau M. E., Pagliassotti M. J., Hepatic adaptations to sucrose and fructose. Metabolism. 2005; 54(9): 1189–1201.

6. Faeh D., et al. Effect of fructose overfeeding and fish oil administration on hepatic de novo lipogenesis and insulin sensitivity in healthy men. Diabetes. 2005; 54(7): 1907–1913.

7. Lustig R. H., Fructose: metabolic, hedonic, and societal parallels with ethanol. J Am Diet Assoc. 2010; 110(9): 1307–1321.

8. Yokoyama H., et al. Effects of excessive ethanol consumption on the diagnosis of the metabolic syndrome using its clinical diagnostic criteria. Intern Med. 2007; 46(17): 1345–1352.

9. Beck-Nielsen H., et al. Impaired cellular insulin binding and insulin sensitivity induced by high-fructose feeding in normal subjects. Am J Clin Nutr. Fev. 1980; 33(2): 273–278.

10. Stanhope K. L., et al. Consuming fructose-sweetened, not glucose-sweetened, beverages increases visceral adiposity and lipids and decreases insulin sensitivity in overweight/obese humans. JCI. 2009; 119(5): 1322–1334.

11. Xu Y., et al. Prevalence and control of diabetes in Chinese adults. JAMA. 2013; 310(9): 948–959.

12. Zhou B. F., et al. Nutrient intakes of middle-aged men and women in China, Japan, United Kingdom, and United States in the late 1990s: the InterMap Study. J Hum Hypertens. (2003); 17(9): 623–630. doi: 10.1038/sj.jhh.1001605.

13. Com base em dados de Zhou B. F., et al. Nutrient intakes of middle-aged men and women in China, Japan, United Kingdom, and United States in the late 1990s: the InterMap Study. J Hum Hypertens. Set. 2003; 17(9): 623–630. doi: 10.1038/sj.jhh.1001605. Acessado em 6 junho de 2017.

14. Gross L. S., et al. Increased consumption of refined carbohydrates and the epidemic of type 2 diabetes in the United States: an ecologic assessment. Am J Clin Nutr. 2004; 79(5): 774–779.

15. Basu S., et al. The relationship of sugar to population-level diabetes prevalence: an econometric analysis of repeated cross-sectional data. PLOS One. 2013; 8(2):e57873. doi: 10.1371/journal.pone.0057873. Acessado em 8 de abril de 2015.

16. Malik V. S., et al. Sugar-sweetened beverages and risk of metabolic syndrome and type 2 diabetes. Diabetes Care. 2010; 33(11): 2477–2483.

17. Goran MI, et al. High fructose corn syrup and diabetes prevalence: A global perspective. Glob Pub Health. 2013; 8(1): 55–64.

18. Gross L. S., et al. Increased consumption of carbohydrates and the epidemic of type 2 diabetes in the United States: an ecologic assessment. Am J Clin Nutr. Maio 2004; 79(5): 774–779. Usado sob permissão.

Capítulo 9

1. Grundy S. M., et al. Diagnosis and management of the metabolic syndrome: an American Heart Association/National Heart, Lung, and Blood Institute Scientific Statement. Circulation. 25 Out. 2005; 112(17): 2735–2752.

2. Ginsberg H. N., MacCallum P. R. The obesity, metabolic syndrome, and type 2 diabetes mellitus pandemic: Part I. increased cardiovascular disease risk and the importance of atherogenic dyslipidemia in persons with the metabolic syndrome and type 2 diabetes mellitus. Cardiometab Syndr. 2009 Spring; 4(2): 113–119.

3. Bremer A. A., et al. Toward a unifying hypothesis of metabolic syndrome. Pediatrics. 2012; 129(3): 557–570.

4. Reaven G. M. Banting lecture, 1988. Role of insulin resistance in human disease. Diabetes. 1988; 37(12): 1595–1607.

5. Ahrens E. H., et al. Carbohydrate-induced and fat-induced lipemia. Trans. Assoc. Am. Phys. 1961; 74: 134–146.

6. Reaven G. M., Calciano A., et al. Carbohydrate intolerance and hyperlipemia in patients with myocardial infarction without known diabetes mellitus. J. Clin Endocrinol Metab. 1963; 23: 1013–1023.

7. Welborn T. A., et al. Serum-insulin in essential hypertension and in peripheral vascular disease. Lancet. 1966; 1(7451): 1336–1337.

8. Lucas D. P., et al. Insulin and blood pressure in obesity. Hypertension. 1985; 7: 702–706.

9. Huang P. L. A comprehensive definition for metabolic syndrome. Dis Model Mech. Maio–Jun 2009; 2(5–6): 231–237.

10. Reaven G. M., et al. Insulin resistance as a predictor of age-related diseases. J Clin Endocrinol Metab. 2001; 86(8): 3574–3578; DeFronzo R..A.., Ferrannini E. Insulin resistance. A multifaceted syndrome responsible for NIDDM, obesity, hypertension, dyslipidemia, and atherosclerotic cardiovascular disease. Diabetes Care. 1991; 14(3): 173–194.

11. Lim J. S., et al. The role of fructose in the pathogenesis of NAFLD and the metabolic syndrome. Nat Rev Gastroenterol Hepatol. 2010; 7(5): 251–264.

12. Grundy S. M., et al. Transport of very low density lipoprotein triglycerides in varying degrees of obesity and hypertriglyceridemia. J. Clin. Invest. 1979; 63: 1274–1283.

13. Adiels M., et al. Overproduction of large VLDL particles is driven by increased liver fat content in man. Diabetologia. 2006; 49(4): 755–765.

14. Aarsland A., et al. Contributions of de novo synthesis of fatty acids to total VLDL-triglyceride secretion during prolonged hyperglycemia/hyperinsulinemia in normal man. J Clin Invest. 1996; 98(9): 2008–2017.

15. Hiukka A., et al. Alterations of lipids and apolipoprotein cIII in VLDL subspecies in type 2 diabetes. Diabetologia. 2005; 48(6): 1207–1215; Grundy SM, et al. Transport of very low density lipoprotein triglycerides in varying degrees of obesity and hypertriglyceridemia. J. Clin. Invest. 1979; 63: 1274–1283.

16. Coulston A. M., et al. Persistence of hypertriglyceridemic effects of low-fat, high-carbohydrate diets in NIDDM. Diabetes Care. 1989; 12(2): 94–100; Hyson D. A., et al. Impact of dietary fat intake on postprandial lipemic response in postmenopausal women. FASEB J. 1999; 13: a213.

17. Reaven G. M, et al. Role of insulin in endogenous hypertriglyceridemia. J Clin Invest. 1967; 46(11): 1756–1767; Stanhope K. L., et al. Consumption of fructose and high fructose corn syrup increase postprandial triglycerides, LDL-cholesterol, and apolipoprotein-B in young men and women. J Clin Endocrinol Metab. Out. 2011; 96(10): e1596–e1605.

18. Nordestgaard B. G., et al. Nonfasting triglycerides and risk of myocardial infarction, ischemic heart disease, and death in men and women. JAMA. 2007; 298(3): 299–308.

19. Schwarz G. G., et al. Fasting triglycerides predict recurrent ischemic events in patients with acute coronary syndrome treated with statins. J Am Coll Cardiol. 2015; 65(21): 2267–2275.

20. Miller M., et al. Triglycerides and cardiovascular disease: A scientific statement from the American Heart Association. Circulation. 2011; 123(20): 2292–2333.

21. HPS2-THRIVE Collaborative Group. Effects of extended-release niacin with laro-piprant in high-risk patients. N. Engl. J. Med. 2014; 371(3): 203–212; AIM-HIGH Investigators. Niacin in patients with low HDL cholesterol levels receiving intensive statin therapy. N. Engl. J. Med. 2012; 365(24): 2255–2267.

22. Vergeer M., et al. The HDL hypothesis: does high-density lipoprotein protect from atherosclerosis? J Lipid Res. Ago. 2010; 51(8): 2058–2073.

23. Finelli C, et al. The improvement of large high-density lipoprotein (HDL) particle levels, and presumably HDL metabolism, depend on effect of low-carbohydrate diet and weight loss. Excli Journal. 2016; 15: 166–176.

24. Illumnate Investigators. Effects of torcetrapib in patients at high risk for coronary events. N. Engl. J. Med. 2007; 357(21): 2109–2122.

25. Ginsberg H. N., et al. Regulation of plasma triglycerides in insulin resistance and diabetes. Arch Med Res. 2005; 36(3): 232–240.

26. Goodpaster B. H., et al. Obesity, regional body fat distribution, and the metabolic syndrome in older men and women. Arch Intern Med. 2005; 165(7): 777–783.

27. Barzilai N., et al. Surgical removal of visceral fat reverses hepatic insulin resistance. Diabetes. 1999; 48(1): 94–98; Gabriely I., et al. Removal of visceral fat prevents insulin resistance and glucose intolerance of aging: an adipokine-mediated process? Diabetes. 2002; 51(10): 2951–2958.

28. Klein S., et al. Absence of an effect of liposuction on insulin action and risk factors for coronary heart disease. N. Engl. J. Med. 2004; 350(25): 2549–2557.

29. Welborn T., et al. Serum-insulin in essential hypertension and in peripheral vascular disease. Lancet. 1966; 1(7451): 1336–1337.

30. Ferrannini E., et al. Insulin resistance, hyperinsulinemia, and blood pressure. Role of age and obesity. Hypertension. 1997; 30(5): 1144–1149.

31. Park S. E., et al. Impact of hyperinsulinemia on the development of hypertension in normotensive, nondiabetic adults: a 4-year follow-up study. Metabolism. Abr. 2013; 62(4): 532–538.

32. Xun P., et al. Fasting insulin concentrations and incidence of hypertension, stroke, and coronary heart disease: a meta-analysis of prospective cohort studies. Am J Clin Nutr. 2013; 98(6): 1543–1554.

33. Christlieb R., et al. Is insulin the link between hypertension and obesity? Hypertension. 1985; 7(Suppl II): II-54–II-57; Cao W., et al. Excess exposure to insulin is the primary cause of insulin resistance and its associated atherosclerosis. Curr Mol Pharmacol. 2011; 4(3): 154–166.

34. Rieker R. P., et al. Positive inotropic action of insulin on piglet heart. Yale. J. Biol. Med., 1975; 48: 353–360.

35. Bönner G., Hyperinsulinemia, insulin resistance, and hypertension. J Cardiovasc Pharmacol. 1994; 24(Suppl 2): S39–49.

36. Sattar N., et al. Serial metabolic measurements and conversion to type 2 diabetes in the West of Scotland Coronary Prevention Study. Diabetes. 2007; 56(4): 984–991.

37. Kolata G., Skinny and 119 pounds, but with the health hallmarks of obesity. The *New York Times*. 22 Jul. 2016. Disponível em: https://www.nytimes.com/2016/07/26/health/skinny-fat.html?mcubz=3

Capítulo 10

1. Geller A. I., et al. National estimates of insulin-related hypoglycemia and errors leading to emergency department visits and hospitalizations. JAMA Intern Med. Maio 2014; 174(5): 678–686.

2. The Diabetes Control and Complications Trial Research Group. The effect of intensive treatment of diabetes on the development and progression of long-term complications in insulin-dependent diabetes mellitus. N. Engl. J. Med. 1993; 329(14): 977–986.

3. The DCCT/EDIC Study Research Group. Intensive diabetes treatment and cardiovascular disease in patients with type 1 diabetes. N. Engl. J. Med. 2005; 353(25): 2643–2653.

4. Com base em dados do The Diabetes Control and Complications Trial Research Group. Influence of intensive diabetes treatment on body weight and composition

of adults with type 1 diabetes in the Diabetes Control and Complications Trial. Diabetes Care. Out. 2001; 24(10): 1711-1721.

5. Purnell J. Q., et al. The effect of excess weight gain with intensive diabetes treatment on cardiovascular disease risk factors and atherosclerosis in type 1 diabetes: Results from the Diabetes Control and Complications Trial/Epidemiology of Diabetes Interventions and Complications Study (DCCT/EDIC). Circulation. 15 Jan. 2013; 127(2): 180-187. doi: 10.1161/cIrculatIoNaha.111.077487. Acessado em 6 de junho de 2017.

6. Muis M. J. High cumulative insulin exposure: a risk factor of atherosclerosis in type 1 diabetes? Atherosclerosis. Jul. 2005; 181(1): 185-192.

7. UK Prospective Diabetes Study (UKPDS) Group. Intensive blood-glucose control with sulphonylureas or insulin compared with conventional treatment and risk of complications in patients with type 2 diabetes (UKPDS 33). Lancet. 12 Set. 1998; 352(9131): 837-53.

8. UK Prospective Diabetes Study (UKPDS) Group. Effect of intensive blood-glucose control with metformin on complications in overweight patients with type 2 diabetes (ukpDS 34). Lancet. 12 Set. 1998; 352(9131): 854-865.

9. Rosen C. L., et al. The rosiglitazone story – lessons from an FDA Advisory Committee Meeting. N. Engl. J. Med. 2007; 357(9): 844-846.

10. The ACCORD Study Group. Effects of intensive glucose lowering in type 2 diabetes. N. Engl. J. Med. 12 Jun. 2008; 358(24): 2545-2559.

11. The ADVANCE Collaborative Group. Intensive blood glucose control and vascular outcomes in patients with type 2 diabetes. N. Engl. J. Med. 2008; 358(24):2560-2572.

12. Duckworth W., et al. Glucose control and vascular complications in veterans with type 2 diabetes. N. Engl. J. Med. 2009; 360(2): 129-139.

13. The ORIGIN Trial Investigators. Basal insulin and cardiovascular and other outcomes in dysglycemia. N. Engl. J. Med. 2012; 367(4): 319-328.

14. The ACCORD Study Group. Long-term effects of intensive glucose lowering on cardiovascular outcome. N. Engl. J. Med. 2011; 364(9): 818-828; Hayward R. A., et al. Follow-up of glycemic control and cardiovascular outcomes in type 2 diabetes. N. Engl. J. Med. 2015; 372(23): 2197-2206; Zoungas S., et al. Follow-up of blood-pressure lowering and glucose control in type 2 diabetes. N. Engl. J. Med. 2014; 371(15):1392-1406.

15. King P., et al. The UK Prospective Diabetes Study (UKPDS): clinical and therapeutic implications for type 2 diabetes. Br J Clin Pharmacol. 1999; 48(5): 643-648.

16. Soedamah-Muthu S. S., et al. Relationship between risk factors and mortality in type 1 diabetic patients in Europe. The EuroDiab Prospective Complications Study (PCS). Diabetes Care. 2008; 31(7): 1360-1366.

17. Bain S. C., et al. Characteristics of type 1 diabetes of over 50 years duration (the Golden Years Cohort). Diabetic Medicine. 2003; 20(10): 808–811.

18. Crofts C. A. P., et al. Hyperinsulinemia: a unifying theory of chronic disease? Diabesity. 2015; 1(4): 34–43; 41. Meinert C. L., et al. A study of the effects of hypoglycemic agents on vascular complications in patients with adult-onset diabetes. II. Mortality results. Diabetes. 1970; 19(Suppl): 789–830.

19. Yudkin J. S., et al. Intensified glucose lowering in type 2 diabetes: time for a reappraisal. Diabetologia. Out. 2010; 53(10): 2079–2085.

20. Pradhan A. D., et al. Effects of initiating insulin and metformin on glycemic control and inflammatory biomarkers among patients with type 2 diabetes The Lancet Randomized Trial. JAMA. 2009; 302(11): 1186–1194; Ridker P. M., et al. C-reactive protein and other markers of inflammation in the prediction of cardiovascular disease in women. N. Engl. J. Med. 2000; 342(12): 836–843.

21. Haffner S.M., et al. Mortality from coronary heart disease in subjects with type 2 diabetes and in nondiabetic subjects with and without prior myocardial infarction. N. Engl. J. Med, 1998; 339(4): 229–234.

22. Madonna R., De Caterina R. Prolonged exposure to high insulin impairs the endothelial pI3-kinase/AKT/nitric oxide signalling. Thromb Haemost. 2009; 101(2): 345–350; Okouchi M, et al. High insulin enhances neutrophil transendothelial migration through increasing surface expression of platelet endothelial cell adhesion molecule-1 via activation of mitogen activated protein kinase. Diabetologia. 2002; 45(10): 1449–1456; Pfeifle B., Ditschuneit H., Effect of insulin on growth of cultured human arterial smooth muscle cells. Diabetologia. 1981; 20(2): 155–158; Stout R.W., et al. Effect of insulin on the proliferation of cultured primate arterial smooth muscle cells. Circ Res. 1975; 36: 319–327; Iida K.T., et al. Insulin up-regulates tumor necrosis factor-alpha production in macrophages through an extracellular-regulated kinase-dependent pathway. J Biol Chem. 2001; 276(35):32531–32537.

23. Rensing K. L. Endothelial insulin receptor expression in human atherosclerotic plaques: linking microand macrovascular disease in diabetes? Atherosclerosis. 2012; 222(1): 208–215.

24. Duff G. L., McMillan G. C. The effect of alloxan diabetes on experimental cholesterol atherosclerosis in the rabbit. J. Exp. Med. 1949; 89(6): 611–630.

25. Selvin E. Glycated hemoglobin, diabetes, and cardiovascular risk in nondiabetic adults. N. Engl. J. Med. 2010; 362(9): 800–811.

26. Currie C. J., Poole C. D., et al. Mortality and other important diabetes related outcomes with insulin vs other antihyperglycemic therapies in type 2 diabetes. J Clin Endocrinol Metab. 2013; 98(2): 668–677.

27. Roumie C. L., et al. Association between intensification of metformin treatment with insulin vs sulfonylureas and cardiovascular events and all-cause mortality among patients with diabetes. JAMA. 11 Jun. 2014; 311(22): 2288–2296.

28. Currie C. J., Peters J. R., et al. Survival as a function of HBA1C in people with type 2 diabetes: a retrospective cohort study. Lancet. 2010; 375(9713): 481–489.

29. Com base em dados de Gamble J.M., et al. Insulin use and increased risk of mortality in type 2 diabetes. Diabetes, Obes Metab. Jan. 2010; 12(1): 47–53.

30. Després J. P., et al. Hyperinsulinemia as an independent risk factor for ischemic heart disease. N. Engl. J. Med. 1996; 334(15): 952–957.

31. Gamble J. M., et al. Insulin use and increased risk of mortality in type 2 diabetes: a cohort study. Diabetes Obes Metab. 2010; 12(1): 47–53.

32. Margolis D. J., et al. Association between serious ischemic cardiac outcomes and medications used to treat diabetes. Pharmacoepidemiol Drug Saf. Ago. 2008; 17(8): 753–759.

33. Colayco D. C., et al. A1C and cardiovascular outcomes in type 2 diabetes. Diabetes Care. 2011;34(1):77-83; Int2DM, lower Hba1c associated with elevated mortality riskvs moderate Hba1caDa. Univadis. 13 Jun. 2016. Disponível em: http://www.univadis.com/viewarticle/in-t2dm-lower-hba1c-associated-with-elevated-mor-tality-risk-vs-moderate-hba1c-ada-414150. Acessado em 6 de junho de 2017.

34. Stoekenbroek R. M., et al. High daily insulin exposure in patients with type 2 diabetes is associated with increased risk of cardiovascular events. Atherosclerosis. Jun. 2015; 240(2): 318–323.

35. Smooke S., et al. Insulin-treated diabetes is associated with a marked increase in mortality in patients with advanced heart failure. Am Heart J. Jan. 2005; 149(1):168–174.

36. Johnson J. A., Carstensen B., et al. Diabetes and cancer: evaluating the temporal relationship between type 2 diabetes and cancer incidence. Diabetologia. 2012; 55(6): 37. 1607–1618.

37. Johnson J. A., Gale E. A. M., et al. Diabetes, insulin use, and cancer risk: are observational studies part of the solution – or part of the problem? Diabetes. Maio 2010; 59(5): 1129–1131.

38. Gunter M. J., Hoover D. R., et al. Insulin, insulin-like growth factor-I, and risk of breast cancer in postmenopausal women. J. Natl. Cancer Inst. 2009; 101(1): 48–60.

39. Gunter M. J., Xie X., et al. Breast cancer risk in metabolically healthy but overweight postmenopausal women. Cancer Res. 2015; 75(2): 270-274.

40. Pal A., et al. PTEN mutations as a cause of constitutive insulin sensitivity and obesity. N. Engl. J. Med. 2012; 367(11): 1002–1011.

41. Yang Y. X., et al. Insulin therapy and colorectal cancer risk among type 2 diabetes mellitus patients. Gastroenterology. 2004; 127(4): 1044–1050.

42. Currie C. J., Poole C. D., Gale E. A. The influence of glucose-lowering therapies on cancer risk in type 2 diabetes. Diabetologia. 2009; 52(9): 1766–1777.

43. Bowker S. L., et al. Increased cancer-related mortality for patients with type 2 diabetes who use sulfonylureas or insulin. Diabetes Care. Fev. 2006; 29(2): 254-258.

Capítulo 11

1. Menke A., et al. Prevalence of and trends in diabetes among adults in the United States, 1988-2012. JAMA. 2015; 314(10): 1021-1029.
2. Garber A. J., et al. Diagnosis and management of prediabetes in the continuum of hyperglycemia–when do the risks of diabetes begin? ACE/AACE Consensus Statement.Endocrine Practice. Out. 2008; 14(7). Disponível em: https://www.aace.com/files/prediabetesconsensus.pdf. Acessado em 6 junho de 2017.
3. Fauber J., et al. The slippery slope: a bittersweet diabetes economy. MEDPAGE Today. 21 Dez 2014. Disponível em: http://www.medpagetoday.com/Cardiology/Diabetes/49227. Acesso em 6 jun 2017.
4. Associação Americana de Diabetes. Economic costs of diabetes in the U. S. in 2012. Diabetes Care. Abr. 2013; 36(4): 1033-1046.
5. Palmer E. The top 10 best-selling diabetes drugs of 2013. Fierce Pharma. 17 Jun. 2014. Disponível em: http://www.fiercepharma.com/pharma/top-10-best-selling-diabetes-drugs-of-2013. Acessado em 6 junho 2017.
6. Com base em dados de Bianchi C., Del Prato S. Looking for new pharmacological treatments for type 2 diabetes. Diabetes Voice. Jun. 2011; 56: 28-31. Disponível em: https://www.idf.org/e-library/diabetes-voice/issues/28-june-2011.html?lay=-out-article&aid=65. Acessado em 14 de junho de 2017.
7. The ACCORD Study Group. Effects of intensive glucose lowering in type 2 diabetes. N. Engl. J. Med. 2008; 358(24); 24: 2545-2559.
8. Centers for Disease Control and Prevention. Age-adjusted percentage of adults with diabetes using diabetes medication, by type of medication, United States, 1997-2011. 20 Nov. 2012. Disponível em: http://www.cdc.gov/diabetes/statistics/meduse/fig2.htm. Acessado em 6 junho de 2017.
9. Holman R. R., et al. 10-year follow-up of intensive glucose control in type 2 diabetes. N. Engl. J. Med. Out. 2008; 359(15): 1577-1589.
10. Pantalone K. M., et al. Increase in overall mortality risk in patients with type 2 diabetes receiving glipizide, glyburide or glimepiride monotherapy versus metformin: a retrospective analysis. Diabetes Obes Metab. 2012; 14(9): 803-809.
11. Tzoulaki I. Risk of cardiovascular disease and all cause mortality among patients with type 2 diabetes prescribed oral antidiabetes drugs. BMJ. 2009; 339: b4731.

12. Simpson S. H. et al. Dose-response relation between sulfonylurea drugs and mortality in type 2 diabetes mellitus: a population-based cohort study. CMAJ. 2006; 174(2): 169–174.

13. Hong J., et al. Effects of metformin versus glipizide on cardiovascular outcomes in patients with type 2 diabetes and coronary artery disease. Diabetes Care. Maio 2013; 36(5):1304–1311.

14. Nissen S. E., Wolski K. Effect of rosiglitazone on the risk of myocardial infarction and death from cardiovascular causes. N. Engl. J. Med. 2007; 356(24): 2457–2471.

15. Rosen C. L. The rosiglitazone story – lessons from an ADA Advisory Committee Meeting. N. Engl. J. Med. 2007; 357: 844–846.

16. Rosen C. L. Revisiting the rosiglitazone story – lessons learned. N. Engl. J. Med. 2010; 363(9): 803–806.

17. Tuccori M., et al. Pioglitazone use and risk of bladder cancer: population based cohort study. BMJ. 2016; 352: i1541.

18. Scirica B. M., et al. Saxagliptin and cardiovascular outcomes in patients with type 2 diabetes mellitus. N. Engl. J. Med. 3 de Out. 2013; 369(14): 1317–1326.

19. Green J. B., et al. Effect of sitagliptin on cardiovascular outcomes in type 2 diabetes. N. Engl. J. Med. 16 Jul. 2015; 373(3): 232–242.

20. The world's top selling diabetes drugs. Pharmaceutical-technology.com. 30 Mar. 2016. Disponível em: http://www.pharmaceutical-technology.com/features/fea-turethe-worlds-top-selling-diabetes-drugs-4852441/. Acessado em 31 janeiro de 2017.

21. Rosenstock J., et al. Dual add-on therapy in type 2 diabetes poorly controlled with metformin monotherapy: a randomized double-blind trial of saxagliptin plus dapagliflozin addition versus single addition of saxagliptin or dapagliflozin to metformin. Diabetes Care. Mar. 2015; 38(3): 376-383.

22. Chilton R. C., et al. Effects of empagliflozin on blood pressure and markers of arterial stiffness and vascular resistance in patients with type 2 diabetes. Diabetes Obes Metab. Dez. 2015; 17(12): 1180-1193.

23. Zinman B., et al. Empagliflozin, cardiovascular outcomes, and mortality in type 2 diabetes. N. Engl. J. Med. 2015; 373(22): 2117–2128.

24. Wanner C., et al. Empaglifozin and progression of kidney disease in type 2 diabetes. N. Engl. J. Med. 28 Jul. 2016; 375(4): 323–334.

25. Blonde L., et al. Effects of canagliflozin on body weight and body composition in patients with type 2 diabetes over 104 weeks. Postgrad Med. Maio 2016; 128(4): 371–380. doi: 10.1080/00325481.2016.1169894. Acessado em 6 de junho de 2017.

26. Wall J. K. Analyst: Lilly's Jardiance diabetes pill could be a $6 billion-a-year block-buster. Indianapolis Business Journal. 21 Set. 2015. Disponível em: http://www.ibj.com/blogs/12-the-dose/post/54957-analyst-lillys-jardiance-diabetes-pill-could-be-a-6-billion-a-year-blockbuster. Acessado em 6 junho de 2017.

27. Chiasson J. L., et al. Acarbose treatment and the risk of cardiovascular disease and hypertension in patients with impaired glucose tolerance. JAMA. 2003; 290(4): 486-494.

28. Marso S. P. et al. Liraglutide and cardiovascular outcomes in type 2 diabetes. N. Engl. J. Med. 2016; 375(4): 311-322.

29. Erpeldinger S., et al. Efficacy and safety of insulin in type 2 diabetes: meta-analysis of randomised controlled trials. BMC Endocr Disord. 2016; 16(1): 39.

30. Palmer S. C., et al. Comparison of clinical outcomes and adverse events associated with glucose-lowering drugs in patients with type 2 diabetes. A meta-analysis. JAMA. 2016; 316(3): 313-324.

31. Rodríguez-Gutiérrez R., Montori V. M. Glycemic control for patients with type 2 diabetes mellitus: our evolving faith in the face of evidence. Circulation. 2016; 9(5):504-512.

Capítulo 12

1. Reversing type 2 diabetes starts with ignoring the guidelines. TEDxPerdueU. https://www.youtube.com/watch?v=daIvvigy5tQ. Acessado em 14 de junho de 2017.

2. Hallberg S., Hamdy O. Before you spend $26,000 on weight loss surgery, do this. *The New York Times* https://www.nytimes.com/2016/09/11/opinion/sunday/before-you-spend-26000-on-weight-loss-surgery-do-this.html?_r=0. Acessado em 14 junho 2017.

3. Kolata G. Diabetes and your diet: the low-carb debate. *The New York Times*. 16 Set. 2016. Disponível em: http://www.nytimes.com/2016/09/16/health/type-2-diabetes-low-carb-diet.html. Acessado em 6 junho de 2017.

4. Nutrition recommendations and interventions for diabetes: a position statement of the American Diabetes Association. Diabetes Care. 2008; 31(Suppl 1): S61–S78.

5. TODAY Study Group. A clinical trial to maintain glycemic control in youth with type 2 diabetes. N. Engl. J. Med. 2012; 366(24): 2247–2256.

6. Hu F. B., et al. Dietary fat intake and the risk of coronary heart disease in women. N. Engl. J. Med. 1997; 337(21): 1491–1499.

7. Howard B. V., Van Horn L., et al. Low-fat dietary pattern and risk of cardiovascular disease: the Women's Health Initiative Randomized Controlled Dietary Modification Trial. JAMA. 8 Fev. 2006; 295(6): 655–666.

8. Howard B. V., Manson J. E., et al. Low-fat dietary pattern and weight change over 7 years: the Women's Health Initiative Dietary Modification Trial. JAMA. 4 Jan. 2006; 295(1): 39–49.

9. Oglesby P., et al. A longitudinal study of coronary heart disease. Circulation. 1963; 28: 20–31; Morris J. N., et al. Diet and heart: a postscript. BMJ. 1977; 2(6098): 1307–1314; Yano K., et al. Dietary intake and the risk of coronary heart disease in Japanese men living in Hawaii. Am. J. Clin. Nutr. 1978; 31(7): 1270–1279; Garcia-Palmieri Mr, et al. Relationship of dietary intake to subsequent coronary heart disease incidence: The Puerto Rico Heart Health Program. Am. J. Clin. Nutr. 1980; 33(8): 1818–1827; Shekelle R. B., et al. Diet, serum cholesterol, and death from coronary disease: the Western Electric Study. N. Engl. J. Med. 1981; 304(2): 65–70.

10. Mente A., et al. A systematic review of the evidence supporting a causal link between dietary factors and coronary heart disease. Arch. Intern. Med. 2009; 169(7):659–669.

11. Wing R., et al. Cardiovascular effects of intensive lifestyle intervention in type 2 diabetes. N. Engl. J. Med. 2013; 369(2): 145–154.

12. Park A. Where dietary-fat guidelines went wrong. *Time*. 9 Fev. 2015. Disponível em: http://time.com/3702058/dietary-guidelines-fat-wrong/. Acessado em 6 de junho 2017.

13. Booth F. W., et al. Waging war on physical inactivity: using modern molecular ammunition against an ancient enemy. J. Appl. Physiol. 2002; 93(1): 3–30.

14. O'Gorman D. J., Krook A. Exercise and the treatment of diabetes and obesity. Med. Clin. N. Am. 2011; 95(5): 953–969.

15. O'Gorman D. J., Karlsson H. K. R., et al. Exercise training increases insulin-stimulated glucose disposal and glut4 (Slc2a4) protein content in patients with type 2 diabetes. Diabetologia. 2006; 49(12): 2983–2992.

16. Boulé N. G., et al. Effects of exercise on glycemic control and body mass in type 2 diabetes mellitus. JAMA. 2001; 286(10): 1218–1227.

Capítulo 13

1. Moore T. Experts urge surgery to cure type-2 diabetes. SkyNews. 24 Maio 2016. Disponível em: http://news.sky.com/story/experts-urge-surgery-to-cure-type--2-diabetes-10293295. Acessado em 6 de junho de 2017.

2. Moshiri M., et al. Evolution of bariatric surgery: a historical perspective. Am. J. Roentgenol. Jul. 2013; 201(1): W40–48.

3. Rubino F. Medical research: Time to think differently about diabetes. Nature. 24 Maio 2016. Disponível em: http://www.nature.com/news/medical-research-time-to-think-differently-about-diabetes-1.19955. Acessado em 6 de junho de 2017.

4. Kolata G. After weight-loss surgery, a year of joys and disappointments. *The New York Times*. 27 Dez. 2016. Disponível em: https://www.nytimes.com/2016/12/27/health/bariatric-surgery.html. Acessado em 6 junho de 2017.

5. Keidar A., et al. Long-term metabolic effects of laparoscopic sleeve gastrectomy. jaMa Surg. Nov. 2015; 150(11): 1051–1057.

6. Com base nos dados de Schauer P. R., et al. Bariatric surgery versus intensive medical therapy in obese patients with diabetes. N. Engl. J. Med. 26 Abr. 2012 ; 366(17): 1567–1576.

7. Schauer P. R., et al. Bariatric surgery versus intensive medical therapy in obese patients with diabetes. N. Engl. J. Med. 26 Abr. 2012; 366(17): 1567-576.

8. Inge T. H., et al. Weight loss and health status 3 years after bariatric surgery in adolescents. N. Engl. J. Med. 2016; 374(2): 113–123.

9. Pories W. J., et al. Surgical treatment of obesity and its effect on diabetes: 10-y follow-up. Am ,J. Clin. Nutr. Fev. 1992; 55(2 Suppl): 582S–585S.

10. Associação Americana de Diabetes. Consensus from diabetes organizations worldwide: metabolic surgery recognized as a standard treatment option for type 2 diabetes. 24 Maio 2016. Disponível em: http://www.diabetes.org/newsroom/press-releases/2016/consensus-from-diabetes-organizations-worldwide-meta-bolic-surgery-recognized-as-a-standard-treatment-option-for-type-2-diabetes.html. Acessado em 6 de junho de 2017.

11. Klein S., et al. Absence of an effect of liposuction on insulin action and risk factors for coronary heart disease. N. Engl. J. Med. 2004; 350(25): 2549–2557.

12. Hallberg S., Hamdy O. Before you spend $26,000 on weight-loss surgery, do this. *The New York Times*. 10 Set. 2016. Disponível em: https://www.nytimes.com/2016/09/11/opinion/sunday/before-you-spend-26000-on-weight-loss-surgery-do-this.html?_r=0. Acessado em 6 de junho de 2017.

Capítulo 14

1. Knapton S. Obese three-year-old becomes youngest child diagnosed with Type 2 diabetes. *The Telegraph*. 17 Set. 2015. Disponível em: http://www.telegraph.co.uk/news/health/news/11869249/Obese-three-year-old-becomes-youngest-child-di-agnosed-with-Type-2-diabetes.html. Acesado em 6 de junho de 2017.

2. Organização Mundial da Saúde. Relatório Global do Diabetes. 2016. Disponível em: http://www.who.int/diabetes/global-report/en/. Acessado em 6 de junho de 2017.

3. Associação Americana de Diabetes. Standards of medical care in diabetes 2016. Diabetes Care. Jan. 2016; 39 (Suppl 1): S25-26.

4. Associação Americana de Diabetes. Recomendações e intervenções sobre nutrição para o diabetes. Um posicionamento da Associação Americana de Diabetes. Diabetes Care. Jan. 2008; 31(Suppl 1): S61-S78.

5. De Lorgeril M., et al. Mediterranean diet, traditional risk factors, and the rate of cardiovascular complications after myocardial infarction: final report of the Lyon Diet Heart Study. Circulation. 1999; 99(6): 779-785.

6. Mozzafarian D., Rimm E. B., et al. Dietary fats, carbohydrate, and progression of coronary atherosclerosis in postmenopausal women. Am. J. Clin. Nutr. 2004; 80(5): 1175-1184.

7. Estruch R., et al. Primary prevention of cardiovascular disease with a Mediterranean diet. N. Engl. J. Med. 4 Abr. 2013 ; 368(14): 1279-1290.

8. Hoenselaar R. Further response from Hoenselaar. Br J Nutr. 2012 Sep; 108(5): 939-942.

9. Siri-Tarino P. W., et al. Meta-analysis of prospective cohort studies evaluating the association of saturated fat with cardiovascular disease. Am. J. Clin. Nutr. 2010; 91(3); 535-546.

10. Kagan A., et al. Dietary and other risk factors for stroke in Hawaiian Japanese men. 1985; 16(3): 390-396; Gillman M. W., et al. Inverse association of dietary fat with development of ischemic stroke in men. JAMA. Dez. 1997; 24-31; 278(24): 2145-2150.

11. Com base nos dados de Yamagishi K., et al. Dietary intake of saturated fatty acids and mortality from cardiovascular diseases in Japanese: the Japan Collaborative Cohort Study for Evaluation of Cancer Risk (jacc) study. Am J Clin Nutr. Out. 2009; 92(4): 759-765. Disponível em: doi:10.3945/ajcn.2009.29146. Acessado em 6 de janeiro de 2017.

12. Hu F. B, Stampfer M.J., et al. Frequent nut consumption and risk of coronary heart disease in women: prospective cohort study. BMJ. 1998; 317(7169): 1341-1345.

13. Burr M. L. Effects of changes in fat, fish, and fibre intakes on death and myocardial reinfarction: diet and reinfarction trial (DART). Lancet. 30 Set. 1989; 2(8666): 757-756.

14. Mozaffarian D., Cao H., et al. Trans-palmitoleic acid, metabolic risk factors, and new-onset diabetes in US adults. Ann Intern Med. 21 Dez. 2010; 153(12):790-799.

15. Liu L., et al. Egg consumption and risk of coronary heart disease and stroke: dose-response meta-analysis of prospective cohort studies. BMJ. 7 Jan. 2013; 346: e8539.

16. Shin J. Y., et al. Egg consumption in relation to risk of cardiovascular disease and diabetes. Am J Clin Nutr. Jul. 2013; 98(1): 146-159.

17. Masharani U., et al. Metabolic and physiologic effects from consuming a hunter-gatherer (Paleolithic)-type diet in type 2 diabetes. European J Clin Nutr. 2105; 69(8): 944-948.

18. Hu F. B., Manson J. E., et al. Types of dietary fat and risk of coronary heart disease: a critical review. J Am Coll Nutr. 2001; 20(1): 5-19.

19. Liu S., et al. A prospective study of dietary glycemic load, carbohydrate intake, and risk of coronary heart disease in US women. Am J Clin Nutr. Jun. 2000; 71(6): 1455-1461.

20. Com base em dados de Liu S., et al. A prospective study of dietary glycemic load, carbohydrate intake, and risk of coronary heart disease in US women. Am J Clin Nutr. Jun. 2000; 71(6): 1455-1461.

21. Ajala O., et al. Systematic review and meta-analysis of different dietary approaches to the management of type 2 diabetes. Am J Clin Nutr. 2013; 97(3): 505-516.

22. Goday A, et al. Short-term safety, tolerability and efficacy of a very low-calorie-ketogenic diet interventional weight loss program versus hypocaloric diet in patients with type 2 diabetes mellitus. Nutrition & Diabetes. 2016; 6: e230.

23. Com base em dados de Cohen E., et al. Statistical review of US macronutrient consumption data, 1965-2011: Americans have been following dietary guidelines, coincident with the rise in obesity. Nutrition. Maio 2015; 31(5): 727-732.

24. Centers for Disease Control and Prevention. Trends in intake of energy and macro-nutrients – United States: 1971 to 2000. JAMA. 2004; 291: 1193-1194.

25. Villegas R., et al. Prospective study of dietary carbohydrates, glycemic index, glycemic load, and incidence of type 2 diabetes mellitus in middle-aged Chinese women. Arch Intern Med. 26 Nov. 2007; 167(21): 2310-2316.

26. Com base em dados da Harvard Medical School. Glycemic index and glycemic load for 100 + foods: measuring carbohydrate effects can help glucose management. Harvard Health Publications [Internet]. Fev. 2015. Atualizado em 27 agos. 2015. Disponível em: http://www.health.harvard.edu/diseases-and-conditions/glycemic_index_and_glycemic_load_for_100_foods. Acessado em 6 de junho 2017.

27. Trowell H. C., Burkitt D. P. Western diseases: their emergence and prevention. Boston: Harvard University Press; 1981.

28. Lindeberg S., et al. Low serum insulin in traditional Pacific Islanders – the Kitava Study. Metabolism. Out 1999; 48(10): 1216-1219.

29. Giugliano D., et al. Effects of a Mediterranean-style diet on the need for antihyperglycemic drug therapy in patients with newly diagnosed type 2 diabetes. Ann Int Med. 1 Set. 2009; 151(5): 306-313.

30. Feinman R. D., et al. Dietary carbohydrate restriction as the first approach in diabetes management: Critical review and evidence base. Nutrition. 2015; 31(1): 1-13.

31. Banting W. Letter on Corpulence. Disponível em: http://www.thefitblog.net/ebooks/LetterOnCorpulence/LetteronCorpulence.pdf. Acessado em 6 de junho de 2017.

32. Unwin D. J., et al. It's the glycaemic response to, not the carbohydrate content of food that matters in diabetes and obesity: The glycaemic index revisited. Journal of Insulin Resistance. 2016; 1(1). Disponível em: http://www.insulinresistance.org/index.php/jir/article/view/8. Acessado em 14 de junho de 2017 com permissão.

33. Hughes T., Davies M. Thousands of diabetics adopt high-protein low-carb diet in backlash against official NHS eating plan. *The Daily Mail*. 31 Maio 2016. http://www.dailymail.co.uk/news/article-3617076/Diabetes-patients-defy-NhS--Thousands-rebel-against-guidelines-controlling-condition-diet-low-carbohydrates.html. Acessado em 12 de junho de 2017.

34. Hamdy O. Nutrition revolution – the end of the high carbohydrates era for diabetes prevention and management. US Endocrinology. 2014; 10(2): 103-104.

35. Third National Health and Nutrition Examination Survey. Medscape J Med. 2008; 10(7): 160.

36. Siri-Tarino P. W., et al., Meta-analysis of prospective cohort studies evaluating the association of saturated fat with cardiovascular disease. Am J Clin Nutr. 2010; 91(3): 535-546; Estruch R., et al. Primary prevention of cardiovascular disease with a Mediterranean diet. N. Engl. J. Med. 4 Abr. 2013; 368(14): 1279-1290.

Capítulo 15

1. Lingvay I. Rapid improvement of diabetes after gastric bypass surgery: is it the diet or the surgery? Diabetes Care. Set. 2013; 36(9): 2741-2747.

2. Associação Americana de Diabetes. Standards of medical care in diabetes 2016. Diabetes Care. 2016; 39(Suppl 1): S48.

3. Fildes A., et al. Probability of an obese person attaining normal body weight: cohort study using electronic health records. Am J Public Health. 2015; 105(9): e54-e59.

4. Harvie M. N., et al. The effects of intermittent or continuous energy restriction on weight loss and metabolic disease risk markers: a randomized trial in young over-weight women. Int J Obes (Lond). Maio 2011; 35(5): 714-727.

5. Com base em dados de Harvie M. N., et al. The effect of intermittent or continuous energy restriction on weight loss and metabolic disease risk markers: A randomized trial in young overweight women. Int J. Obes. Maio 2011; 35(5): 714-727.

6. Catenacci V. A., et al. A randomized pilot study comparing zero-calorie alternate-day fasting to daily caloric restriction in adults with obesity. Obesity (Silver Spring). Set 2016; 24(9): 1874-1883.

7. Johannsen D. L., et al. Metabolic slowing with massive weight loss despite preservation of fat-free mass. J. Clin. Endocrinol Metab. Jul. 2012; 97(7): 2489-2496.

8. Best fast weight-loss diets. U.S. News & World Report. Disponível em: http://health.usnews.com/best-diet/best-fast-weight-loss-diets. Acessado em 3 de Fevereiro de 2017.

9. Callahan M. "We're all fat again": More "Biggest Loser" contestants reveal secrets. *New York Post*. 25 Jan. 2015. Disponível em: http://nypost.com/2015/01/25/were-all-fat-again-more-biggest-loser-contestants-reveal-secrets/. Acessado em 6 de junho de 2017.

10. Fothergill E., et al. Persistent metabolic adaptation 6 years after "The Biggest Loser" competition. Obesity. 2016; 24(8): 1612-1619.

11. Keys A., et al. *The Biology of Human Starvation*. 2 vols. St. Paul, MN: University of Minnesota Press; 1950.

12. Zauner C., et al. Resting energy expenditure in short-term starvation is increased as a result of an increase in serum norepinephrine. Am J Clin Nutr. 2000; 71(6): 1511-1515.

13. Heilbronn L. K., et al. Alternate-day fasting in nonobese subjects: effects on body weight, body composition, and energy metabolism. Am J Clin Nutr. 2005; 81(1): 69-73.

14. Com base em dados de Zauner C. Resting energy expenditure in short-term starvation is increased as a result of an increase in serum norepinephrine. Am J Clin Nutr. Jun. 2000; 71(6): 1511-1515.

15. Nuttall F. Q., et al. Comparison of a carbohydrate-free diet vs. fasting on plasma glucose, insulin and glucagon in type 2 diabetes. Metabolism. 2015 Feb; 64(2): 253-262.

16. Jackson I., et al. Effect of fasting on glucose and insulin metabolism of obese patients. Lancet. 1969; 293(7589): 285-287.

17. Li G., et al. The long-term effect of lifestyle interventions to prevent diabetes in the China Da Qing Diabetes Prevention Study: A 20-year follow-up study. Lancet. 2008; 371(9626): 1783-1789.

18. Wareham N. J. The long-term benefits of lifestyle interventions for prevention of diabetes. *Lancet* Diabetes & Endocrinology. Jun. 2014; 2(6): 441-442.

19. Diabetes Prevention Program Research Group. Reduction in the incidence of type 2 diabetes with lifestyle intervention or metformin. N. Engl. J. Med. 2002; 346(6): 393–403.

20. Diabetes Prevention Program Research Group. 10-year follow-up of diabetes incidence and weight loss in the Diabetes Prevention Program Outcomes Study. Lancet. 2009; 374(9702): 1677–1686.

21. Ramachandran A., et al. The Indian Diabetes Prevention Programme shows that lifestyle modification and metformin prevent type 2 diabetes in Asian Indian subjects with impaired glucose tolerance (IDpp-1). Diabetologia. 2006; 49(2): 289–297.

22. Tuomilehto J., et al. Prevention of type 2 diabetes mellitus by changes in lifestyle among subjects with impaired glucose tolerance. N. Engl. J. Med. 2001; 344(18): 1343–1350.

23. Kosaka K., et al. Prevention of type 2 diabetes by lifestyle intervention: a Japanese trial in IGT males. Diabetes Res Clin Pract. 2005; 67(2): 152–162.

Posfácio

1. Fung, J., "The Aetiology of Obesity." YouTube. Disponível em: https://www.youtube.com/watch?v=YpllomiDMx0.

2. Fung, J., "Intensive Dietary Management." Disponível em: www.IDMprogram.com.

ÍNDICE REMISSIVO

A

abdômen 41, 52, 115
acetaldeído 103
ácidos 59, 60, 91, 92, 100, 111, 172
açúcar 9, 13, 14, 15, 16, 17, 22, 23, 31, 32, 51,
    61, 62, 79, 81, 85, 88, 90, 91, 95, 97, 99,
    100, 101, 102, 104, 105, 106, 107, 108,
    113, 114, 115, 118, 119, 131, 139, 140,
    148, 157, 163, 164, 169, 171, 172, 173,
    174, 175, 176, 177, 178, 179, 181, 182,
    188, 189, 190, 192, 193
adoçantes 102, 108, 177
adrenal 57
água 101, 116, 152, 165, 177, 191, 192, 203
aids 28, 49
álcool 71, 86, 87, 103, 128, 193
alcoólica 41, 54, 86, 87
alimentos 17, 25, 26, 51, 55, 58, 59, 60, 61, 75,
    101, 102, 111, 115, 140, 148, 158, 160,
    167, 168, 170, 173, 174, 176, 177, 178,
    179, 181, 182, 189, 193
Alzheimer 15, 35, 41, 117, 210, 211
aminoácidos 16, 59, 60, 172
animais 86, 89, 90, 101, 114, 118, 132, 139
antibióticos 42, 69, 70, 71, 79
arroz 16, 64, 100, 105, 148, 173, 174, 177, 178,
    201
artérias 35, 38, 39, 51, 132, 167, 199
aterosclerose 38, 39, 40, 125, 132
autoimune 33, 60
AVC 28, 35, 38, 40, 43, 79, 116, 117, 126, 127,
    132, 153, 167, 168, 197, 198, 199, 202

B

bactérias 42, 69, 71, 158
bariátrica 5, 9, 94, 157, 158, 159, 160, 161, 162,
    181, 194
batata 100, 103, 171, 174, 205
bexiga 38, 139
biguanidas 139, 140
biológicos 68, 71
bioquímico 24, 91

C

cafeína 71
calorias 5, 6, 7, 9, 23, 25, 49, 54, 55, 56, 57, 58,
    63, 88, 89, 93, 95, 102, 103, 104, 106,
    107, 145, 148, 149, 150, 151, 166, 167,
    175, 177, 181, 182, 183, 184, 185, 186,
    187, 188, 200
calórica 55, 56, 57, 94, 103, 163, 164, 167, 182,
    183, 184, 185, 186, 187, 188, 199, 200
câncer 28, 35, 41, 44, 50, 107, 109, 110, 117,
    129, 132, 134, 139, 199, 202
canola 178
carboidrato 5, 6, 7, 22, 26, 44, 51, 64, 89, 92,
    100, 105, 106, 107, 114, 119, 120, 142,
    147, 149, 164, 166, 170, 171, 172, 173,
    174, 175, 178, 179, 182, 188, 191, 194,
    195, 196, 199, 200, 201, 203, 207
carboidratos 5, 6, 7, 13, 16, 17, 22, 23, 25, 51, 59,
    60, 62, 64, 79, 85, 86, 89, 91, 92, 96, 100,
    101, 103, 105, 106, 110, 111, 112, 113,
    123, 142, 148, 149, 152, 153, 165, 167,
    169, 170, 171, 172, 173, 174, 175, 176,
    177, 178, 188, 191, 199, 200
cardíacas 16, 17, 25, 39, 43, 50, 53, 99, 109, 110,
    111, 113, 127, 132, 139, 145, 150, 151,
    167, 168, 169, 199
cardiovasculares 38, 39, 50, 51, 110, 113, 114,
    124, 125, 126, 127, 128, 129, 132, 136,
    137, 139, 141, 142, 143, 144, 145, 149,
    150, 167, 168, 169, 194
carne 22, 56, 90, 177, 178, 179, 205
células 6, 13, 14, 15, 23, 30, 32, 33, 39, 42, 59,
    60, 61, 62, 65, 71, 72, 74, 75, 76, 77, 78,
    83, 84, 87, 88, 90, 91, 92, 93, 94, 95, 96,
    100, 102, 112, 115, 118, 119, 123, 129,
    130, 131, 134, 138, 163, 164, 172, 176
cérebro 15, 21, 35, 40, 41, 55, 59, 68, 91, 93, 100,
    114, 186
ciência 6, 7, 51, 57, 123
circulatório 57
cirurgia 5, 9, 69, 94, 157, 158, 159, 160, 161, 162,
    163, 164, 172, 181, 182, 194, 197
cirúrgica 53, 54, 63, 115
coco 171, 178, 204
colesterol 17, 25, 38, 39, 43, 110, 112, 113, 114,
    117, 119, 120, 125, 129, 149, 150, 152,
    168, 199
comida 5, 58, 107, 111, 112, 123, 143, 159, 178,
    179, 181, 183, 184, 187, 188

coração 14, 15, 25, 35, 39, 55, 59, 90, 91, 102, 113, 115, 127, 131, 138, 168, 186
corpo 5, 6, 13, 14, 16, 17, 32, 34, 36, 38, 42, 52, 55, 56, 57, 58, 59, 60, 61, 62, 65, 68, 69, 71, 72, 73, 75, 77, 85, 86, 90, 91, 92, 93, 96, 107, 111, 112, 115, 130, 131, 138, 140, 152, 163, 164, 187, 188, 189, 192, 193
cortisol 72, 192
crônica 5, 7, 11, 12, 15, 29, 30, 41, 44, 79, 92, 93, 119, 153, 157, 162, 166, 184, 186, 194, 196
cutâneos 42

D

demência 41, 43
dermopatia 42
diabetes 2, 5, 6, 7, 9, 11, 12, 13, 14, 15, 16, 17, 21, 22, 23, 24, 25, 26, 27, 28, 29, 30, 31, 32, 33, 34, 35, 36, 37, 38, 39, 40, 41, 42, 43, 44, 49, 50, 51, 52, 53, 54, 55, 56, 57, 58, 60, 63, 67, 72, 74, 75, 79, 81, 83, 84, 85, 86, 87, 88, 89, 92, 93, 94, 95, 96, 97, 99, 100, 102, 104, 105, 106, 107, 108, 109, 110, 116, 117, 118, 119, 120, 121, 123, 124, 125, 126, 127, 128, 129, 131, 132, 133, 134, 135, 136, 137, 139, 140, 141, 142, 143, 144, 145, 147, 148, 149, 150, 151, 152, 153, 155, 157, 160, 161, 162, 163, 164, 165, 166, 168, 169, 170, 171, 172, 173, 174, 175, 176, 177, 178, 179, 181, 182, 183, 184, 186, 188, 189, 190, 191, 192, 193, 194, 195, 196, 197, 198, 199, 200, 201, 202, 207, 208, 209, 210, 211, 212, 213, 214, 215, 216, 217, 218, 219, 220, 221, 222, 223, 224, 225, 226, 227, 228, 229, 230, 231, 232, 233
diabéticos 5, 12, 16, 21, 22, 23, 24, 26, 27, 28, 33, 36, 37, 39, 40, 42, 43, 53, 67, 87, 94, 104, 105, 123, 125, 126, 127, 128, 129, 132, 134, 135, 136, 137, 138, 147, 148, 150, 161, 162, 174, 189, 191, 192, 193, 200
diagnóstico 6, 11, 14, 22, 24, 30, 31, 32, 33, 34, 37, 44, 53, 67, 68, 69, 83, 84, 85, 92, 117, 135
diarreia 38, 158, 159, 190
dieta 5, 6, 7, 12, 13, 16, 17, 22, 23, 25, 26, 44, 51, 64, 73, 79, 89, 90, 91, 93, 101, 104, 105, 108, 110, 111, 112, 119, 120, 136, 142, 145, 147, 148, 149, 150, 152, 153, 164, 166, 167, 168, 169, 170, 171, 172, 173, 174, 175, 176, 178, 179, 182, 184, 185,
186, 187, 188, 189, 191, 195, 196, 199, 200, 201, 203, 207
dietas 25, 64, 86, 92, 105, 108, 113, 114, 147, 148, 152, 162, 166, 167, 170, 171, 172, 173, 175, 178, 186, 194, 199, 200, 201
dietética 16, 25, 51, 60, 61, 63, 84, 85, 89, 99, 106, 111, 148, 149, 150, 152, 158, 168, 169, 173, 174, 175, 179, 183, 193, 194, 200
dietéticas 6, 25, 51, 60, 85, 95, 112, 148, 152, 166, 176, 179, 181
doces 64, 89, 107, 166, 167, 177
doença 5, 7, 9, 11, 12, 13, 15, 17, 21, 23, 25, 27, 28, 29, 32, 33, 34, 35, 36, 37, 38, 40, 41, 43, 44, 49, 58, 68, 69, 71, 74, 79, 83, 84, 86, 87, 97, 103, 106, 117, 119, 123, 126, 127, 129, 132, 134, 135, 138, 140, 144, 151, 152, 153, 157, 161, 162, 164, 166, 168, 171, 172, 179, 181, 182, 184, 189, 194, 195, 196, 197, 199, 200
dor 37, 38, 40, 151, 190
drogas 5, 12, 14, 16, 29, 34, 38, 63, 71, 135, 137, 138, 139, 140, 141, 142, 145, 161, 172, 181, 190, 197

E

emagrece 63, 115, 150, 181, 183
energia 9, 13, 17, 32, 45, 55, 58, 59, 60, 61, 62, 63, 75, 84, 89, 90, 91, 100, 102, 107, 111, 112, 131, 151, 158, 163, 171, 186, 187, 188, 192, 193, 201
engordar 12, 26, 49, 55, 59, 63, 86, 114
envelhecer 33
enzimas 87, 100, 142
epidemia 5, 7, 9, 12, 17, 19, 21, 25, 26, 27, 28, 33, 56, 87, 93, 104, 105, 106, 148, 164, 177
epidêmica 49, 55
estômago 5, 22, 41, 59, 94, 140, 143, 157, 158, 159, 160, 162, 163, 190, 201
etanol 103
étnicos 26
exames 30, 32, 52, 94, 112, 165, 166, 173
exógenas 128, 136

F

farmacêutica 7, 123, 138, 200
fibroses 93
fígado 15, 16, 32, 35, 41, 52, 54, 55, 60, 61, 62, 63, 75, 76, 78, 79, 83, 84, 85, 86, 87, 88, 89, 90, 91, 93, 94, 95, 96, 100, 101, 102,

103, 104, 106, 107, 108, 111, 112, 113, 114, 115, 116, 117, 118, 119, 130, 140, 152, 153, 163, 164, 171, 172, 176, 177, 182, 188, 192, 193, 194
física 39, 40, 78, 150, 151, 183
fome 22, 23, 25, 30, 56, 58, 60, 68, 78, 111, 123, 184, 185, 186, 187, 191, 201
frutas 51, 100, 101, 170, 171, 177
frutose 9, 78, 89, 95, 97, 99, 100, 101, 102, 103, 104, 105, 106, 107, 108, 112, 113, 114, 115, 118, 152, 171, 172, 174, 176, 177, 178, 179

G

girassol 178
glândulas 59, 72, 93
glicêmica 51, 169, 170, 171
glicogênio 60, 61, 62, 75, 85, 90, 101, 102, 103, 107, 111, 112, 163, 188
glicose 6, 11, 13, 14, 15, 16, 17, 22, 24, 26, 28, 29, 30, 31, 32, 34, 35, 41, 42, 43, 44, 51, 59, 60, 61, 62, 63, 64, 65, 68, 69, 72, 73, 74, 75, 76, 77, 78, 79, 83, 84, 85, 88, 89, 90, 91, 92, 95, 96, 97, 100, 101, 102, 103, 104, 105, 107, 108, 109, 110, 111, 112, 114, 115, 116, 117, 118, 119, 120, 123, 124, 125, 126, 127, 128, 129, 130, 131, 132, 133, 134, 136, 137, 138, 139, 140, 141, 142, 143, 144, 145, 148, 149, 150, 151, 152, 161, 162, 163, 164, 166, 169, 170, 171, 172, 173, 174, 175, 176, 178, 181, 182, 186, 188, 189, 190, 191, 192, 193, 194, 196, 197, 198, 200
glicotoxicidade 124, 125, 126, 128, 129, 132, 134, 137, 138, 141, 142, 143, 144
gordo 11, 52, 78, 87
gordura 7, 15, 16, 17, 25, 35, 41, 51, 52, 53, 54, 55, 56, 57, 58, 60, 61, 62, 63, 73, 75, 78, 79, 83, 84, 85, 86, 87, 88, 89, 90, 91, 92, 93, 94, 95, 96, 97, 99, 101, 102, 103, 104, 106, 107, 108, 110, 111, 112, 114, 115, 116, 117, 118, 119, 120, 129, 130, 132, 138, 145, 147, 148, 149, 150, 152, 153, 158, 162, 163, 164, 166, 167, 168, 169, 170, 171, 172, 176, 177, 178, 179, 182, 184, 185, 188, 189, 191, 192, 194, 195, 196, 199, 200, 201, 203
gordurosa 39, 41

H

hemoglobina 30, 31, 40, 44, 119, 126, 129, 136, 166
hepática 15, 41, 54, 86, 87, 89, 91, 92, 93, 94, 95, 96, 109, 112, 115, 152, 153, 158
hiperglicemia 29, 30, 32, 34, 43, 92, 123, 124, 128, 132, 141, 144, 157
hiperinsulinemia 63, 64, 65, 68, 71, 73, 74, 75, 76, 77, 78, 83, 84, 85, 87, 90, 91, 92, 93, 95, 97, 103, 108, 110, 113, 114, 115, 116, 117, 118, 128, 129, 131, 133, 134, 140, 141, 145, 152, 157, 171, 172, 179, 184, 195
hipófise 59, 72
hipoglicemia 68, 123, 140, 145, 190
hipotálamo 86
hipotensão 38
homens 26, 39, 43, 109
homeostase 68, 69, 70, 71
hormonal 43, 58, 63, 64, 65, 73, 85, 104, 113, 114, 117, 118, 134, 192, 200
hormônio 13, 22, 23, 24, 32, 33, 34, 58, 59, 60, 62, 65, 67, 68, 69, 71, 72, 73, 74, 76, 77, 84, 88, 92, 108, 111, 113, 114, 115, 116, 123, 128, 129, 130, 131, 133, 134, 144, 145, 169, 171, 172, 184, 186, 192, 200
humana 17, 24, 25, 57, 111, 123, 178, 187

I

incretinas 60, 140, 143
infarto 15, 28, 35, 38, 39, 51, 79, 109, 116, 117, 126, 127, 132, 138, 167, 198
infecção 42, 70, 142, 160
infecções 29, 35, 40, 42, 142, 157, 159, 193, 198
infertilidade 43
inhame 171
insulina 5, 6, 9, 11, 12, 13, 14, 15, 16, 22, 23, 24, 26, 28, 30, 32, 33, 34, 41, 42, 43, 44, 45, 47, 58, 59, 60, 61, 62, 63, 64, 65, 67, 68, 69, 71, 72, 73, 74, 75, 76, 77, 78, 79, 83, 84, 85, 86, 87, 88, 89, 90, 91, 92, 93, 94, 95, 96, 97, 99, 100, 101, 103, 104, 106, 107, 108, 110, 111, 112, 113, 114, 115, 116, 117, 118, 119, 120, 123, 124, 125, 126, 127, 128, 129, 130, 131, 132, 133, 134, 135, 136, 137, 138, 139, 140, 141, 142, 143, 144, 145, 149, 150, 151, 152, 153, 162, 163, 164, 166, 169, 171, 172, 173, 175, 176, 177, 178, 179, 181, 184, 186, 188, 189, 190, 192, 194, 195, 196, 197, 198, 200, 201
integrais 17, 26, 106, 168, 171, 178
intestinos 22, 32, 52, 84, 101, 111, 159

iogurtes 177

J

jejum 6, 17, 23, 30, 31, 32, 44, 45, 61, 62, 67, 73, 79, 91, 92, 109, 119, 120, 152, 153, 162, 172, 179, 181, 182, 183, 184, 185, 186, 187, 188, 189, 190, 191, 192, 193, 194, 195, 196, 201, 203, 204, 205

L

laranja 101
laser 36, 55
leite 25, 33, 64, 70, 101, 167, 178
lesão 21, 38, 39, 86, 87, 93, 139
lesiona 41
lipídios 110, 161
lipogênese 61, 75, 103, 111

M

maconha 71
macrovasculares 35, 38, 39
mandioca 171
massas 16, 26, 43, 64, 90, 148, 167, 177
medicação 7, 11, 12, 14, 15, 16, 44, 63, 109, 126, 127, 132, 133, 136, 138, 139, 142, 143, 152, 162, 166, 174, 175, 189, 190, 207
medicamento 14, 15, 44, 63, 71, 120, 125, 166
medicina 5, 84, 99, 109, 138, 160, 197, 198, 199
médico 12, 14, 17, 21, 22, 23, 28, 42, 52, 61, 70, 79, 86, 99, 101, 120, 147, 166, 173, 189, 190, 191, 192, 196, 197, 200, 202, 203
metabólico 53, 55, 57, 58, 59, 118, 163, 184, 186, 199
metformina 14, 44, 63, 79, 120, 126, 127, 128, 138, 139, 140, 144, 145, 152, 190, 196
microvasculares 35, 39
milho 89, 100, 102, 103, 106, 107, 167, 172, 176, 177, 178
molécula 60, 100, 111
morte 5, 11, 28, 30, 36, 38, 39, 40, 41, 123, 126, 127, 129, 143, 144, 149, 150, 167, 198
mulheres 26, 43, 50, 56, 109, 134, 149
muscular 38, 90, 91, 92, 93, 95, 96, 152
músculo 39, 90, 91, 93

N

narcóticos 38, 71
naturais 16, 17, 25, 51, 107, 167, 169, 171, 172, 177, 178
náusea 36, 38, 58, 143, 159, 160

nervos 14, 15, 35, 37, 38, 119, 131, 132, 193
nicotina 71
nutrição 25, 56, 148, 159, 197, 229
nutricional 16, 57, 102, 168
nutrientes 59, 60, 78, 84, 102, 111, 158, 159

O

obesidade 5, 6, 7, 26, 28, 33, 34, 43, 44, 49, 50, 51, 52, 53, 54, 55, 56, 57, 58, 59, 62, 63, 64, 67, 68, 73, 74, 85, 86, 87, 91, 94, 95, 99, 102, 103, 104, 106, 107, 108, 109, 110, 115, 117, 118, 119, 125, 128, 134, 140, 148, 151, 152, 157, 159, 165, 170, 177, 178, 179, 184, 193, 195, 199, 200, 201, 202
obesos 26, 28, 52, 67, 86, 87, 91, 93, 94, 105, 110, 115, 125, 128, 137, 150, 161, 163, 184, 185, 189, 199
organismo 9, 13, 14, 15, 16, 28, 30, 34, 35, 39, 42, 59, 61, 63, 73, 75, 77, 85, 92, 96, 100, 102, 103, 115, 116, 119, 129, 131, 140, 141, 158, 172, 176, 178, 182, 183, 184, 186, 192, 193
ovário 35, 43, 109
oxigênio 30, 39, 40, 101, 187

P

pães 16, 26, 64, 89, 102, 167, 174, 177
pâncreas 22, 23, 24, 32, 54, 59, 91, 93, 94, 96, 111, 115, 116, 130, 137, 163, 164
pancreática 54, 93, 94, 95, 119
parassimpático 57
paratireóideo 57, 72
pediátricas 26
pele 33, 35, 40, 42, 52, 60, 85, 191
pés 15, 37, 38, 40, 42, 193
peso 5, 7, 12, 23, 24, 28, 30, 36, 41, 44, 45, 49, 50, 51, 52, 53, 55, 56, 57, 58, 59, 62, 63, 64, 65, 67, 73, 85, 86, 88, 89, 91, 93, 94, 100, 114, 115, 116, 123, 124, 125, 126, 128, 134, 137, 138, 139, 140, 141, 142, 143, 144, 145, 147, 150, 151, 157, 158, 159, 160, 161, 162, 163, 164, 166, 170, 173, 174, 175, 178, 181, 183, 184, 185, 186, 187, 188, 189, 191, 194, 198, 199, 201
pólipos 42
polissacarídeos 100
pressão 38, 39, 43, 44, 45, 79, 109, 110, 116, 117, 119, 120, 125, 127, 129, 141, 150, 152, 153, 161, 173

proteínas 17, 51, 59, 62, 85, 103, 111, 112, 114, 149, 159, 171, 172, 178, 192
pulmões 55, 102, 138, 186

Q

queijos 25, 55, 167

R

respiratório 57
retina 35, 36
retinopatia 35, 36, 37, 124
rins 14, 15, 30, 35, 36, 41, 52, 55, 102, 115, 116, 119, 123, 127, 131, 132, 134, 141, 186, 193, 197, 198

S

sacarose 100, 101, 102, 103, 107, 108, 148, 176, 177
sangue 11, 13, 14, 15, 16, 17, 22, 24, 25, 26, 28, 29, 30, 31, 32, 33, 34, 35, 36, 39, 40, 41, 42, 43, 44, 52, 60, 61, 62, 63, 64, 65, 67, 68, 72, 74, 75, 76, 78, 79, 83, 84, 87, 92, 96, 100, 101, 103, 109, 110, 111, 112, 113, 115, 116, 117, 120, 123, 124, 125, 126, 127, 128, 129, 131, 132, 133, 134, 136, 137, 138, 139, 140, 141, 142, 143, 144, 145, 148, 149, 150, 153, 161, 162, 163, 164, 166, 168, 169, 170, 171, 172, 173, 174, 175, 176, 178, 181, 189, 190, 192, 193, 194, 196, 197, 198, 200
sanguínea 34, 38, 42, 43, 44, 45, 51, 60, 61, 62, 65, 69, 74, 83, 96, 100, 107, 108, 109, 110, 111, 112, 113, 116, 117, 119, 123, 125, 126, 127, 129, 140, 141, 142, 150, 152, 161, 173, 174, 175, 188, 191, 192, 197

saudáveis 16, 25, 26, 33, 44, 50, 51, 52, 67, 72, 104, 150, 152, 153, 167, 175, 178, 202
saúde 5, 7, 11, 16, 17, 28, 44, 49, 52, 59, 78, 79, 85, 102, 107, 114, 125, 127, 129, 135, 136, 138, 163, 168, 169, 175, 178, 188, 195, 196, 197, 199, 201, 202
síndrome 9, 30, 35, 43, 64, 106, 109, 110, 111, 114, 115, 117, 118, 119, 125, 128, 129, 152, 153, 159, 160, 163, 177, 193, 194, 195, 197
sintomas 24, 30, 32, 33, 37, 38, 40, 43, 68, 116, 117, 119, 123, 131, 157, 165, 192
sono 72, 109, 196
suco 89, 104

T

tireóideo 57, 59
tóxico 15, 99, 101, 108, 131, 133
toxidade 101
toxinas 36
triglicerídeos 41, 61, 62, 90, 94, 109, 110, 111, 112, 113, 114, 115, 117, 118, 168
tumor 63, 68, 69, 134, 222

U

úlcera 15, 79, 157, 190
ultrassom 41, 43, 86, 112
unhas 42
urina 21, 22, 23, 30, 60, 116, 119, 123, 141, 142, 157

V

vegetais 100, 175, 178, 193
vírus 70, 71
visceral 52, 53, 54, 84, 95, 115, 129, 164, 185, 214, 215, 217, 219

vitamina 33, 158